Die Deutung von Kinderzeichnungen

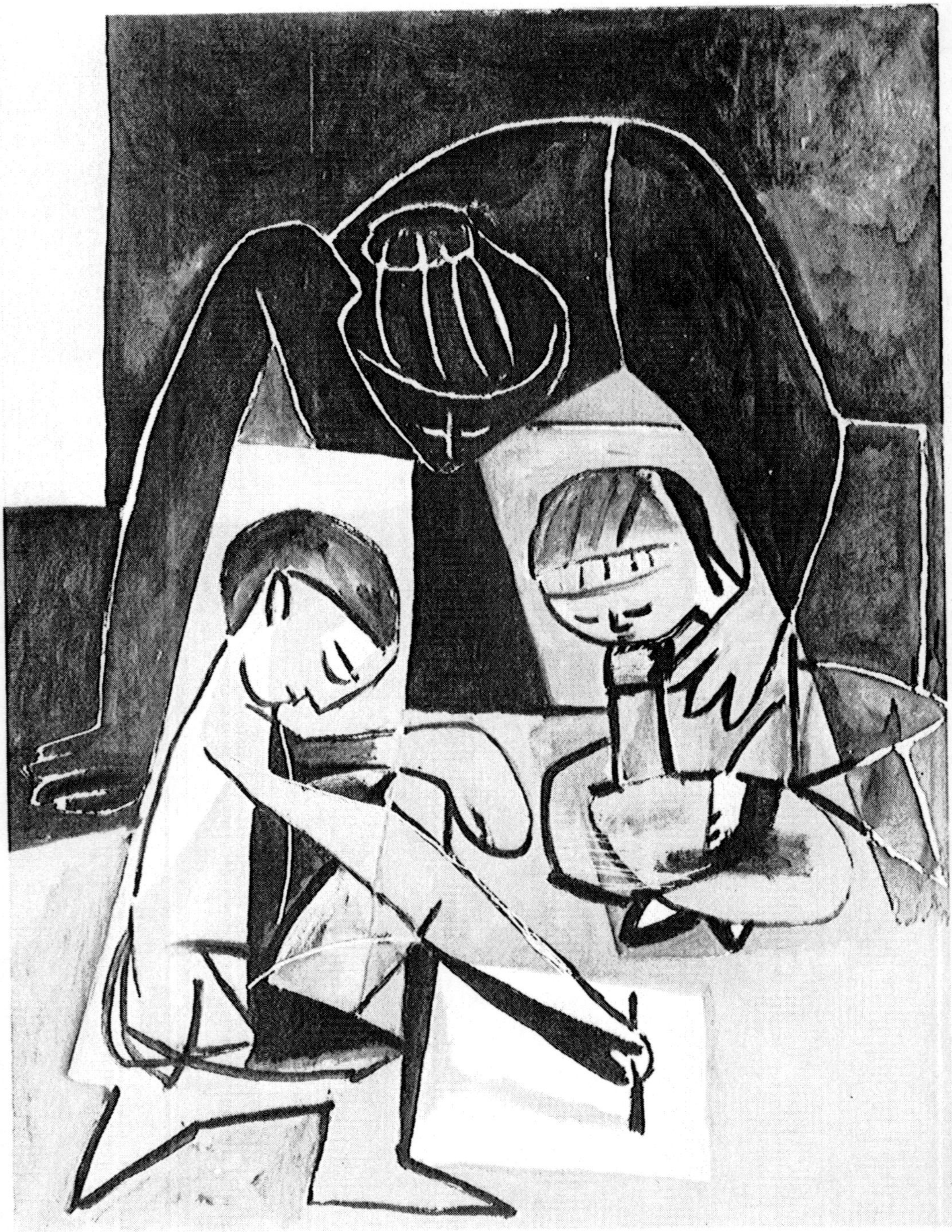

Frontispiz. Picasso: Claude dessinant. HP 209. Musée Picasso.

*Joseph H. Di Leo*

# *Die Deutung von Kinderzeichnungen*

aus dem Amerikanischen von Sylvia M. Schomburg-Scherff

GERARDI *Verlag für Kunsttherapie*

Die amerikanische Originalausgabe erschien unter dem Titel
*Interpreting Children's Drawings*
bei BRUNNER/MAZEL, INC., New York


Printed in Germany

Gestaltung: Andrea Gerardi, Karlsruhe
Satz: Satz- & Reprotechnik GmbH, Hemsbach
Herstellung: Books on Demand GmbH, Norderstedt

GERARDI Verlag für Kunsttherapie, Jägerstraße 7, 76227 Karlsruhe

ISBN 3-927948-82-9 <26.00>

www.gerardi-verlag.de

Die Deutsche Bibliothek – CIP-Einheitsaufnahme

*Di Leo, Joseph H.:*
Die Deutung von Kinderzeichnungen / Joseph H. Di Leo.
Aus dem Amerikan. von Sylvia M. Schomburg-Scherff. – Karlsruhe :
Gerardi, Verl. für Kunsttherapie, 1992
Einheitssacht.: Interpreting children's drawings <dt.>
ISBN 3-927948-82-9

# *Inhaltsverzeichnis*

# *Bildtafeln und Danksagungen*

*Frontispiz.* Picasso: Claude dessinant. HP 209. Musée Picasso. © SPADEM Paris/VAGA, New York, 1981.

*Bildtafel I.* Lachaise, G.: Floating Figure (1927). Museum of Modern Art, New York.

*Bildtafel II.* Vinci, Leonardo da: Inv. No. 12276 Verso. The Royal Library, Windsor Castle. Alle Rechte vorbehalten.

*Bildtafel III.* Wölfli, A.: Riesen-Stadt, Waaben-Hall. 1917. Inv. 1964. 80. Kunstmuseum Basel, Kupferstichkabinett.

Ich danke den Direktoren und Kuratoren der oben aufgeführten Museen und Bibliotheken für die Erlaubnis, die in ihren Sammlungen befindlichen Kunstwerke abzudrucken.

Schwester Theresa Kelly vom New York Foundling Hospital und ihrer Assistentin Debbie Decker bin ich für ihre großzügige Mitarbeit zu tiefem Dank verpflichtet.

Besonderer Dank gilt den Hunderten von jungen Menschen, die mich an ihren Gedanken, Gefühlen und Ambitionen teilhaben ließen.

Ich danke auch dem Verleger Giulio Einaudi sowie dem Autor T. Giani Gallino für die Erlaubnis, die Zeichnungen aus *Il Complesso di Laio* abzudrucken.

# Vorwort

Dieses Buch war ursprünglich als Erweiterung meines früheren Werkes gedacht, und ich wollte es zunächst *Children's Drawings as Diagnostic Aids II* nennen. Das vorwiegend neue Material rechtfertigte jedoch einen neuen Titel, wenn auch nicht einen neuen Ansatz, denn nach wie vor bin ich davon überzeugt, daß die Addition von Informationen, wie man sie etwa mit Hilfe von statistischen Analysen erhält, kein Ganzes ergibt. Die Auffassung, daß das Ganze mehr ist als die Summe seiner Teile, mag zwar abgenutzt sein, ist aber nichtsdestoweniger grundlegend und kann nicht oft genug wiederholt werden. Entsprechend werden die Zeichnungen aus dieser Perspektive betrachtet und klinisch gedeutet.

Dieses Buch ist nicht polemisch. Ganz im Gegenteil. Ich werde mich völlig frei verschiedener Quellen bedienen. Ich weiß die löblichen Bemühungen von Forschern zu schätzen, die die Methoden der Wissenschaft auf alle Aspekte menschlichen Verhaltens, so auch auf Zeichnungen, anwenden; doch reichen die aus diesen Studien derzeit verfügbaren Ergebnisse nicht aus, um die in jeder Deutung enthaltene subjektive Variable zu eliminieren. Man muß sich ständig bewußt sein, daß die Zeichnungen Hilfen darstellen und Teil eines allgemeinen diagnostischen und therapeutischen Verfahrens sein sollten; sie können den Kliniker unterstützen, nicht ersetzen.

Material, das ich in meinen früheren Büchern entweder gar nicht oder ungenügend behandelt habe, ist hier in den Kapiteln über die sich wandelnden Geschlechtsrollen, über Lateralität, über globale und atomistische Eigenschaften, über Ähnlichkeiten und Unterschiede in den Zeichnungen normaler Kinder und regredierter Erwachsener, über Baumzeichnungen und über die Auswirkungen der Familienpathologie enthalten. Umfassendere und tiefere Einsichten werden im Zusammenhang mit der Deutung kognitiver und emotionaler Ausdrucksformen geboten. Ein Kapitel ist dem Zeichnen eines Hauses, der Symbolik des Hauses und dem Umstand gewidmet, daß das Kind das Haus in seiner Funktion als Zufluchtsort wahrnimmt.

Die von Sigmund Freud intuitiv als »Latenz« bezeichnete Entwicklungsphase, in der die von sexuellen Trieben stammende Energie oft auf soziale und intellektuelle Ziele gelenkt wird, habe ich in den Mittelpunkt gestellt. Scheinbar schlummernd werden diese Triebe mit neuer Kraft ausbrechen, wenn ein Hormonstoß zu unübersehbaren körperlichen Veränderungen und nicht zu ignorierenden neuen Wünschen führt.

Die Rolle der biologischen und kulturellen Faktoren bei der Minderung des offenen Geschlechtstriebs während der Latenz bleibt ungelöst, während die Rolle des Protagonisten eine theoretische Verschiebung vom Kind zurück zum Elternteil – von Ödipus zu Laios – durchzumachen scheint – eine Rückkehr zur ursprünglichen Position FREUDS, bevor dieser die wichtige Entscheidung traf, die Verführungstheorie zugunsten der kindlichen Sexualität aufzugeben.

Was ist aber so besonders an Kindern in der Latenzphase, daß ihnen soviel Aufmerksamkeit geschenkt wurde? Hervorragende Forscher, die direkt mit Kindern gearbeitet haben – vor allem ANNA FREUD, aber auch andere –, haben unser Verständnis von der Latenz im Zusammenhang mit der Ich-Entwicklung, hormonellen Auswirkungen, Aggression, Fleiß und der Minderung des Egozentrismus erleichtert. Das scheinbare Gleichgewicht der Phase macht darunter liegende Phänomene, die nichtsdestoweniger aktiv am Werk sind – vor allem die infantilen und präadoleszenten Störungen zu Beginn und am Ende der Phase – unverständlich. Kein Bereich des Entwicklungsspektrums kann isoliert werden, so als ob es keine Vergangenheit oder Zukunft gäbe, denn auch hier ist, wie SHAKESPEARE sagt, »das Vergangene Prolog zum Kommenden«. Demgemäß hat die Latenz sowohl einen Bezug zurück zur frühen Kindheit als auch nach vorn zur Adoleszenz und zum Erwachsensein. Ich werde, um die Perspektive zu erweitern, Exkurse in beide Bereiche vornehmen.

In den 33 Jahren, die ich Direktor der *Developmental Clinic* am *New York Foundling Hospital* war, arbeitete ich stets mit einzelnen Kindern. Einen Großteil meiner Zeit widmete ich dem Studium ihrer Zeichnungen, eine Tätigkeit, die mich auch weiterhin fasziniert, denn diese Zeichnungen sind eine ergiebige Informationsquelle, die mein Verständnis des individuellen Kindes und, wie ich hinzufügen könnte, vieler Erwachsener enorm erweitert hat. Moden und Einstellungen ändern sich, das Kind ist aber immer Vater des Mannes.

Viele der Probleme, die Kinder und ihre Familien plagen, kommen bedrückenderweise immer häufiger in den Jahren zum Ausdruck, in denen Konflikte eigentlich schlummern sollten und die Kinder Spaß an geselligen Unternehmungen, an sportlichen Betätigungen und am Lernen haben. Eine Untersuchung der Zeichnungen kann daher den Grund offenbaren, warum ein bestimmtes Kind ausagiert, während andere Kinder sublimieren. Oft werden verbal nicht ausgedrückte Gefühle der Wut, der Leere und des Unglücklichseins beim Zeichnen frei externalisiert, lange bevor vielleicht der Kampf um ihre Bändigung den übermächtigen Anforderungen der Adoleszenz nachgibt.

Jedes Kind, das unglücklich ist, ist das auf eine sehr persönliche Weise. Fakten sind so lange bedeutungslos, bis wir etwas von uns selbst in sie hineinlegen. Ein klinischer Ansatz hilft, den Kopf – wie NORMAN COUSINS es ausdrückt – »von der überstrapazierten Tendenz, statistisch zu denken«, freizumachen.

# Kapitel 1

# Die Deutung

»that I may see and tell of things invisible to mortal sight.« *John Milton*

### Harte Daten und weiche Zeichen

*Deuten: Bedeutung entlocken.*

Auf der Suche nach Bedeutungen mag der Forscher mehr als einen Weg erfolgreich verfolgen. Befriedigender für den wissenschaftlich orientierten Geist ist jedoch das Sammeln harter Fakten, die man statistischen Analyseverfahren unterziehen und deren Zuverlässigkeit wie Gültigkeit man prüfen kann. Bei der Untersuchung von Zeichnungen wird diese Methode dazu verwendet festzustellen, in welchem Maß ein bestimmtes Ergebnis mit einer ihm beigemessenen Bedeutung korreliert. Besteht ein Zusammenhang zwischen der Betonung von Händen und aggressiven Tendenzen? Eine generelle Bejahung dieser Frage mag dann gerechtfertigt sein, wenn man bei einer signifikant großen Zahl aggressiver Personen auf dieses Merkmal stößt.

Ein anderer, dem Forscher zur Verfügung stehender Ansatz ist die intensive Langzeituntersuchung einzelner Personen, die in ihren Zeichnungen immer wieder große Hände darstellen und gleichzeitig in ihrem Verhalten durchweg Aggressivität an den Tag legen. Dieser klinische Ansatz wird umso überzeugender sein, wenn Folgestudien eine gleichzeitige Reduzierung der Handgröße und des aggressiven Verhaltens belegen.

Kombiniert man diese beiden Ansätze, so erhalten unsystematische harte Daten innerhalb einer bestätigenden Gesamtbeurteilung größere Validität. Wahrscheinlich findet eine derart ganzheitliche Deutung bei Klinikern eher Anklang und erklärt die häufige Verwendung von Zeichnungen in der klinischen Diagnose und Therapie.

An dieser Stelle werde ich mich auf eine knappe Aussage beschränken, die jedoch im Verlauf dieses Buches noch eingehender behandelt wird, nämlich: beim gegenwärtigen Stand unseres Wissens ist die Interpretation von Kinderkunst nicht frei von Subjektivität; rein statistische Ergebnisse sind in ihrer Aussagekraft begrenzt und nicht genügend schlüssig, um konfligierende Ansichten auszuschließen.

Die Deutung läßt sich auf festeren Boden stellen, wenn sie allgemeine, von statistischen Untersuchungen festgestellte Trends berücksichtigt. Kinder lernt man aber nur dann verstehen, wenn man sie als Individuen betrachtet, da kein Kind dem anderen gleicht.

Zeichnungen sind ein Mittel, auf schnelle, leichte und angenehme Weise eine Beziehung zum Kind herzustellen. Unter den Klinikern ist vor allem Winnicott wegen seines Kritzel-Spiels zu nennen. Er verwickelte das Kind im ersten, so überaus wichtigen therapeutischen Gespräch in einen Austausch wechselseitig vorgeschlagener und vervollständigter Zeichnungen. Das Kind spielt bei seiner eigenen Analyse eine aktive Rolle. Der Analytiker kann die Zeichnungen den Eltern des Kindes zeigen. Wer jemals bei der Arbeit mit Kindern Zeichnungen verwendet hat, weiß, wie überrascht Eltern sein können, wenn sie in Bildern gezeigt bekommen, wie ihr Kind sie wahrnimmt und sich selbst im Verhältnis zur Familie sieht.

Der subjektive Bestandteil der Interpretation ist an die Person gebunden, die die Deutung vornimmt. So wie kein Kind dem anderen gleicht, gleicht kein Analytiker dem anderen. Meine drei Jahrzehnte lange Erfahrung hat jede Vorstellung von dogmatischer Interpretation zerstreut. Der Leser mag das von mir vorgelegte Material in einem anderen Licht sehen und meiner Interpretation nicht zustimmen oder zu anderen Deutungen gelangen.

Jedenfalls steht der potentielle Wert von Zeichnungen für diejenigen, die mit Kindern, psychisch oder emotional gestörten Menschen aller Altersstufen oder Menschen arbeiten, bei denen es eine Sprachbarriere zu überwinden gilt, außer Frage.

### *Die Rolle der Sprache bei der Deutung von Zeichnungen*

Kinder, die sich klar ausdrücken können, werden beim Zeichnen wahrscheinlich sprechen. Man sollte diese Kommentare notieren, weil sie zur Klärung dessen, was nicht offenkundig sichtbar ist, beitragen können.

Ein Kind im Vorschulalter jedoch mag ursprünglich die Idee haben, zum Beispiel eine Katze zu zeichnen; aber während es die Figur zeichnend entwickelt, gibt es ihr verschiedene Namen, nennt sie etwa Auto oder Boot. Wenn man dem Kind am nächsten Tag die Zeichnung zeigt, besteht es darauf, das sie ein Haus darstellt. Bei Schulkindern erwartet man eine größere Übereinstimmung zwischen graphischem Produkt und gesprochenem Wort.

Ich meine, daß Kinder ermutigt werden sollten, zu sagen, was sie tun oder gezeichnet haben – aber sehr allgemein. Wenn wir gezielt fragen »Was ist das?«, werden wir oft eine Antwort erhalten, die nichts mit der Zeichnung zu tun hat. Besser ist es, zuzuhören oder äußerstenfalls etwas Unspezifisches zu sagen, wie »Erzähl mir etwas darüber«.

Alles, was das Kind sagt, wenn man ihm eine Zeichnung zeigt, kann ein Hinweis auf seine Einstellung, sein Denken und Fühlen sein. In diesem Zusammenhang fällt mir ein, daß Luquet bereits 1913 darauf hingewiesen hat, daß Kinder, wenn sie mit Tinte zeichnen, manchmal zufällig einen Klecks machen und, ohne überrascht zu sein, sagen, das sei ein Hund oder ein Meer oder was auch immer, als ob sie den Klecks absichtlich gemacht hätten. (Rorschachs *Psychodiagnostik* erschien 1942.)

Bei Kleinkindern ist die Sprache dem Zeichnen als Kommunikationsmittel nur scheinbar überlegen. Wenn das Kind beginnt, eine erkennbare Figur zu zeichnen, ist die Sprache bereits in dem Sinne weit fortgeschritten, daß zum Wortschatz, wenn die Sätze länger werden und syntaktisch richtig sind, unzählige Wörter hinzugekommen sind. Diese Diskrepanz zwischen Sprechen und Zeichnen kann jedoch einen falschen Eindruck erwecken. Besser als das gesprochene Wort können Zeichnungen Feinheiten des Intellekts und Affekts zum Ausdruck bringen, die die Kraft oder Freiheit des verbalen Ausdrucks überschreiten. Selbst ein Erwachsener, der über einen enormen Wortschatz verfügt, braucht Hunderte von Worten, um das zu sagen, was ein Bild auf den ersten Blick mitteilt. Literarische Fähigkeiten allein können kein mentales Bild erschaffen, das genau das tatsächliche Aussehen des beschriebenen Gegenstands wiedergibt – es sei denn, man ist ein JOHN KEATS, der eine griechische Urne betrachtet. Das geschriebene oder gesprochene Wort kann dem Betrachter das Bild interpretieren oder kommentieren, es aber nicht befriedigend ersetzen. Hierin liegt die Achtung begründet, die diejenigen, die Kinder verstehen und heilen wollen, den Zeichnungen von Kindern entgegenbringen.

Trotz der Vorbehalte, die man gegenüber der Relevanz verbaler Kommentare von kleinen Kindern haben mag, sollten sie zum Sprechen ermutigt werden, während der, der sie – Suggestion vermeidend – untersucht, zuhört und Notizen macht. Kinder im Schulalter können zur Deutung beitragen, indem sie Assoziationen und den Kontext liefern. Die Zeichnung ist ein persönlicher Ausdruck, die Bedeutung der Zeichnung ist es ebenso.

## *Eine Entwicklungsperspektive*

Eine valide Beurteilung eines jeden Verhaltensaspekts muß Alter und Entwicklungsstufe der entsprechenden Person in ausreichendem Maße berücksichtigen. Diese allgemeine Regel gilt besonders für Kinder. Es ist ganz wichtig, daß man weiß, was im Laufe des Reifungsprozesses des Kindes zu erwarten ist. Eine umfangreiche Forschung hat wichtige Fertigkeiten oder Meilensteine auf diesem Weg aufgezeigt. Phasenabhängige Theorien (FREUD, ERIKSON, PIAGET, GESELL) haben unser Verständnis vom Entwicklungsprozeß gefördert. An anderer Stelle habe ich ein Überblicksdiagramm entworfen, in dem ich die Phasen-Theorien und Entwicklungsschritte so miteinander verband, daß von der Geburt bis zur Adoleszenz eine ganzheitliche Betrachtungsweise (DI LEO, 1977) zustande kommt.

Je nach Entwicklungsalter des Kindes kann das Vorhanden- oder Nichtvorhandensein von Teilen der menschlichen Gestalt – wie das folgende Beispiel zeigt – entweder eine konzeptuelle oder eine affektive Bedeutung haben:

Tatbestand: Bei einer weiblichen Gestalt ist der untere Teil des Körpers durch die Kleidung hindurch sichtbar.

Deutung: Hängt von der Reife des Kindes ab. Kinder im Vorschulalter wenden die Röntgen-Technik häufig an, wenn sie etwas, von dem sie wissen, daß es da ist, unabhängig davon zeichnen, ob es tatsächlich sichtbar ist. Das entspricht dem intellektuellen Realismus des Kindes in der präoperationalen Phase. Zeichnet ein Schulkind in der vorpubertären Phase im Transparenz-Stil, so weist das auf eine mentale Unfähigkeit oder eine Funktion hin, die unter den an das Altersniveau gerichteten Erwartungen liegt. Möglicherweise handelt es sich auch, wie im Falle von Abbildung 1, der Zeichnung eines acht Jahre und elf Monate alten Mädchens, um einen Hinweis auf eine sexuelle Verführungsabsicht. Von einem Jugendlichen oder Erwachsenen gezeichnet, ist die Transparenz des unteren Teils der Figur ein Hinweis auf voyeuristische Tendenzen.

Viele Deutungsfehler ergeben sich infolge mangelnder Vertrautheit mit Darstellungsweisen, die auf den verschiedenen Stufen der Entwicklung üblich sind.

Betonung von Knöpfen ist ein in Zeichnungen von nicht angepaßten Personen, vor allem solchen, deren Verhalten auf eine Mutter-Abhängigkeit schließen läßt, festgestelltes Merkmal (MACHOVER, 1949).

In Abbildung 2 hat ein sechs Jahre und sechs Monate altes Mädchen seinen Vater gezeichnet. Ein hervorstechendes Merkmal seiner Kleidung sind die Knöpfe. Einmal angenommen, sie symbolisieren tatsächlich Abhängigkeit, kann ich darin keine Bedeutung erkennen, die über die gewöhnliche Bindung von Mädchen ihres Alters an ihre Väter hinausginge. Welches Kind ist mit sechs Jahren unabhängig?

Abbildung 1: Zeichnung eines acht Jahre und elf Monate alten Mädchens. Die nachträglich hinzugefügten, durch das Kleid hindurch sichtbaren Körperteile sollen die Figur möglicherweise verführerischer machen.

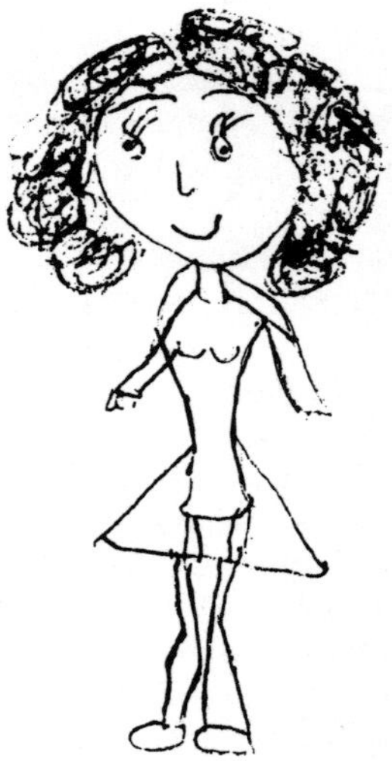

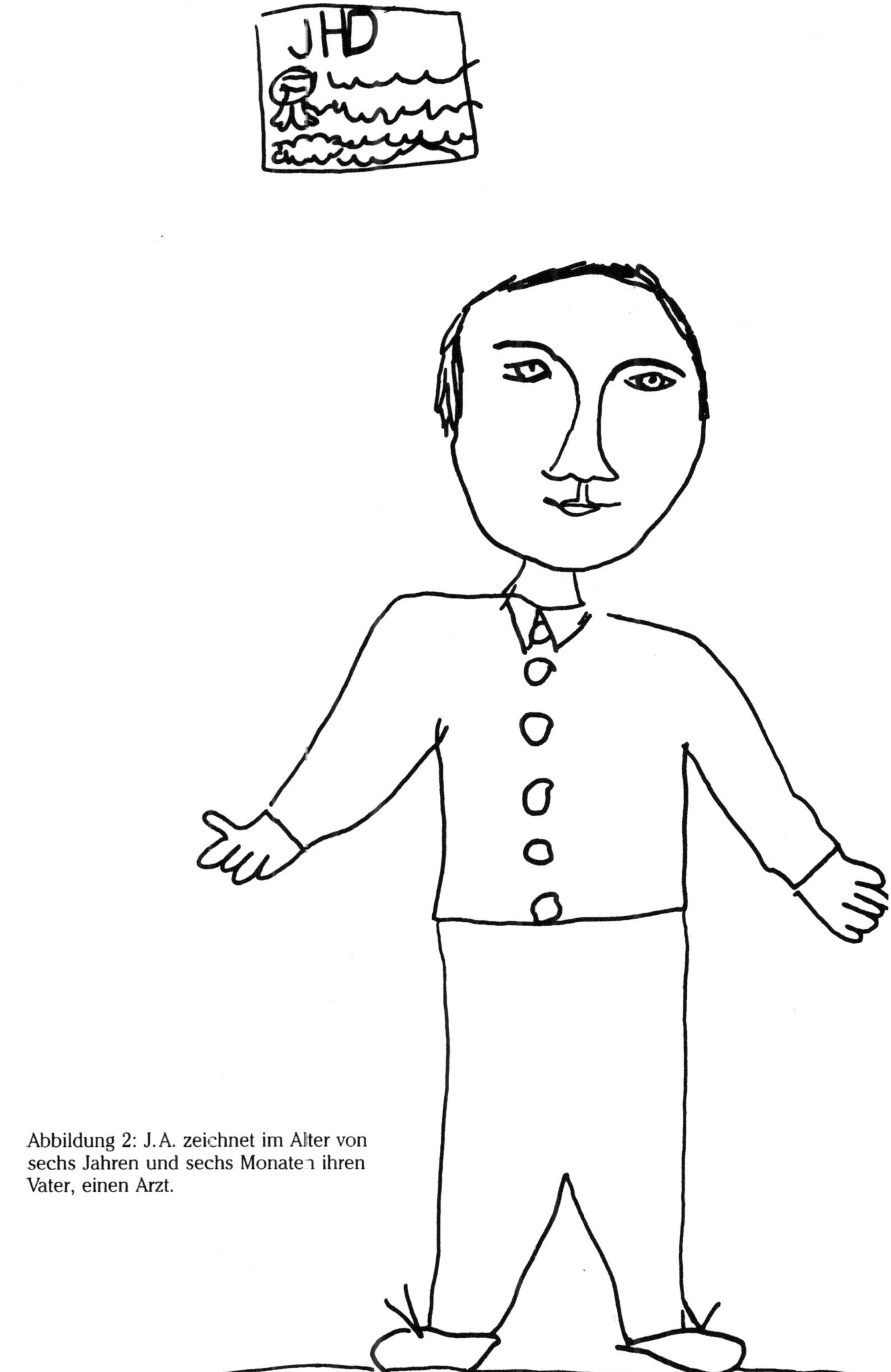


Abbildung 2: J.A. zeichnet im Alter von sechs Jahren und sechs Monaten ihren Vater, einen Arzt.

Abbildung 3 ist jedoch das Selbstporträt eines elfjährigen Mädchens (sie nannte die Gestalt »Ich« und zeigte dabei auf sich selbst). Arme und Hals sind stark schattiert (Angst). Man sieht eine endlose Doppelreihe von Knöpfen, die irrelevanterweise eine Seite hinunter gezeichnet ist, und eine Tasche auf der Brust. Das Mädchen ist wegen einer Anfallkrankheit in Behandlung. Ihre Schulleistungen sind so schwach, daß sie in eine Klasse kam, in der keine Noten erteilt werden. Sie ist sich ihrer Schwächen bewußt, hat keinerlei Motivation und fühlt sich ihrer Situation nicht gewachsen. Ihre Schwierigkeiten werden durch das Gefühl, abgelehnt zu werden, noch verstärkt, das daherrührt, das ihr Vater sie oft als »dumm« bezeichnet. Im Falle dieses präadoleszenten Kindes können die übertriebene Betonung der Knöpfe, die Tasche, das Schattieren und vor allem der von dieser merkwürdigen Gestalt ausgehende Gesamteindruck sehr wohl eine Persönlichkeit zum Ausdruck bringen, die abhängig, infantil und unzulänglich ist. Diese Deutung wird von den klinischen Ergebnissen gestützt.

Abbildung 3: Zeichnung eines elfjährigen Mädchens.

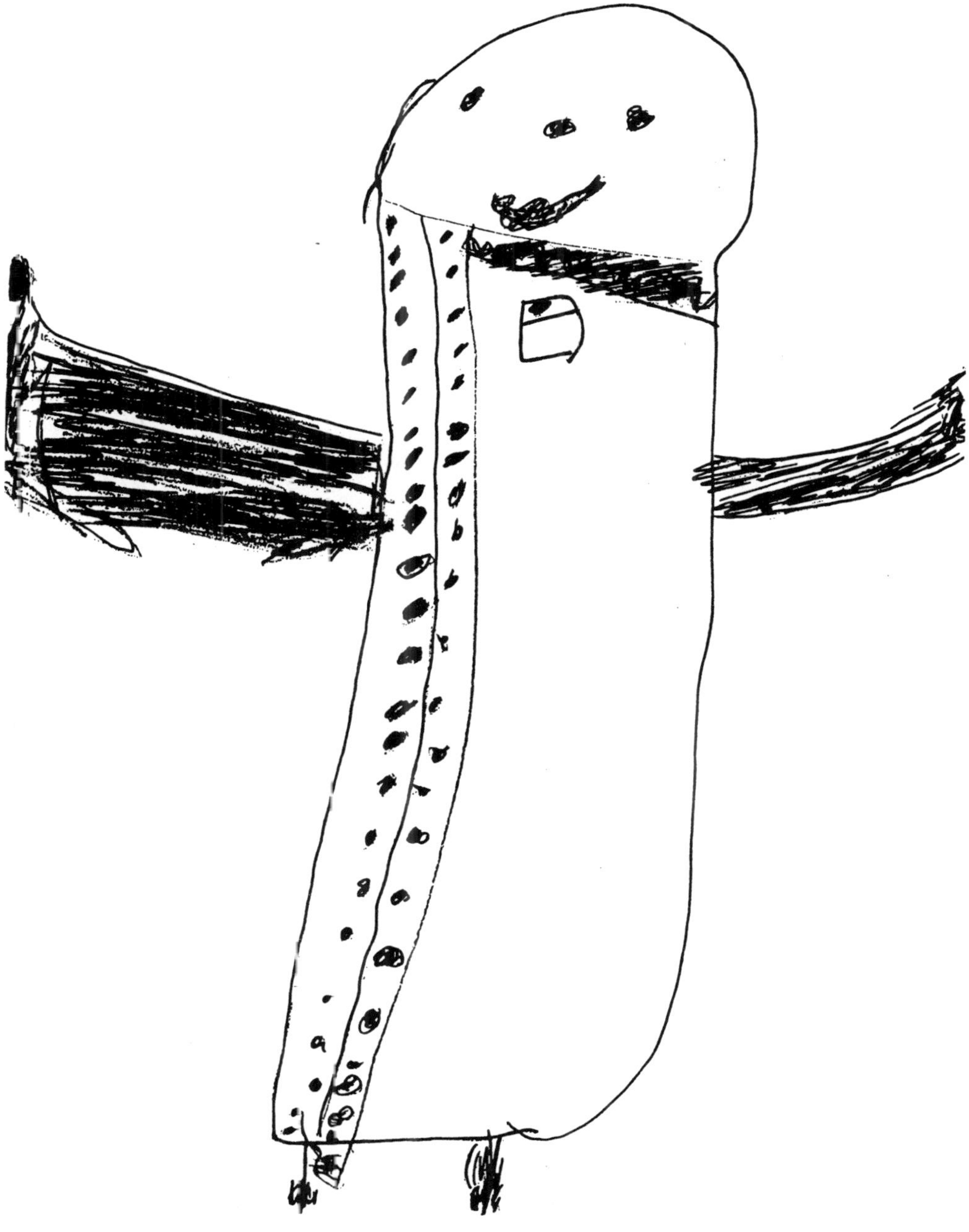

## *Symbole*

Die Entstehung der Zivilisationen wird mit der Erfindung der Schrift vor etwa 4.000 Jahren in Zusammenhang gebracht. Die Höhlenmalereien von Altamira und von Lascaux bezeugen jedoch, daß der Mensch bereits vor 20.000 oder gar 30.000 Jahren das Bedürfnis hatte, Gegenstände seines Interesses graphisch darzustellen und sie so zumindest im Bild zu besitzen.

Symbole sind die allgemeinsten und wirksamsten Kommunikationsmittel. Durch bewußte Übereinkunft kann ein Gegenstand ein abstraktes Gebilde bedeuten, wie etwa die sanfte Taube den Frieden darstellt. Oder ein Symbol kann aus dem Kessel der Archetypen im Traum oder graphisch in Form eine Mandalas an die Oberfläche kommen. Ein anderes Mal kann der Gegenstand vorübergehend die Kluft zwischen der inneren Welt und der äußeren Realität schließen, wie es der Gegenstand tut, den das Kind zur Gesellschaft mit ins Bett nimmt (WINNICOTT, 1971).

So wie der manifeste Inhalt eines Traums erst dann sinnvoll wird, wenn man ihn mit den persönlichen Assoziationen des Träumenden verknüpft, so erhalten auch die bewußt oder unbewußt gezeichneten Symbole erst dann Bedeutung, wenn sie im Kontext der persönlichen Geschichte des Zeichnenden betrachtet werden. Das Symbol braucht für verschiedene Personen nicht dieselbe Bedeutung zu haben. Eine Zeichnung, die jemanden zeigt, der ins Wasser fällt, hat, wenn sie von einem Alkoholiker stammt, eine besondere Bedeutung. Der Inhalt einer Zeichnung sagt etwas über die Person, die sie angefertigt hat, aus; das Wesen der Person erhellt den Inhalt der Zeichnung.

Bestimmte Einzelheiten einer Zeichnung gewinnen Gültigkeit, wenn sie auf die ganze Zeichnung bezogen werden. Diese wiederum gewinnt Gültigkeit, wenn man sie als ein Element innerhalb einer umfassenden diagnostischen Beurteilung betrachtet.

Ein bemerkenswertes Phänomen in Zeichnungen wie in Träumen ist das wiederholte Auftreten eines Themas und seiner Symbole. Es kann Ausdruck eines wichtigen, vielleicht traumatischen, jedenfalls eindrucksvollen Ereignisses sein, das die Schranke der Verdrängung durchbricht.

Zusätzlich zur Möglichkeit, Vergleiche mit früheren Zeichnungen anzustellen, ist das ein weiterer Grund dafür, wenn möglich, ganze Bilderserien zu erhalten. Die Zeichnungen werden zu Dokumenten, die auf einen Blick die in einem bestimmten Zeitraum aufgetretenen Veränderungen veranschaulichen.

JUNG (1968) hebt einen grundlegenden Unterschied zwischen Zeichen und Symbol hervor. Das Zeichen ist vom Menschen gemacht. An sich bedeutungslos steht es aufgrund allgemeiner Übereinkunft für einen Gegenstand oder ein Gebot, wie etwa das Vorfahrt-Achten-Schild im Straßenverkehr. Ein Symbol ist etwas grundätzlich anderes. Es ist ein natürliches, spontanes Phänomen, dessen Bedeutung unter seiner sichtbaren Form verborgen ist. Im Gegensatz zum Zeichen stellt es mehr dar, als offensichtlich ist. Träume und unbewußte Gedanken, Gefühle und Handlungen sind Quellen für Symbole. Symbole erfordern Deutung im Kontext der einzigen Realität, die zählt: der Person, die träumt, handelt oder zeichnet. Eines der häufig als Symbol für Geschlechtsverkehr interpretierten Symbole ist der im Schloß steckende Schlüssel. Doch selbst in Italien, wo der Schlüssel selbst entweder als männlich oder als weiblich bezeichnet wird, je nachdem ob er fest zum Schieben oder hohl zum Empfangen ist (chiave maschia, chiave femmina), bezweifele ich, daß solche unbewußten Botschaften immer dann ankommen, wenn Leute ihre Wohnung wieder betreten.

Nirgends sonst auf der Welt hat die Symbolik größere Vervollkommnung erreicht als in den bildenden Künsten in Indien und China. Ziel dieser Kunst war es, durch das Medium sinnlicher Eigenschaften eine Wertschätzung spiritueller, abstrakter Vorstellungen auszudrücken.

Zunächst glaubte man, daß eine Darstellung Buddhas unmöglich sei, da er mit dem Nirwana seine Auslöschung erlangt hatte. Später war man jedoch der Meinung, daß die Gläubigen irgendeinen sinnlichen Reiz zur Verehrung brauchten, deshalb stellte man »den Erleuchteten« durch einen riesigen symbolischen Fußabdruck dar, der, in Stein gemeißelt, seine Erhabenheit bezeugen sollte. Unter dem Einfluß hellenistischer Künstler gab man dem Buddha schließlich ein anthropomorphes Erscheinungsbild. Dieses hatte sich nach einer genau vorgeschriebenen Liste von 32 heiligen Kennzeichen (laksana), an denen Buddha erkannt werden konnte, zu richten. Zu diesen Kennzeichen gehören die Schädelwölbung (isnisa), das mystische Lächeln friedlicher Meditation und die Locke zwischen den Augenbrauen (urna). Ein weiteres auffallendes Merkmal aller Bilder sind die großen Ohren mit den stark verlängerten Ohrläppchen. Ein Repertoire an Hand- und Fingergesten (mudras) bringt Schutz, Meditation, Gebet, Lehre und andere Funktionen des Buddha zum Ausdruck.

In der buddhistischen Ikonographie taucht oft das Mandala (sanskrit »Kreis«) sowohl als Darstellung des heiligen Umfelds Buddhas als auch des Kosmos auf. Das Mandala ist nicht irgendeiner bestimmten Kultur eigen. Es ist ein universelles Symbol für Ganzheit. Es ist der Beginn aller darstellenden Kunst. In unser aller Leben markierte es den verblüffenden Augenblick, in dem wir in einem zufällig dahingezeichneten Kreis etwas aus unserer Umgebung, vielleicht einen Kopf, erkannten. Wir hatten unser erstes Symbol geschaffen. Dann gingen wir dazu über, diese Gestalt bewußt zur Darstellung von Augen, Mund und Nase innerhalb des Urkreises zu verwenden. Wir fügten dem Kreis Strahlen hinzu, um daraus eine Sonne zu machen, wie es bereits unsere frühesten Vorfahren taten und wie es bis heute unsere Schwestern und Brüder überall auf der Welt tun.

Die Universalität dieses Phänomens veranlaßte JUNG dazu, im Mandala ein archetypisches, das gemeinsame neuropsychologische Erbe der Menschheit widerspiegelndes Symbol zu sehen.

## *Die Raumnutzung*

Zum Zwecke der Analyse kann der Raum, in den eine Person oder ein Baum gezeichnet werden soll, mit Hilfe einer imaginären horizontalen Linie in eine obere und untere und mit Hilfe einer vertikalen Linie in eine rechte und linke Hälfte unterteilt werden. Allgemein gilt die Auffassung, daß kleine, am unteren Rand des Bildes oder in seiner Nähe gezeichnete Figuren Gefühle der Unzulänglichkeit, Unsicherheit, selbst Depression ausdücken, während Figuren in der oberen Hälfte auf Optimismus, vielleicht Narzißmus und Phantasie hindeuten.

Die Plazierung rechts oder links von der Mittellinie wird sehr unterschiedlich gedeutet. Zunächst einmal muß man feststellen, aus welcher Perspektive die Seiten betrachtet werden sollen: der des Betrachters oder der des Betrachteten. Dann muß man die kulturell determinierte Schreibrichtung von links nach rechts oder umgekehrt in Betracht ziehen, da dies Einfluß darauf haben kann, auf welcher Seite man gewöhnlich zu schreiben und deshalb vielleicht auch zu zeichnen beginnt. Hier wollen wir einmal annehmen, daß die zeichnende Person von links nach rechts zu schreiben gelernt hat und sich die Aufteilung in die rechte und linke Seite des Bildes aus der Perspektive des Betrachters ergibt.

Nach Buck (1974) kommt eine Anordnung der Figur links von der Mittelachse bei impulsiven Personen vor, die wahrscheinlich emotionale Befriedigung suchen. Personen, die eine Figur weit rechts plazieren, sind oft nachdenklich und streben eher nach intellektueller Befriedigung. Machover (1949) sah in der Anordnung auf der linken Seite den Hinweis auf eine Persönlichkeit, die selbstorieniert ist, im Gegensatz zu einer umweltorientierten Persönlichkeit, die dazu neigt, eine Figur auf die rechte Seite des Bildes zu setzen. Die meisten gutangepaßten Personen werden eine Gestalt in die Mitte und weder auffallend klein noch groß zeichnen.

Zusätzlich zu den Interpretationen, die für Personendarstellungen gelten, ordnet Bolander in ihrer Abhandlung über Baumzeichnungen der rechten und der linken Seite des Bildes eindeutig sexuelle Bedeutung zu. Sie sieht in der linken Seite das weibliche, in der rechten Seite das männliche Prinzip. Ein Baum, der zur einen oder anderen Seite neigt, drückt entweder den vorherrschenden Einfluß des Vaters oder der Mutter aus. Bolander deutet auch die obere Hälfte des Bildes als den Bereich der Zukunft, die Mitte als den der Gegenwart und die untere Hälfte als den Teil, der die Vergangenheit enthält.

Buck (1974) sieht in der Linksanordnung den Hinweis auf impulsive, emotionale, selbstzentrierte Tendenzen; in der Rechtsanordnung kontrollierte Tendenzen und eine Neigung zu eher intellektueller als emotionaler Befriedigung. Obwohl er einräumt, daß die linke oft die weibliche und die rechte oft die männliche Seite darstellt, hält Buck diese Deutung für fragwürdig.

Sichere Kinder in der Latenzphase, die frei von hemmender Angst sind, lassen, wie in der Zeichnung von Alfred, der sieben Jahre und neun Monate alt ist, ihrer Phantasie freien Lauf (Abbildung 4). Alfred hat in einer detaillierten und phantasievollen Zeichnung eine lebendige Seemannsszene dargestellt. Ein Seemann trinkt und hickst; der andere, der eine Schatzkiste entdeckt hat, schreit »dlog, dlog« (Gold, Gold). Währenddessen schwimmt ein Schwertfisch auf den ins Wasser eingetauchten Schiffsrumpf zu. All das findet unter einer lachenden Sonne statt. Offensichtlich handelt es sich hierbei um die frei zum Ausdruck gebrachte Phantasie eines intelligenten Kindes. Wenn man das Bild mit Hilfe einer imaginären Mittellinie in zwei Hälften teilt, lassen sich weitere Bedeutungen erkennen. Auf der rechten (männlichen) Seite befindet sich ein männliches Symbol, ein Schwert, das sich anschickt, in das Schiff (weiblich) einzudringen. Auf der linken (weiblichen) Seite befindet sich ein weiteres weibliches Symbol, die Goldkiste. Unbewußt hat der Junge seine Wahrnehmung der Geschlechtsrollen dargestellt. Macht (die Sonne) scheint von rechts. Böse Kräfte, Alkoholismus und Aggressivität, befinden sich auch auf dieser Seite. Die Schatzkiste ist gut; sie befindet sich auf der linken Seite. Der Künstler schreibt nicht in Spiegelschrift, sondern hat die Buchstabenfolge des Wortes »Gold« im Sinne eines Geheimcodes umgedreht.

Abbildung 4 (rechts)

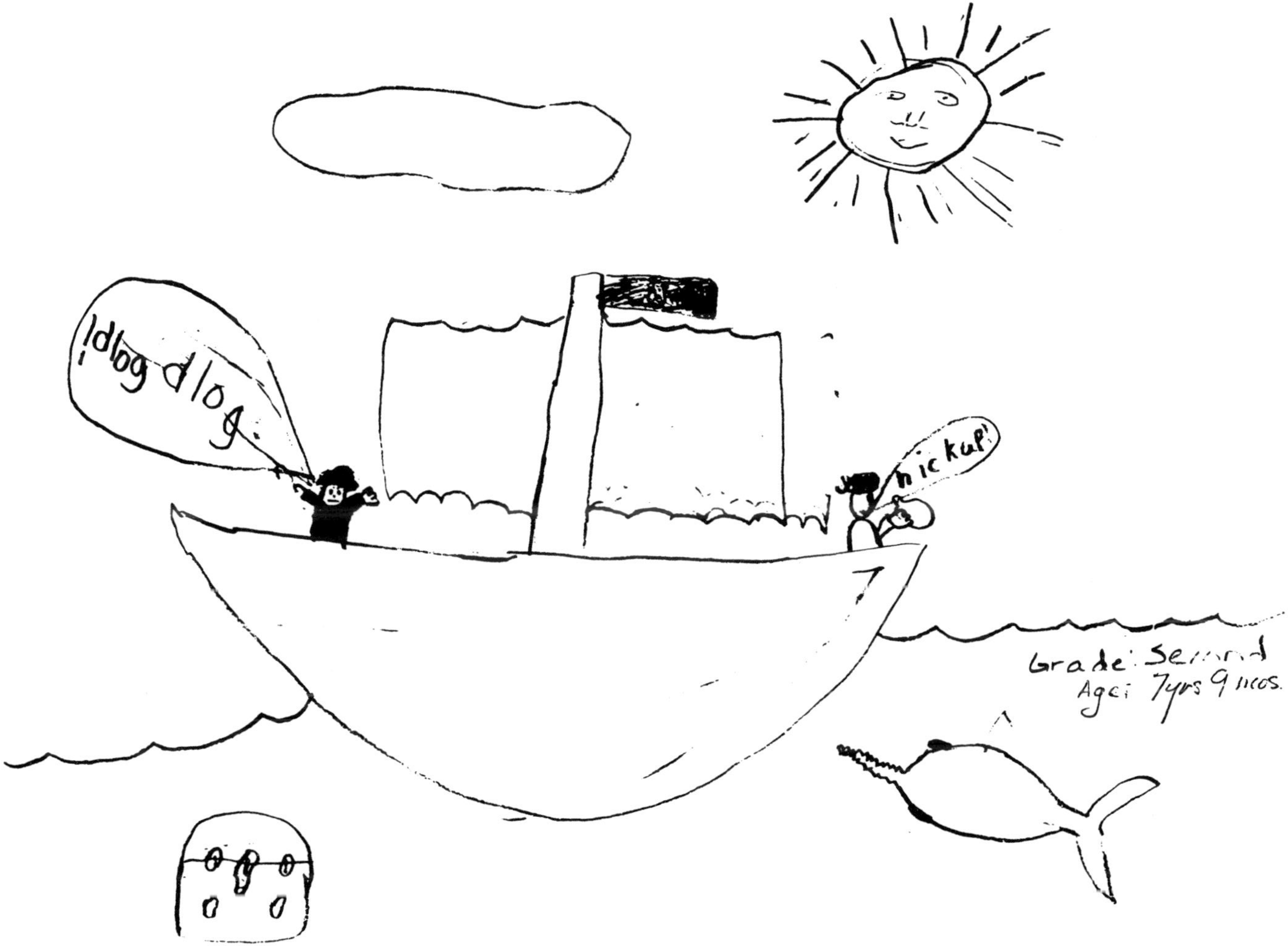
!dlog dlog.
hickup!
Grade: Second
Age: 7yrs 9 mos.

# Kapitel 2

# Formale und stilistische Eigenschaften

### *Die Qualität der Linie*

Außer im manifesten Inhalt und der Symbolik finden Gefühlszustände Ausdruck in Linien, in der Raumnutzung, dem Gleichgewicht, der Integration wie der Art und Weise der Ausführung.

Eine mit leichten, zittrigen, gebrochenen Linien gezeichnete Figur weist auf ein unsicheres, deprimiertes Kind hin. Umgekehrt drückt eine kräftig, kontinuierlich und frei gezeichnete Figur Selbstvertrauen und ein Gefühl der Sicherheit aus. Im ersten Falle zögert das Kind, scheint beim Zeichnen nachzudenken. Im zweiten Falle scheint es das, was es bereits klar visualisiert, auszuführen, wobei die Hand dem Verstand gehorcht.*

### *Die Orientierung im Raum*

Kleine Kinder, die noch nicht die Regeln »richtiger« räumlicher Orientierung erlernt haben, können die menschliche Gestalt auf dem Kopf oder auf der Seite liegend zeichnen. Ich habe beobachtet, wie vierjährige Kinder und ein Kind im Alter von fünf Jahren ihre Figuren zeichneten, indem sie bei den Füßen begannen und sich nach oben zum Kopf vorarbeiteten, oder die Figur so darstellten, als ob sie gewichtlos im Raum schwebte. Sie zeigten keinerlei Verhalten, das auf eine emotionale oder entwicklungsbedingte Störung schließen ließ.

Doch ist die Umkehrung der Figur selbst bei Kindern äußerst ungewöhnlich. Die einzige Erklärung, die ich im Falle von sehr kleinen Kindern dafür geben kann, ist, daß diese Darstellungsweise die Willkürlichkeit vieler unserer Regeln zeigt. Kleine Kinder, die auf ihre Weise zeichneten, lassen vielleicht Originalität erkennen.

Bei älteren Kindern kann über dieselbe Umkehrung nicht so leicht hinweggegangen werden. Wenn sie nicht, wie von CHAGALL, bewußt als Darstellungsmittel eingesetzt wird, deutet sie auf Schwierigkeiten hin, mit der Umwelt in Kontakt zu treten. Sie kann sich als ein sehr bedeutsames Detail in einem umfassenden diagnostischen Verfahren erweisen.

---

* Ich habe beobachtet, daß schwer gestörte Kinder mit durchgehender, ungebrochener Linie zeichneten, ohne den Bleistift vom Papier zu heben. Andere haben festgestellt, daß künstlerische Fähigkeiten und emotionale Störungen gleichzeitig bestehen können.

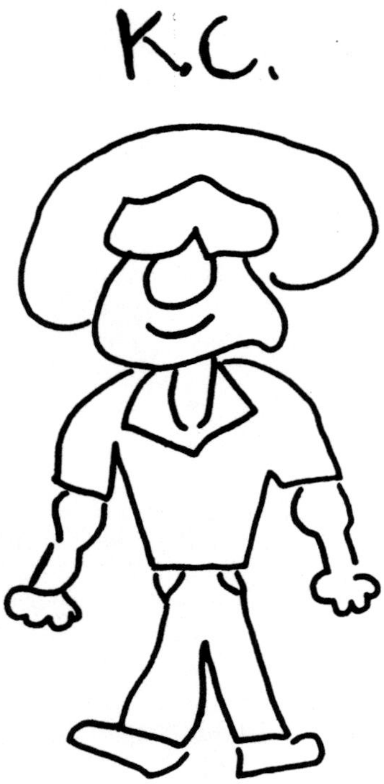


Abbildung 5: Zeichnung des zwölfjährigen Kenneth. Die Linien sind nicht unterbrochen und kräftig gezeichnet. Die Figur ist ein muskulöser Mann mit quadratischen Kinnbacken.

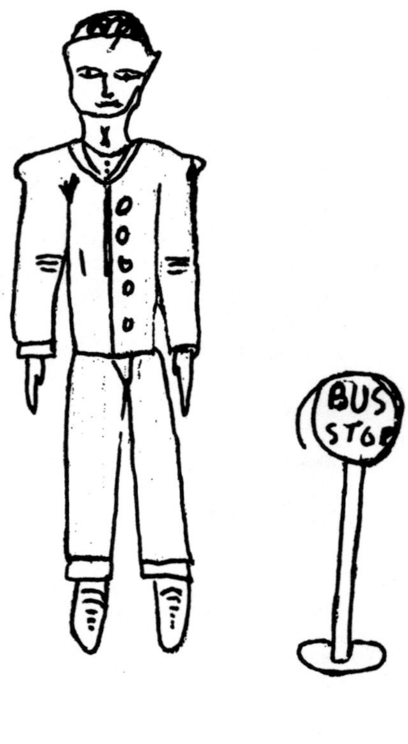


Abbildung 6: Von Sandro, elf Jahre. Intelligent. Ängstlich. Statische Figur. Kleine Kinnbacke. Haltezeichen. Langsam, sorgfältig gezeichnet. Mit leichtem Bleistiftdruck. Hände kaum sichtbar, unbestimmt. Instabile Füße.

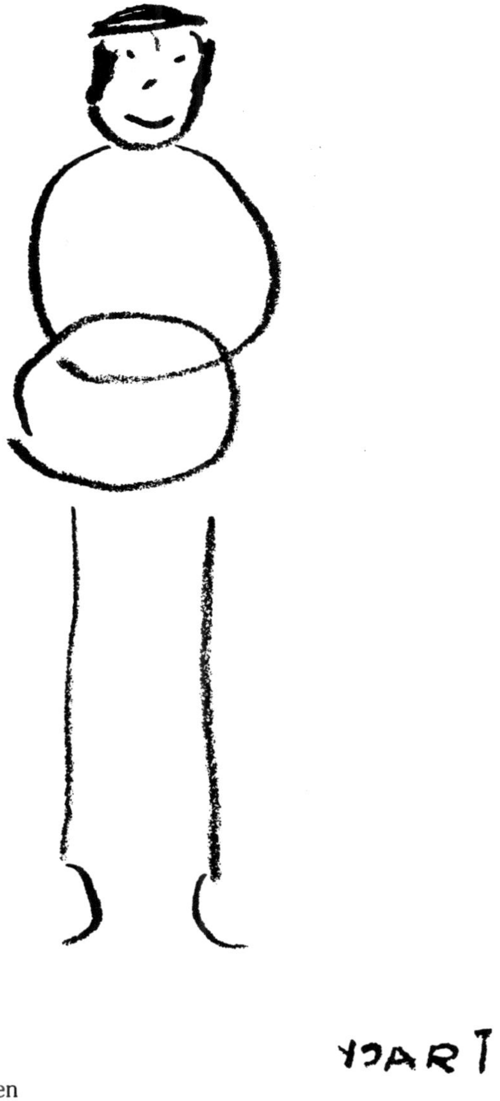

Abbildung 7: Von den Füßen nach oben gezeichnet: Füße, Bauch, Brust, Kopf, Haare, Augen, Nase, Mund. Tracy hat die Figur von unten nach oben gezeichnet, also die gewöhnliche Reihenfolge umgekehrt, und ihren Namen von rechts nach links geschrieben. Sie kommt in den Kindergarten, ohne Verhaltensauffälligkeiten zu zeigen. Sie hat mit der rechten Hand gezeichnet und geschrieben.

## *Schattierung*

Schattierung, die oft die darunter liegende Figur völlig oder teilweise verdeckt, ist ein weiterer Indikator, der in zahlreichen experimentellen Studien verifiziert wurde. Dieses Merkmal wird als Ausdruck von Angst interpretiert. Es kommt tatsächlich in Zeichnungen von Personen vor, bei denen Angst ein auffallender Bestandteil ihres Verhaltens ist.

Man darf jedoch nicht die in der künstlerischen Absicht, Illusion von räumlicher Tiefe zu erzeugen, eingesetzte Schattierung mit der hier gemeinten verräterischen Schattierung verwechseln.

Abbildung 8: Von einem vier Jahre, fünf Monate alten Jungen. Sein Zuhause wurde durch Feuer zerstört.

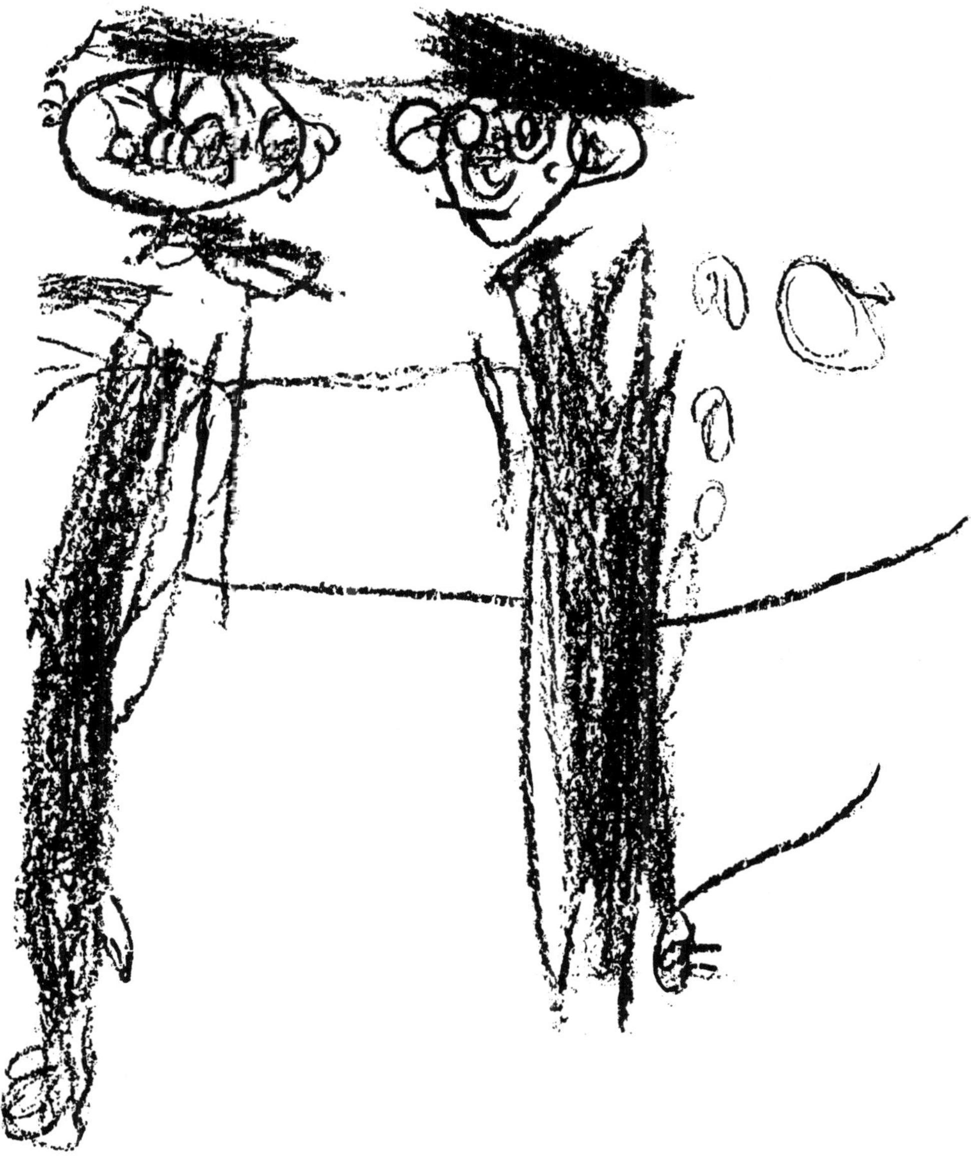

### *Integration*

Es ist äußerst ungewöhnlich, wenn die Teile der menschlichen Figur unzusammenhängend, über das ganze Bild verstreut gezeichnet werden. Dieses Phänomen ist vor allem dann von Bedeutung, wenn es bei Kindern auftritt, die das Vorschulalter überschritten haben. Charakteristischerweise wird eine Person von Anfang an als einheitliche Figur, als integriertes Ganzes gezeichnet – auch wenn sie zu Beginn alles andere als vollständig sein mag. Selbst der Kopffüßler, bei dem Arme und Beine vom Kopf ausgehen, stellt eine ganze Person dar, deren Teile, auch wenn es nur wenige sind, genau die sind, die in dieser besonderen Entwicklungsphase des Kindes für die Darstellung einer Person als wesentlich betrachtet werden.

Ich habe unzusammenhängende Figuren in den Zeichnungen von zwei Vierjährigen gesehen – das eine Kind war ein intelligentes Mädchen, das andere ein Junge. Keines der beiden Kinder zeigte irgendein Verhalten, das auf eine emotionale Störung hingewiesen hätte (Abbildung 9 und 10). Andererseits zeigten mehrere Kinder, die im Alter von fünf Jahren und darüber unzusammenhängende Figuren zeichneten, Verhaltensstörungen (Di Leo, 1973).

Das Scheitern der Figurintegration ist so ungewöhnlich, daß es besondere Aufmerksamkeit verdient. Als Projektion von Persönlichkeitsstörungen nimmt seine Bedeutung mit dem Alter der Person zu. Die allmähliche Integration der Figur bei späteren Untersuchungen geht meist mit klinischer Besserung einher.

Abbildung 9: Verstreute Körperteile. Gezeichnet von Tina, einem intelligenten, gutangepaßten Kind im Alter von drei Jahren und neun Monaten.

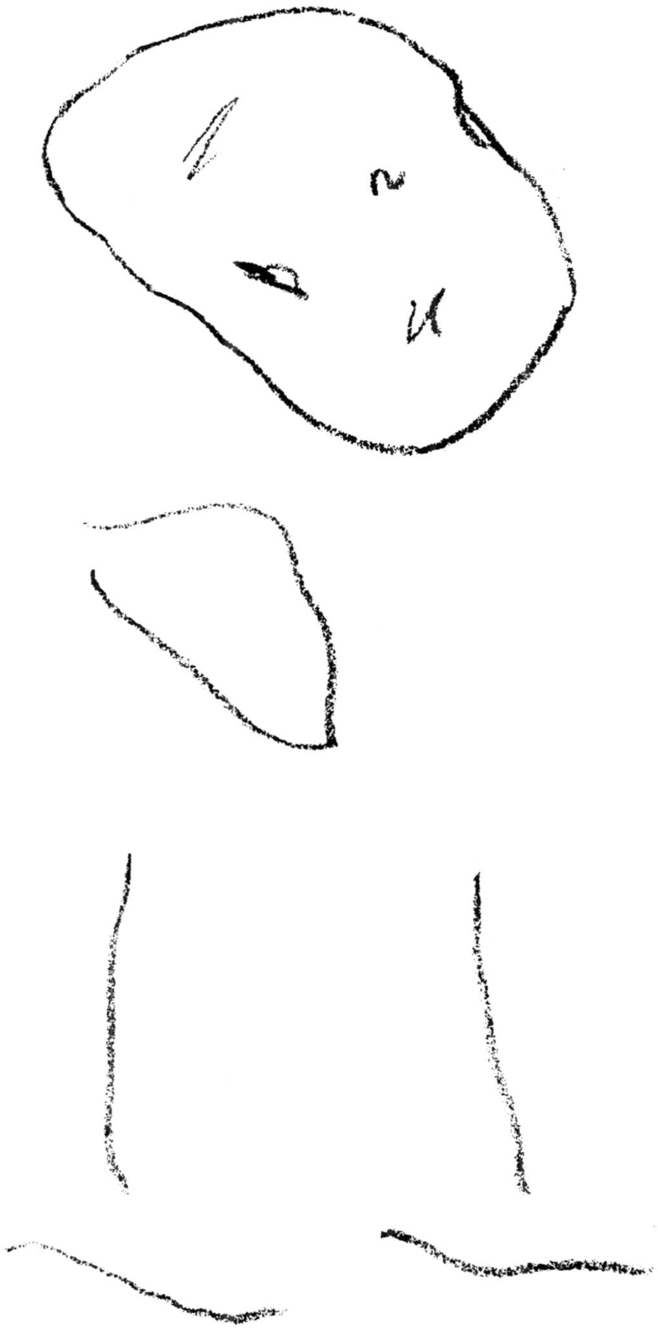

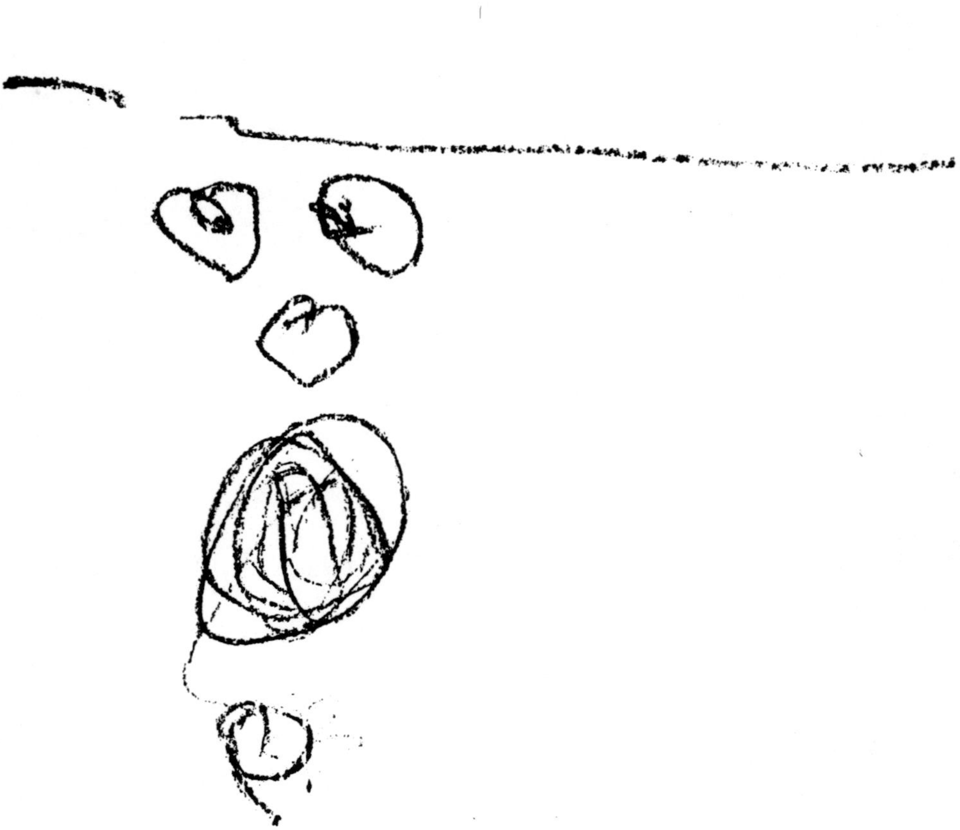

Abbildung 10: Von James, vier Jahre alt. Verstreute Teile. Kein Kopfumriß. Er zählte Augen, Nase, Körper, Fliege auf. Aufgeweckt, freundlich. Liebenswürdige Veranlagung. Keine Verhaltensprobleme.

### *Symmetrie und Gleichgewicht*

Abbildung 11 ist die Zeichnung eines zehn Jahre, sieben Monate alten Mädchens namens Brenda, das erst weit links von der Mittellinie des Bildes eine weibliche Figur zeichnete und diese dann mit einer männlichen Figur ausbalancierte, die sie ebenso weit von der Mittellinie entfernt auf die rechte Seite setzte. Außerdem konstruierte sie beide Figuren symmetrisch, so daß die rechte und linke Seite jeweils identisch ist (mit Ausnahme der Nase). Brenda zeichnete sorgfältig und bewußt und setzte den Bleistift selten ab. Sie erweckte den Eindruck, die Anordnung vor Beginn der Zeichnung geplant zu haben und während des Zeichnens nicht zu improvisieren.

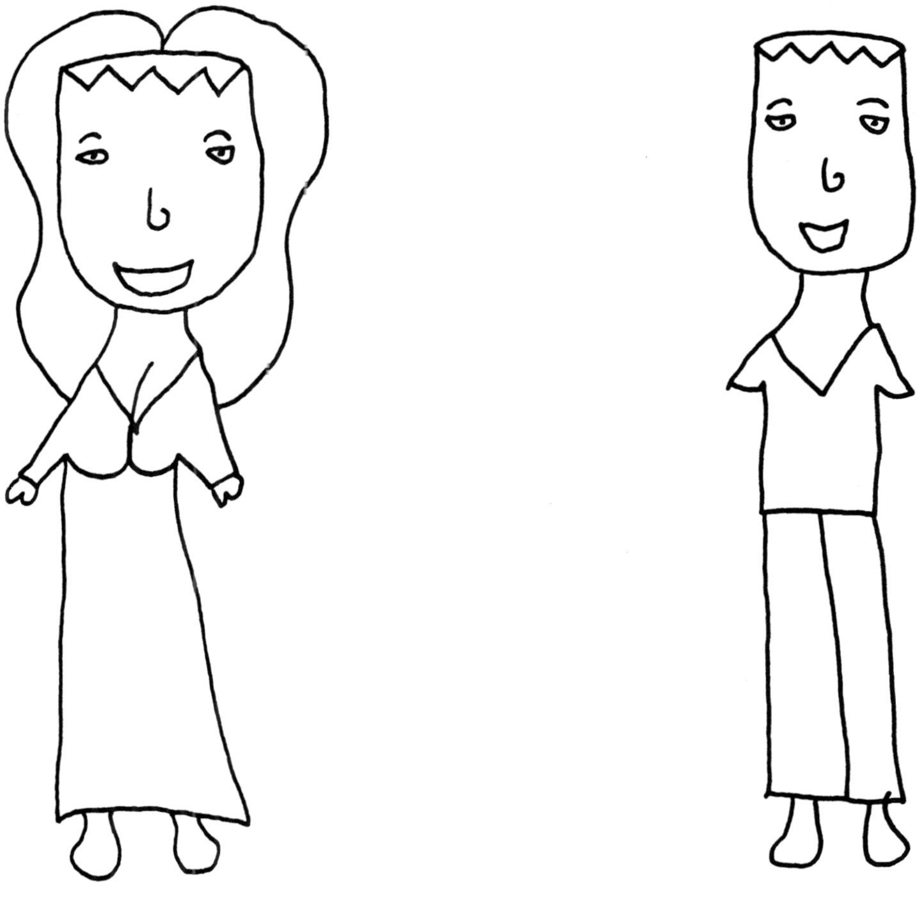

Abbildung 11: Von Brenda, zehn Jahre, sieben Monate.

Die allgemeine Wirkung ist die rigider Unbeweglichkeit. Und obwohl das Geschlecht beider Figuren klar übermittelt wird, haben die Figuren eine schematische, stereotype Qualität, die in Brendas Darstellung ihrer Familie (siehe die Abbildung im Kapitel über Körperteile) noch deutlicher zum Ausdruck kommt.

Welche Bedeutung kann man Symmetrie und Gleichgewicht beimessen, wenn sie eine so auffällige Rolle spielen? Sie können ganz einfach Versuche darstellen, entweder spontan oder aufgrund des Einflusses von Erwachsenen eine ästhetische Wirkung zu erzielen. Es ist zu hoffen, daß Symmetrie- und Gleichgewichtsbestrebungen nicht den freien Ausdruck blockieren.

Rigide, stereotype Figuren kommen in Zeichnungen von introvertierten Jugendlichen und Erwachsenen vor und sind eine Projektion der Abwehr gegenüber einer als bedrohlich oder überwältigend wahrgenommenen Umwelt.

Extreme Konzentration auf Symmetrie und Gleichgewicht ist ein Merkmal der Art Brut. Der Leser wird auf Kapitel 12 über »Zeichnungen als Spiegel emotionaler Störungen« verwiesen, das dieses Problem behandelt und veranschaulicht.

## *Stil*

Stil kann als eine Ausdrucksweise definiert werden, die einer Person oder einer Zeit eigentümlich ist. Ein Werk läßt sich – wie wenn es eine Signatur trüge – aufgrund des Stils einem bestimmten Autor, Komponisten oder Künstler zuordnen. So kann man auf einen Blick erkennen, daß ein Bild von CHAGALL oder MATISSE stammt. Selbst bei PICASSO, der in verschiedenen Stilen malte, ist es möglich, ein Werk der »blauen«, »rosa« oder »kubistischen« Periode zuzuordnen und es so in einen chronologischen Zusammenhang zu stellen.

In der Kinderkunst können individuelle Darstellungsweisen über eine längere Zeit fortbestehen, so daß sich Darstellungen ein und desselben Kindes von denen anderer Kinder unterscheiden lassen. Das Auftreten stilistischer Ausdrucksformen ist bis zu einem gewissen Grad von technischem Können abhängig, über das ein Kind nicht vor dem Schulalter verfügt. Untersucht man die Zeichnungen eines Kindes in zeitlichen Abständen, so offenbart sich möglicherweise ein Stil, der die persönliche Neigung des Kindes zum Ausdruck bringt.

### *Zeichenstil und Linienqualität*

Das unsichere Kind im Alter zwischen 18 und 24 Monaten geht zögernd an das Zeichnen heran, berührt die Zeichenkreide vorsichtig mit den Fingerspitzen, wagt es schließlich, die Kreide zu ergreifen, und macht ein paar kaum sichtbare, winzige Striche in eine Ecke des Papiers. Älter geworden zeichnet das unsichere Kind die menschliche Figur mit kleinen, zittrigen, gebrochenen Linien als kleine Gestalt außerhalb des Bildzentrums.

Das sichere Kind offenbart dagegen seine Lebensfreude mit beherztem, kräftigem Kritzeln, das es mit starkem Druck über die ganze Länge und Breite des verfügbaren Raumes ausführt. Später, wenn es die menschliche Figur zeichnet, wird es mit der Größe der Figur sowie dem Strich und festen Druck einer Linie, die meist ununterbrochen verläuft und die Figur nicht in einer Ecke versteckt, sondern in die Mitte des Blattes setzt, zum Ausdruck bringen, daß es frei von erstickender Angst ist.

Selbst die frühesten Kritzelbilder können uns Wichtiges über die Persönlichkeit des Kindes verraten. Bei meiner Beschreibung des unsicheren und des sicheren Kindes handelt es sich um die Schilderung typischer Fälle, wie sie von anderen und von mir zu buchstäblich Tausenden beobachtet worden sind. Die oben geschilderten klinischen Beobachtungen müssen jedoch modifiziert werden, wenn man den Zeichenstil talentierter Künstler betrachtet. PICASSO umreißt seine Figuren mit ungebrochener Linie, die sich, scheinbar mühelos, krümmt und windet, indem sie die Figur rhythmisch umschließt und ihr Substanz und Vitalität verleiht. DAUMIER dagegen erreicht den Effekt der Bewegung meist mit Hilfe von vielen kurzen, welligen Linien. Auch hier ist das Ergebnis eindrucksvoll, obwohl die Technik eine ganz andere ist.

In meiner Sammlung von Zeichnungen emotional gestörter Kinder gibt es Beispiele für beide Stile: die langsame, kontinuierliche, ungebrochene Linie und die vielen, schnell gezeichneten, man ist versucht zu sagen: Kritzeleien, handelte es sich bei den Zeichnungen – trotz des Vorherrschens scheinbar irrelevanter, redundanter kreisförmiger Linien – nicht um eine Darstellung.

Wie bei Erwachsenen ist auch in der Arbeit von Kindern, die sich nicht allgemein akzeptierten Verhaltensnormen fügen, oft künstlerisches Talent entdeckt worden. Man sagt, daß ein Künstler während der Inspirationsphase, die dem Schaffen seines Werkes vorausgeht, ohne jeden Kontakt zur Realität sei. In einem der folgenden Kapitel werde ich auf den wesentlichen Unterschied zwischen künstlerischer Kreativität und Wahnsinn eingehen. Hier möchte ich bloß darauf hinweisen, daß Entfremdung von der realen Welt ein zeitweiliger Bestandteil künstlerischen Ausdrucks sein kann.

Mir scheint, daß ein Künstler wie PICASSO, der eine ungewöhnliche Linie zeichnet, ohne sein Schreibinstrument von der Oberfläche abzuheben, damit nicht nur eine Beherrschung der Form, sondern auch ein Konzept zum Ausdruck bringt, das der ausführenden Hand immer einen Schritt voraus ist. Auch das Zeichnen mit zahllosen kurzen, welligen Linien kann ein wirkungsvolles Ergebnis erzielen, es erweckt jedoch den Eindruck, daß der Künstler nicht nach einem, sich vorher vorgestellten Thema, sondern eher in einem freien, während des Schaffensprozesses entwickelten Stil arbeitet.

Zeichnen ist eine sehr persönliche Sache. Jede Zeichnung spiegelt die Persönlichkeit ihres jeweiligen Schöpfers wider.

# Kapitel 3

# Die Kognition steht im Vordergrund: Das Kind zeichnet einen Mann im Boot

Die Aufspaltung in Kognition und Affekt ist nur dann gerechtfertigt, wenn sie dazu dient, die Darstellung des komplexen, zur Diskussion stehenden Prozesses zu erleichtern. Denn eine solche Unterteilung setzt eine Dualität voraus, die normalerweise nicht existiert und nur in dem Falle denkbar ist, in dem die Persönlichkeit durch psychische Krankheit schwer gestört ist.

Wenn ich Zeichnungen als Ausdruck des Denkens und des Fühlens getrennte Kapitel widme, beabsichtige ich damit keine Einordnung in verschiedene Schubladen; das Denken wie das Fühlen sind Aspekte einer unteilbaren Einheit. Man muß sich bemühen, beim Betrachten der Teile das Ganze im Auge zu behalten – was keine leichte Aufgabe ist.

Mit einem relativ neutralen Stimulus konfrontiert, wird die Reaktion jedoch meist überwiegend, wenn auch nicht völlig, kognitiv sein. Ist der Stimulus dagegen persönlicherer Natur, wird die Reaktion meist Gefühle mobilisieren.

Diese Erwartung im Sinn, bat ich eine Gruppe von Kindern, als neutralen Stimulus einen Mann in einem Boot zu zeichnen. Da keines der Kinder jemals ein Schiffsunglück erlebt hatte, war es unwahrscheinlich, daß eine überwiegend emotionale Reaktion ausgelöst würde. Die andere Gruppe bat ich, ein Haus zu zeichnen. Dieses Thema sollte ein eher persönlicher Stimulus sein – ein Thema, das voraussichtlich in einem größeren Maße als im Falle des relativ neutralen Stimulus von affektiven Elementen durchdrungen sein würde.

Die folgende Serie von Zeichnungen soll den Entwicklungsfortschritt im Denken von Kindern vom Kindergartenalter bis zur zweiten Schulklasse, also ungefähr vom Alter von fünf bis sieben Jahren, veranschaulichen. Ich habe die Zeichnungen so ausgewählt, daß sie die Ausführung des »Ein Mann in einem Boot«-Themas auf verschiedenenen Entwicklungsstufen verdeutlichen.

Es lassen sich vier Phasen auf einem Kontinuum unterscheiden. In der ersten Phase ist die Person völlig vom Schiff umschlossen und durch den Rumpf hindurch sichtbar. Alles was da ist, muß gezeigt werden (Abbildung 12).

In der zweiten Phase beginnt die Person, aus dem Schiff hervorzutreten. Zuerst erscheint der Kopf, dann der obere Teil des Körpers über Deck. Gemäß der Regel, das alles, was da ist, gezeigt werden muß, ist jedoch immer noch auch der untere Teil des Körpers, wenn auch durch den Rumpf hindurch, sichtbar (Abbildung 13).

Abbildung 12: Von einem fünf Jahre und fünf Monate alten Jungen. Phase 1: Person im Schiffsrumpf.

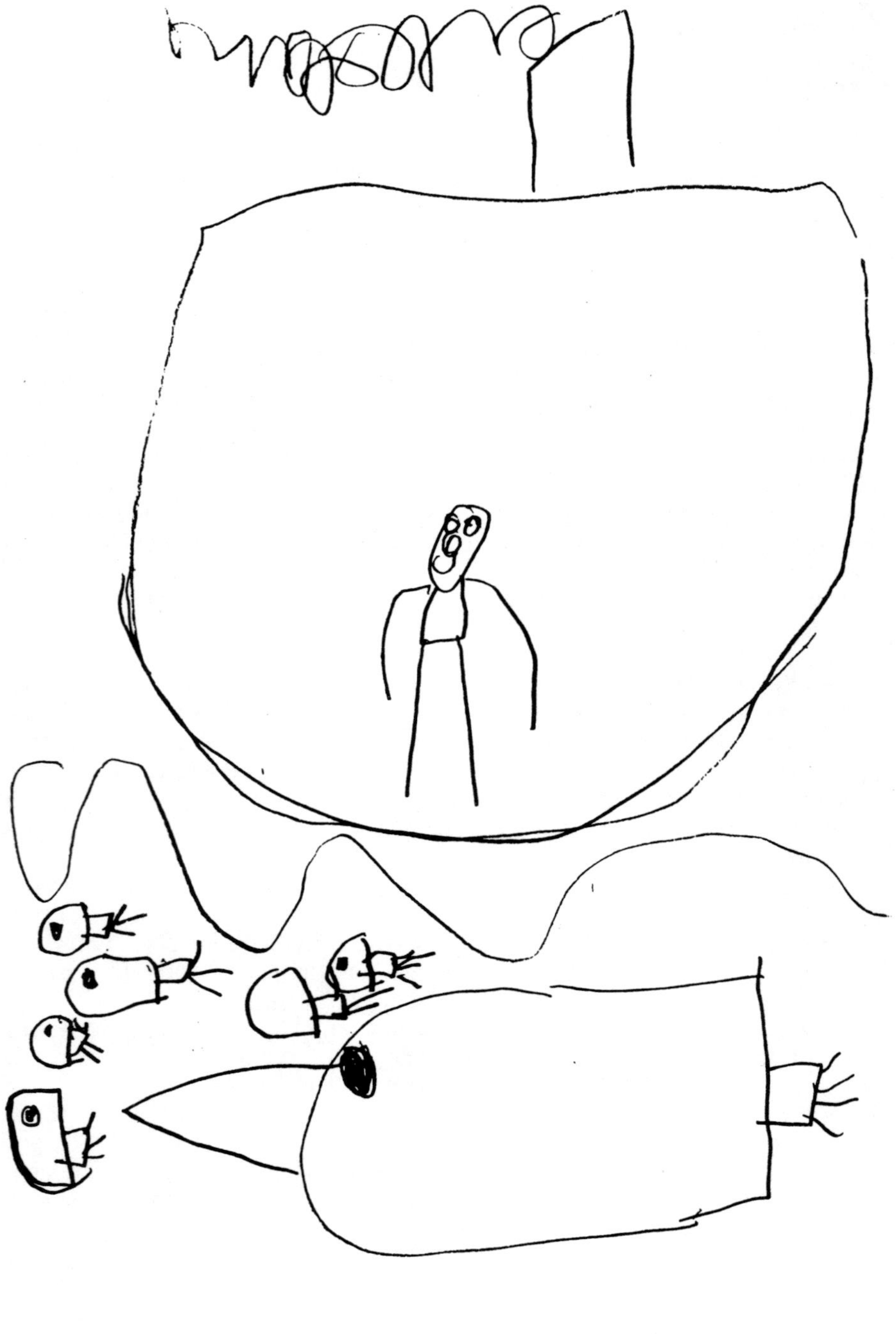

Abbildung 13: Von einem fünf Jahre und sieben Monate alten Jungen. Phase 2: die Person beginnt, aus dem Schiff hervorzutreten.

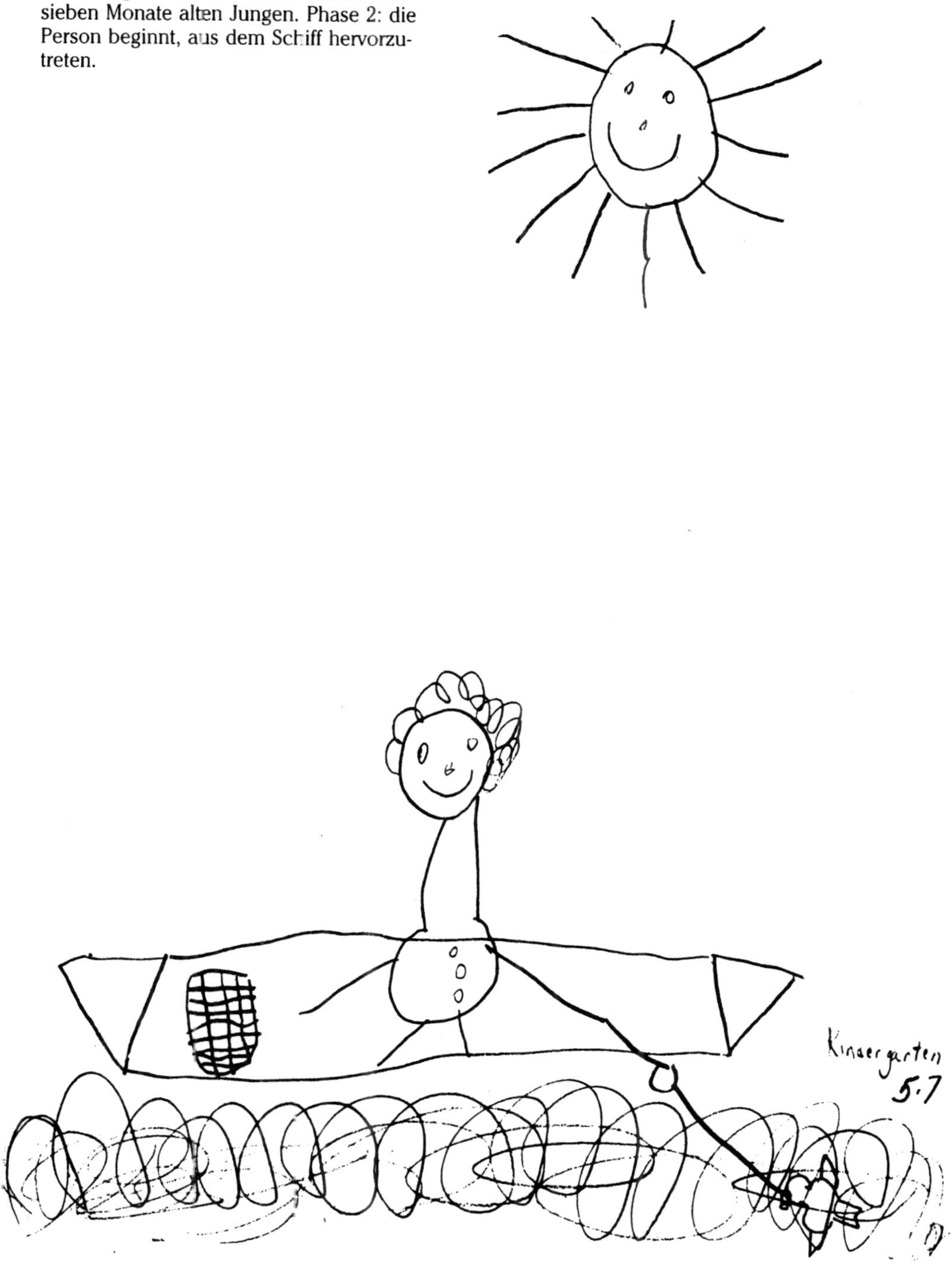

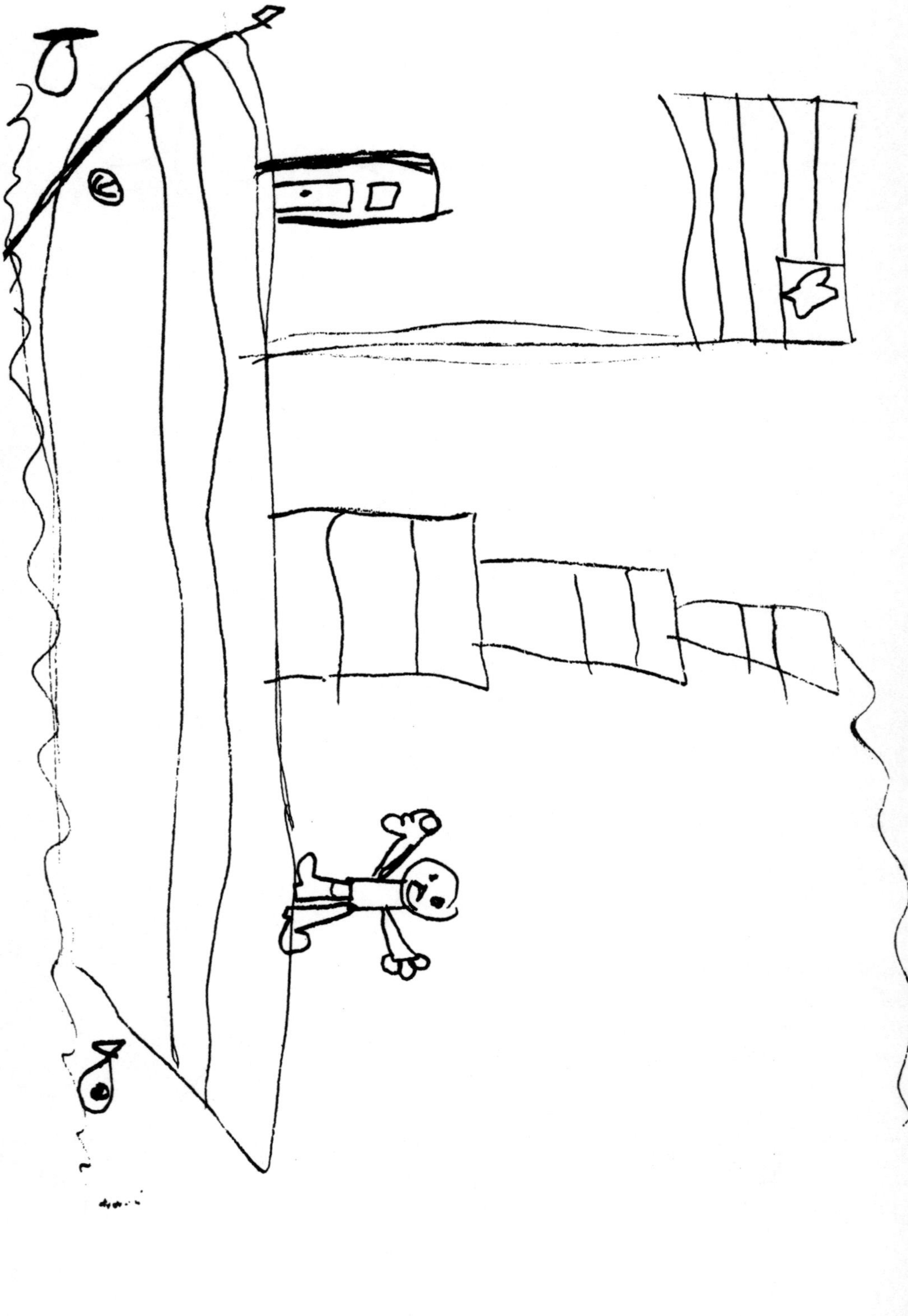

Abbildung 14 (links): Von einem sechs Jahre, zwei Monate alten Jungen in der ersten Schulklasse gezeichnet. Phase 3: Die ganze Person befindet sich auf Deck.

Abbildung 15a (unten): Von einem sechs Jahre, sechs Monate alten Jungen in der ersten Klasse gezeichnet. Übergang von Phase 3 zu Phase 4: Er hat nur den Teil des Körpers gezeigt, der tatsächlich sichtbar ist, wenn sich eine Person in einem Boot befindet. Er hat jedoch nicht dieselbe Logik auf die Behandlung des durch den Bart hindurch sichtbaren Gesichts angewandt.

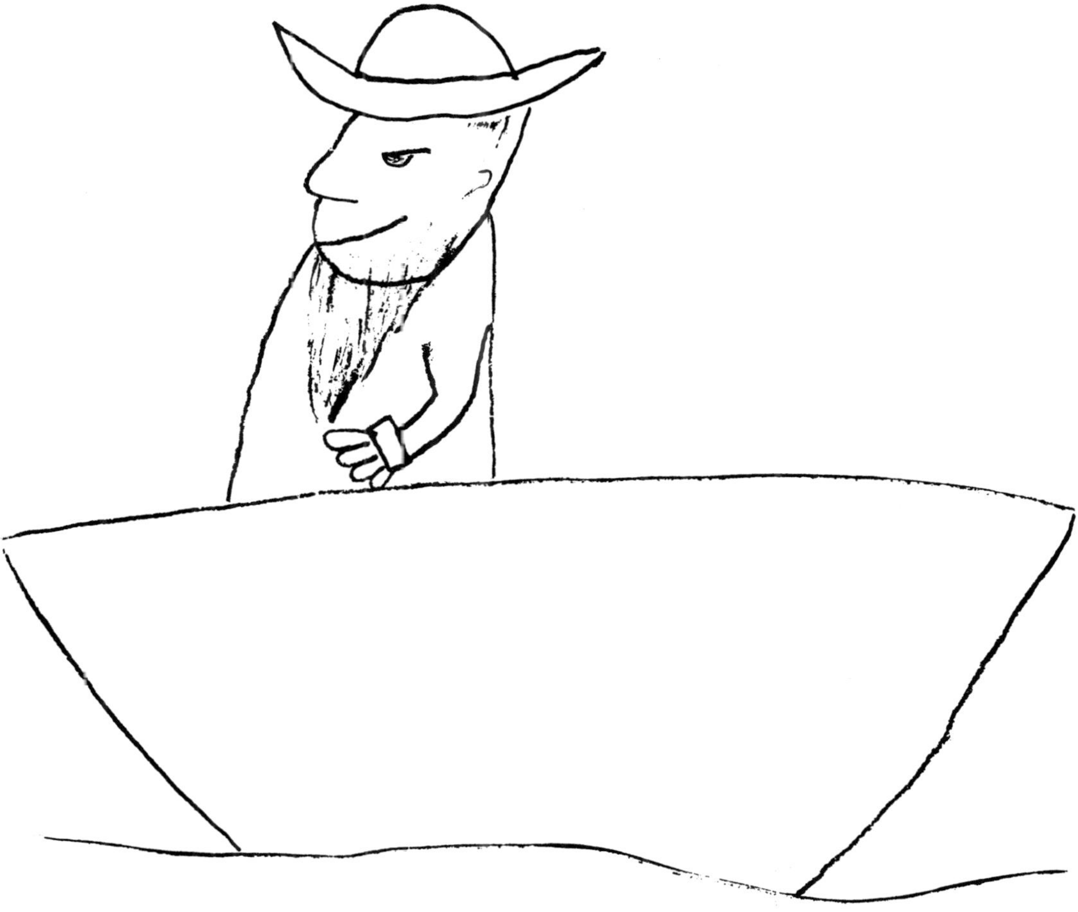

Abbildung 15: Von einem sieben Jahre, sieben Monate alten Jungen in der zweiten Klasse. Phase 4: In dieser Zeichnung ist der visuelle Realismus evident. Kein einziger Teil der Person ist durch den Rumpf hindurch sichtbar; auch sieht man keinen Teil des Rumpfes durch die Arme hindurch. Es gibt keine Transparenzen. Das teilweise eingetauchte Ruder ist richtig wiedergegeben.

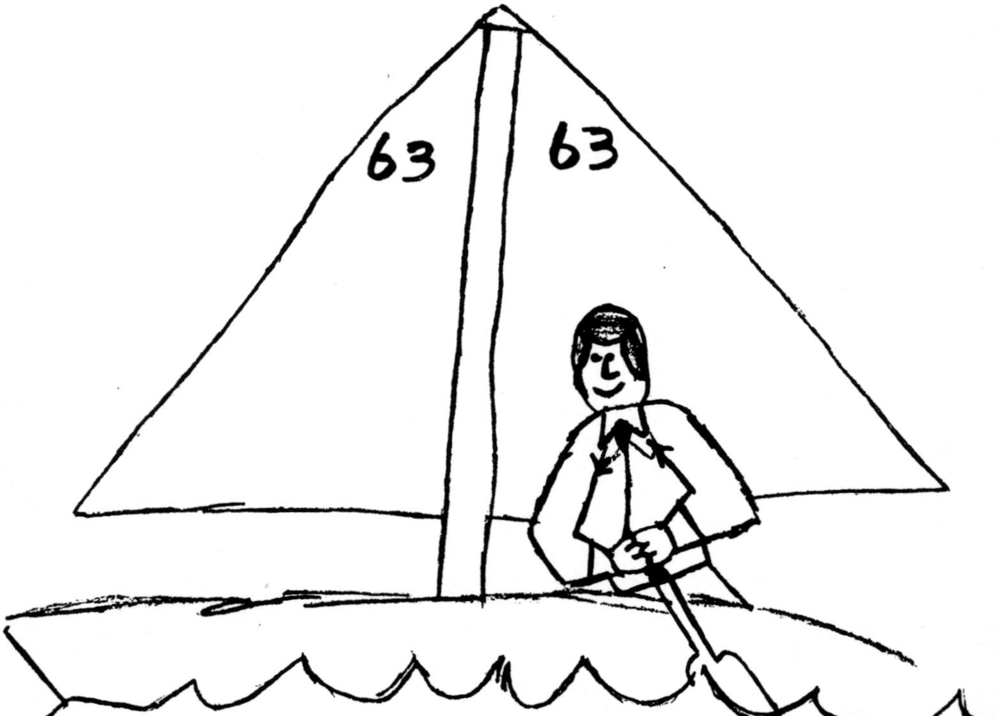

Die dritte Phase ist bestimmt durch den Versuch, die Vollständigkeit des Körpers zu erhalten und die unlogische Transparenz zu vermeiden. Dieses Dilemma wird dadurch gelöst, daß die ganze Person auf Deck gezeigt wird (Abbildung 14).

Bis hierhin hat das Kind so gezeichnet, wie es der präoperationalen Phase des Denkens nach PIAGET entspricht, indem es die Welt subjektiv betrachtet und nach einem inneren Modell zeichnet. Die »Röntgen-Stil-Technik« ist lediglich Ausdruck des kindlichen Egozentrismus.

Erst in der vierten Phase tritt der visuelle Realismus an die Stelle des intellektuellen Realismus. Jetzt sehen wir nur noch die Körperteile, die tatsächlich sichtbar sind, wenn sich eine Person in einem Boot befindet (Abbildung 15). Diese Phase des visuellen Realismus fällt in die Phase konkreter Operationen nach PIAGET und wird gewöhnlich im Alter von sieben bis acht Jahren erreicht.

Die Abbildungen 12, 13, 14, 15a und 15 stammen von zeitgenössischen amerikanischen Kindern. Das erste Buch mit Kinderzeichnungen erschien 1887 in Bologna. Sein Autor, CORRADO RICCI, war weder Psychologe, noch Erzieher, noch Kinderarzt, sondern ein berühmter Kunstkritiker, der sich sehr für Kinderkunst interessierte und die Gabe ungewöhnlicher Intuition und ein ausgezeichnetes Wahrnehmungsvermögen besaß. Sein Buch enthält Zeichnungen, die den Entwicklungsfortschritt in der Gestaltung des »Mann im Boot«-Themas illustrieren. Man erkennt genau die gleichen vier Phasen wie in den Zeichnungen heutiger Kinder (DI LEO, 1970).

Ein Jahrhundert und viertausend Meilen trennen uns von CORRADO RICCIS Kindern, doch die mentalen Prozesse, die der Lösung des Problems, wie man einen Mann in einem Boot zeichnet, zugrundeliegen, bleiben die gleichen.

### *Zeichnungen und kognitive Entwicklung*

Darstellendes Zeichnen beginnt manchmal im Alter von drei bis vier Jahren mit der zufälligen Entdeckung, daß das, was bis dahin bloße Kritzelei gewesen ist, nun bewußt ausgeführt werden kann, um etwas in der visuellen Welt zu symbolisieren. Dieses Etwas ist wahrscheinlich eine durch einen Kopf dargestellte Person. Schon bald werden zwei kleinere Kreise die Augen und ein anderer den Mund darstellen. Nun dauert es nicht mehr lange, bis Linien vom großen Kopf ausgehen und wir die wesentlichen Bestandteile einer auf einen Kopffüßler reduzierten Person vor uns sehen werden. Diese erste Darstellung der menschlichen Gestalt ist, heute wie in der Vergangenheit, überall da beobachtet worden, wo Kinderzeichnungen überhaupt untersucht worden sind.

Das ist nicht überraschend, denn nichts ist von so lebenswichtiger Bedeutung für das Kind wie andere Menschen. Die menschliche Figur wird das bevorzugte Thema des Kindes bleiben. Diese Vorliebe wurde von zahlreichen Forschern bestätigt (DI LEO, 1970; GOODENOUGH, 1926; HARRIS, 1963; LUQUET, 1913; MAITLAND, 1895; RICCI, 1887).

Im Vorschulalter sind spontane Zeichnungen meist vielgestaltiger und enthalten oft andere bedeutsame Einzelheiten, vor allem Häuser, Bäume, die Sonne und andere Naturerscheinungen. Die Einheitlichkeit der aufeinanderfolgenden Darstellungsphasen beim Zeichnen spiegelt, wenn auch nicht zur Zeit ihres Auftretens, den ordnungsgemäßen kognitiven Entwicklungsfortschritt wider. Besonders menschliche Figuren werden als wertvolle Indikatoren des kognitiven Wachstums betrachtet und bilden in den Verfahren von GOODENOUGH und HARRIS die Meßgrundlage.

Ungefähr im Alter von sieben bis acht Jahren tritt eine qualitative wie quantitative Veränderung auf, wenn der »intellektuelle Realismus« dem »visuellen Realismus« (LUQUET) Platz macht – eine Veränderung, die dem Wechsel von der vorbegrifflichen zur konkreten operationalen Phase im Piagetschen Konzept entspricht. Diese Begriffe drücken im wesentlichen eine sich im Denken vollziehende Metamorphose von anfänglicher Egozentrizität zu einer immer mehr objektiven Sicht der Welt aus.

Obwohl sich der kognitive Entwicklungsfortschritt auch in Haus- und Baumzeichnungen manifestiert, eignen diese sich nicht im selben Maße wie Menschenzeichnungen zur Standardisierung. Für intellektuelle Reifemaße sind sie nur von begrenztem Wert. In groberen Zügen dokumentieren jedoch auch Hauszeichnungen den Übergang von einer egozentrischen zu einer objektiven Sicht.

Auf früheren (vorbegrifflichen) Stufen des Denkens kommt es zu transparenten Darstellungen; zum Beispiel sind Menschen durch Wände sichtbar, sieht man drei Seiten eines Hauses gleichzeitig, bleibt die visuelle Perspektive völlig unberücksichtigt, werden in ein und derselben Zeichnung Vogel- und Frontalsicht miteinander verbunden. Alle diese »Fehler« werden allmählich verschwinden, wenn sich der visuelle Realismus durchsetzt. Das Kind wird dann versuchen, die Dinge so zu zeichnen, wie es sie mit dem äußeren statt mit dem geistigen Auge sieht. Ferne Gegenstände werden klein gezeichnet, Schornsteine, die schief waren, weil sie rechtwinklig auf die Dachschräge gesetzt wurden, werden nun vertikal gezeichnet, die Röntgen-Technik wird als unlogisch aufgegeben, und Menschen sind nicht mehr durch Wände hindurch sichtbar.

Kurz, auch die Hauszeichnung spiegelt, wenn auch nicht so feinfühlig wie Personenzeichnungen, die jeweilige intellektuelle Entwicklungsebene wider. Der Z-E-P-Test (»Zeichne eine Person«-Test) von GOODENOUGH und HARRIS ist, was Zeichnungen betrifft, bisher der verläßlichste Indikator für intellektuelle Reife.

Obwohl die Reaktion auf eine relativ neutrale Situation überwiegend kognitiv sein mag, kann sie nicht von affektiven Elementen isoliert werden. Zumindest in der Kindheit ist man sich nicht gewahr, daß graphisch zum Ausdruck gebrachte Vorstellungen von unbewußt ausgedrückten Symbolen durchdrungen sind – daher ist es künstlich, aus etwas, das in der Realität ein aus interagierenden Aspekten bestehendes Ganzes ist, Teile herauslösen zu wollen. Beim Schreiben wie auch beim Sprechen ist man durch das Unvermögen eingeschränkt, das Ganze gleichzeitig darzustellen. Nur die bildenden Künste können das Ganze auf einen Blick darbieten.

### *Das Schiffsthema als Symbolisierung der Geburt*

Mit der intellektuellen Reife verändert sich die kindliche Darstellung einer Person in einem Boot und wird realistischer. Ich glaube, das haben die bisherigen Beispiele deutlich gemacht.

Nun möchte ich darauf hinweisen, daß man das Thema auch unter einem anderen Aspekt betrachten kann. Wir können – aufgrund zahlreicher Belege – davon ausgehen, daß das Kind auch bei dem scheinbar neutralen Thema einer Person in einem Boot unbewußte Inhalte zum Ausdruck bringt. Zusätzlich zum manifesten Inhalt deuten die Zeichnungen auf eine symbolische Darstellung des Geburtsprozesses hin. Das Schiff stellt symbolisch den weiblichen Schoß dar. Wasser steht mit intrauterinem Leben und Geburt in Zusammenhang.

***Die Entwicklung des Zeichnens bezogen auf die kognitiven Entwicklungsphasen nach Piaget – Ein Überblick***

| *Alter* | *Zeichnung* | *Kognition* |
|---|---|---|
| 0–1 | *Reflexreaktion* auf visuelle Stimuli. Stift wird an Mund geführt; Kind zeichnet nicht. | *Sensorisch-motorische Phase* Kind handelt reflexhaft. Denkt motorisch. Bewegung wird mit der Errichtung kortikaler Kontrolle allmählich zielgerichtet. |
| 1–2 | Im Alter von 13 Monaten: erstes Kitzeln: Zick-Zack-Linie. Kind beobachtet die Markierungen auf der Oberfläche zurücklassende Bewegung. Kinästhetische Zeichnung. | |
| 2–4 | Kreise werden vorherrschend, dann einzeln gezeichnet. In einem zufällig gezeichneten Kreis sieht das Kind einen Gegenstand. Das erste graphische Symbol wird gewöhnlich im Alter von drei bis vier Jahren gezeichnet. | Das Kind beginnt, symbolisch zu denken. Sprache und andere Formen symbolischer Kommunikation spielen eine wichtige Rolle. Die Sicht des Kindes ist stark egozentrisch. So-tun-als-ob-Spiele. |
| 4–7 | *Intellektueller Realismus* Zeichnet ein inneres Modell, nicht was tatsächlich gesehen wird. Zeichnet Teile, von denen es weiß, daß sie da sind. Zeigt Menschen durch Schiffsrümpfe hindurch. Transparenzen. Expressionistisch. Subjektiv. | *Präoperationale Phase* (intuitive Phase) Egozentrisch. Sieht die Welt subjektiv. Lebhaftes Vorstellungsvermögen. Phantasie. Neugier. Kreativität. Konzentriert sich auf jeweils nur ein Merkmal. Arbeitet intuitiv, nicht logisch. |
| 7–12 | *Visueller Realismus* Subjektivität nimmt ab. Zeichnet, was tatsächlich da ist. Keine Röntgen-Technik (Transparenzen) mehr. Menschliche Figuren sind realistischer, proportionierter. Realistischere Farben. Unterscheidet rechte von linker Seite der gezeichneten Figur. | *Phase konkreter Operationen* Denkt logisch. Nicht mehr von unmittelbaren Wahrnehmungen beherrscht. Konzept der Umkehrbarkeit: Gleiche Dinge bleiben gleich, auch wenn sich ihre Erscheinung verändert haben mag. |
| 12+ | Mit der Entwicklung kritischen Urteilvermögens verlieren die meisten das Interesse am Zeichnen. Die Begabten behalten es tendenziell bei. | *Phase formaler Operationen* Betrachtet seine Produkte kritisch. Ist fähig, Hypothesen zu erwägen. Kann über Ideen, nicht nur über konkrete Aspekte einer Situation nachdenken. |

In den vorgestellten Zeichnungen sieht man die Person zunächst vollkommen im Schiff. Im Verlauf der Abfolge tritt die Person allmählich aus dem Schiff hervor. Zuerst erscheinen der Kopf und der Oberkörper, dann der Rest des Körpers, bis die ganze Person auf Deck ist. Diese Abfolge ist besonders bedeutsam, weil sie in den Jahren der präoperationalen Phase auftritt, in denen das Kind noch sehr stark Individuum ist, bevor die Kultur und der sich entwickelnde Verstand ein logisches realistisches Portrait verlangen.

BENDER (1981) bemerkt, daß schwer gestörte Kinder Boote als Muttersymbole zeichnen, in deren Körper (dem Rumpf) sie Geborgenheit und Zufriedenheit suchen. In diesen Zeichnungen taucht oft die den Vater symbolisierende Sonne auf.

# *Kapitel 4*

# *Der Affekt steht im Vordergrund: Das Kind zeichnet ein Haus*

»Le dessin d'un enfant c'est un peu de son âme...« *Edouard Claparède*

### *In Hauszeichnungen ausgedrückter Affekt*

Dieser Aphorismus des namhaften pädagogischen Psychologen trifft im wesentlichen dann zu, wenn das Kind Thema und Art der Darstellung frei wählen kann. Welche Bedeutung kann man aus Zeichnungen ableiten, die ohne Anleitung durch eine andere Person aus rein persönlichem Vergnügen entstanden sind oder weil ein Bedürfnis danach bestand?

Wenn ein Kind ein Bild malt, scheint es den Wunsch oder vielleicht den Versuch, den Gegenstand zu besitzen, zu projizieren; wenn es den Gegenstand schon nicht haben kann, möchte es wenigstens ein Bild von ihm haben. Die Menschen im Paläolithikum malten Tiere. Liebende schätzen es, wenn das Bild dem oder der Geliebten ähnlich ist. Claude Levi-Strauss schreibt, daß Kunst auf der Illusion gründet, nicht nur mit dem Abgebildeten kommunizieren zu können, sondern es durch das Medium des Bildes auch zu besitzen (Charbonnier, 1969).

Diese Auffassung würde die häufig beobachtete Tatsache erklären, daß Kinder, die in der Innenstadt wohnen, oft Häuser im Landhaus-Stil zeichnen, statt Gebäude, in denen sie tatsächlich leben und die sie ständig sehen. Das würde auch erklären, warum Kinder, die kein eigenes Zuhause haben, sondern, wie sie hoffen, vorübergehend in einem Heim leben, das ersehnte Haus als Symbol der ihnen entgangenen Wärme und Zuneigung, die nur ein Familienleben bieten kann, zeichnen.

Kinder stellen Menschen, Häuser, Bäume, Gras oder die Sonne aus Vergnügen dar. Diese Themen tauchen in den Bildern von Kindern aller Länder und Kulturen auf und bestätigen die grundlegende Universalität des menschlichen Geistes und Empfindens. Das Kleinkind neigt dazu, die Realität zu ignorieren oder in eine subjektive Welt voller Phantasie zu verwandeln. Zeichnungen sind Darstellungen, nicht Reproduktionen.

In *Schnee im Frühling* stellt Yukio Mishima fest, daß wir ohne Imagination keine andere Wahl haben, als unsere Sicht nach der uns umgebenden Realität zu formen.

## *In spontanen Zeichnungen taucht häufig ein Haus auf*

Der Haus-Baum-Person-Test ist eine projektive Technik, die allgemein zur Einschätzung der Persönlichkeit verwandt wird. Man bittet die betreffende Person einfach, die drei Dinge in der genannten Reihenfolge zu zeichnen. Die Darstellung einer Person erfolgt deshalb zum Schluß, weil sie eher als die anderen Themen bewußte Assoziationen weckt. Die Auswahl der drei Themen gründet sich auf die ihnen unterstellte symbolische Bedeutung. Das Haus wird als Darstellung der Umgebung, der Baum als Ausdruck der Entwicklung und die Person als Hinweis auf die Integration der Persönlichkeit interpretiert. Von Überlegungen bezüglich der Validität dieser projekiven Technik einmal abgesehen, ist es bemerkenswert, daß die drei Themen in Kinderzeichnungen oft und spontan vorkommen (Abbildung 16).

Kinder betrachten Personen, Häuser und Bäume als wichtige Einflüsse in ihrem Leben. Beim Zeichnen sind sie sich nicht gewahr, daß sie mehr über sich selbst als über das Dargestellte zum Ausdruck bringen.

Abbildung 17, eine Zeichnung des fünfjährigen Maurizio, der in Rom in einen Kindergarten geht, stellt eine heitere Szene dar: ein Haus mit einem Schornstein, aus dem große Mengen Rauch emporsteigen (ein Ausdruck für die im Innern herrschende Wärme und Zuneigung); ein Baum mit breitem Stamm (für Kinder typisches dominantes Gefühlsleben); und ein Kind mit einem Luftballon. Obwohl es sich bei der Person um ein Kind handelt, ist sie in der Relation größer als Haus und Baum gezeichnet, weil eine Person wichtiger ist.

Abbildung 18, eine Zeichnung der zehnjährigen Roberta, die in die vierte Schulklasse geht, ist ebenfalls spontan entstanden. Sie hat ein Mädchen (sie selbst) beim Seilhüpfen gezeichnet. Eine winzige Rauchfahne entweicht dem Schornstein, und der Baumstamm weist eine große Narbe auf (symbolisiert sie ein traumatisches Ereignis in ihrem Leben?). Infolge einer schwer gestörten Familiensituation lebt sie in einem Pflegeheim.

Diese Zeichnungen gehören zu zahlreichen Beispielen, die veranschaulichen, welche hervorragende Stellung Haus, Baum und Person im geistigen und emotionalen Leben eines Kindes einnehmen.

## *Die Hausdarstellung in spontanen Zeichnungen von präadoleszenten Kindern wird seltener*

Häuser, Tiere und Naturerscheinungen spielen in den Zeichnungen von Kindern im Schulalter eine auffallende Rolle.

Die Themenwahl ist Ausdruck der Interessen und Bedürfnisse des Kindes. Das Haus symbolisiert den Ort, an dem es Zuneigung und Sicherheit sucht – Grundbedürfnisse, die im Familienleben Erfüllung finden. Tiere werden oft als Teil der Familie hinzugefügt. Bäume, Blumen und die Sonne erscheinen als Ausdruck eines zunehmenden Bedürfnisses nach Licht, Natur und der Welt jenseits der Grenzen von Zuhause. Im Rahmen meiner Untersuchung über Hauszeichnungen von Stadtkindern zeichnete die überwiegende Mehrheit der Kinder Häuser, wie sie für das Leben auf dem Land typisch sind – mit geneigtem Dach und Schornstein, anstelle der engen Wohnkomplexe, in denen die meisten von ihnen tatsächlich lebten.

Eine von Morino Abbele (1970) durchgeführte Untersuchung anhand von Zeichnungen florentinischer Kinder der ersten bis fünften Schulklasse ergab interessante Trends. Abbele stellte fest, daß im Alter von sechs bis sieben Jahren in 60 Prozent der

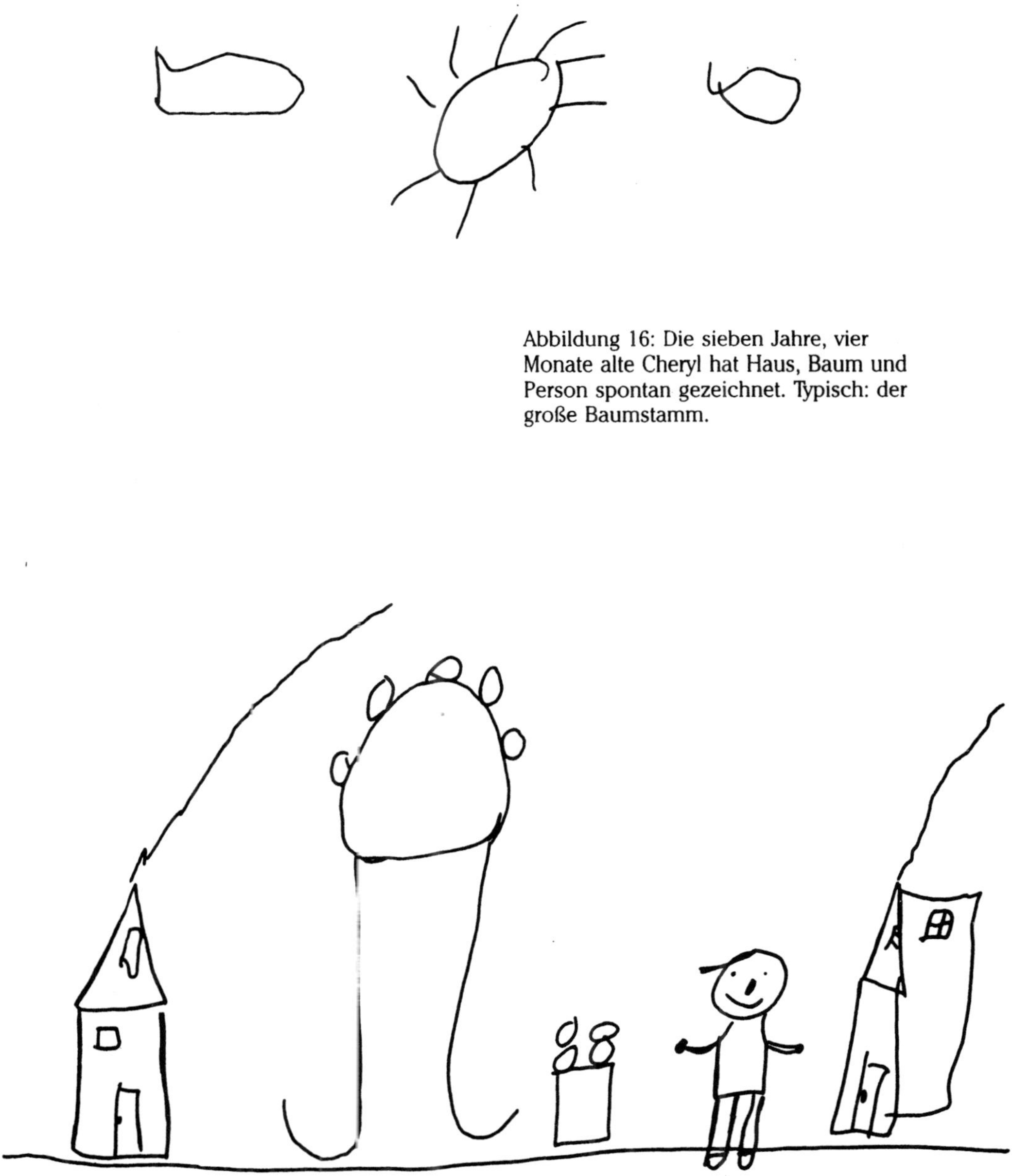

Abbildung 16: Die sieben Jahre, vier Monate alte Cheryl hat Haus, Baum und Person spontan gezeichnet. Typisch: der große Baumstamm.

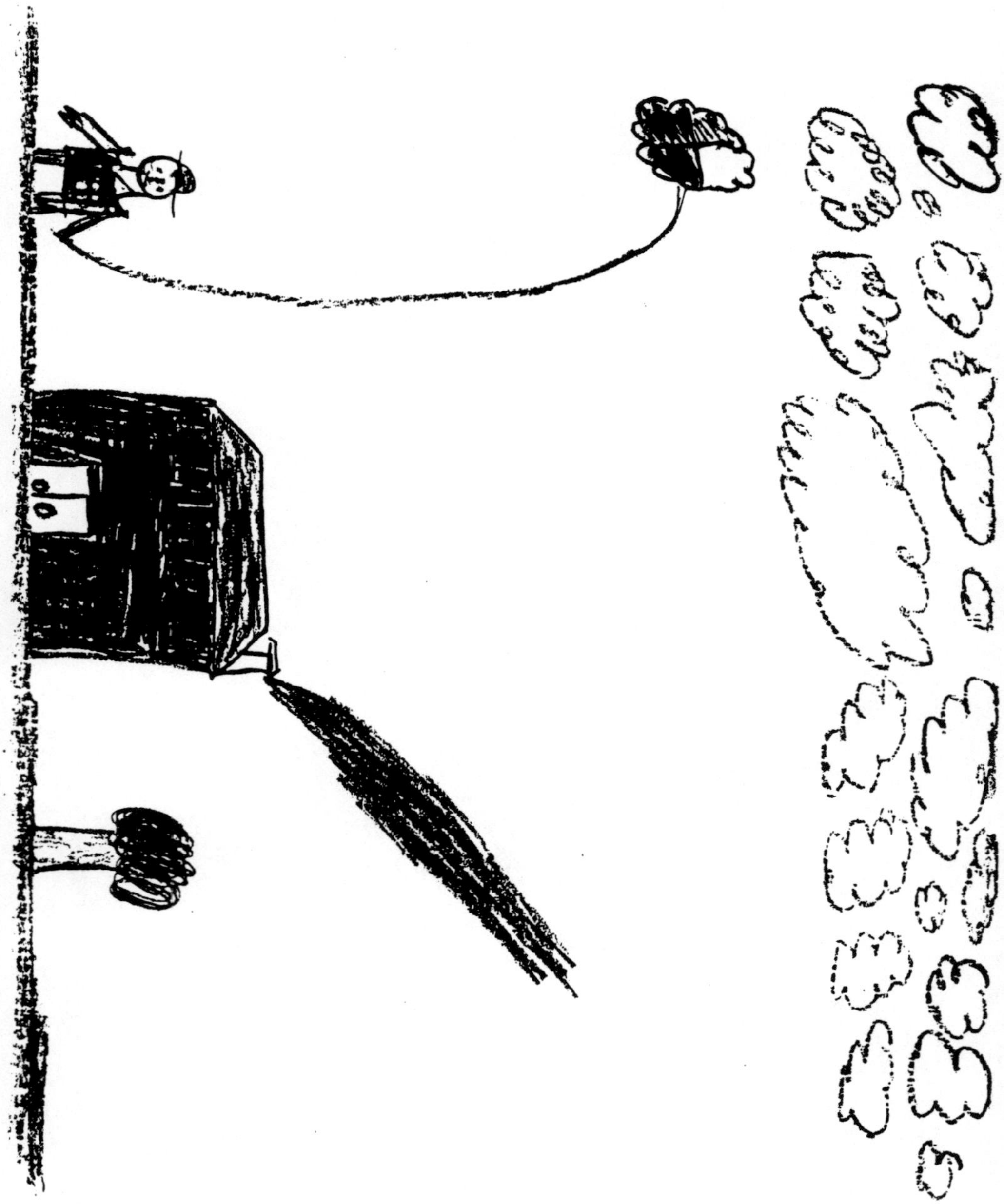

spontanen Zeichnungen Häuser vorkamen, während Naturerscheinungen nur gelegentlich zu sehen waren. Mit zunehmender Reife der Kinder nahm jedoch die Häufigkeit von Hausdarstellungen ab, so daß im Alter von zehn bis elf Jahren in den meisten Zeichnungen ganze Szenen abgebildet waren, in denen das Haus lediglich als ein Detail in einer größeren, aus Bäumen, Blumen, Sonne und oft dem allgegenwärtigen italienischen Meer bestehenden Komposition erschien. Diese allmähliche Veränderung wird als Ausdruck einer allmählichen Emanzipation von den beherrschenden Familienbindungen der früheren Jahre gedeutet, wenn das Bedürfnis entsteht, den Kreis der Interessen zu erweitern und über die Familie hinausgehende Beziehungen zu knüpfen.

### *Kognitive Merkmale in Hauszeichnungen von Kindern*

Die grobe Unterteilung in vorbegriffliches und logisches Denken, in Subjektivität und Objektivität, in Egozentrismus und Altruismus und, chronologisch gesehen, in das Alter unter und über sieben Jahre wird graphisch in den früheren Darstellungsversuchen und den späteren Reproduktionsversuchen sichtbar.

Ungefähr im Alter unter sieben Jahren zeichnet das Kind alles, von dem es weiß, daß es da ist, unabhängig davon, ob oder wie es tatsächlich sichtbar ist. Diese innere Realität macht allmählich einer prosaischeren, phantasielosen äußeren Realität Platz. Der Übergang von Subjektivität zu Objektivität ist jedoch nicht abrupt; beide »Sicht«-Weisen können weit über das Alter von sieben Jahren hinaus nebeneinander bestehen.

Typischerweise zeichnen Kinder den Schornstein im rechten Winkel zur ebenen Dachfläche. Ist das Dach geneigt, wird der Schornstein im rechten Winkel auf die Schräge gesetzt. Es dauert einige Zeit, bis der Schornstein, unabhängig von der Dachneigung, vertikal gezeichnet wird. Diese Korrektur drückt einen Fortschritt in der Entwicklung des Denkens aus; sie ist von einer gedanklichen Operation abhängig, die das Kind, das den diagonal ausgerichteten Schornstein zeichnet, noch nicht beherrscht.

Während die vorangegangenen Zeichnungen nüchtern auf die in ihnen zum Ausdruck kommenden kognitiven Elemente hin betrachtet werden können, vermittelt die Zeichnung von Alfred (Abbildung 23) einen Gesamteindruck von Melancholie, der die in ihr enthaltenen intellektuellen Ausdrucksmerkmale überschattet. Der Junge hat die Gebäude im Hintergrund kleiner als das Auto im Vordergrund gezeichnet, was einen wesentlichen Schritt vorwärts in der Entwicklung der Wahrnehmung offenbart: die Vorstellung von Perspektive.

Interessant ist, daß die Plazierung der entfernteren Gegenstände auf einer höheren Ebene dem von im dreizehnten bis achtzehnten Jahrhundert lebenden chinesischen Künstlern angewandten Kunstgriff ähnelt. Die Linearperspektive tauchte in der Kunst der westlichen Welt in der Frührenaissance auf.

Auffallender ist der Friedhof mit den drei Kreuzen in dieser Zeichnung. Alfred hat kein Zuhause mehr. Seine Eltern leben getrennt, und er soll bei Pflegeeltern untergebracht werden. Ich glaube, daß die drei Kreuze die drei Personen, die seine Familie bilden, symbolisieren. Sie sind nicht mehr da, wie wenn sie tot wären.

Abbildung 17: Von Maurizio, fünf Jahre alt.

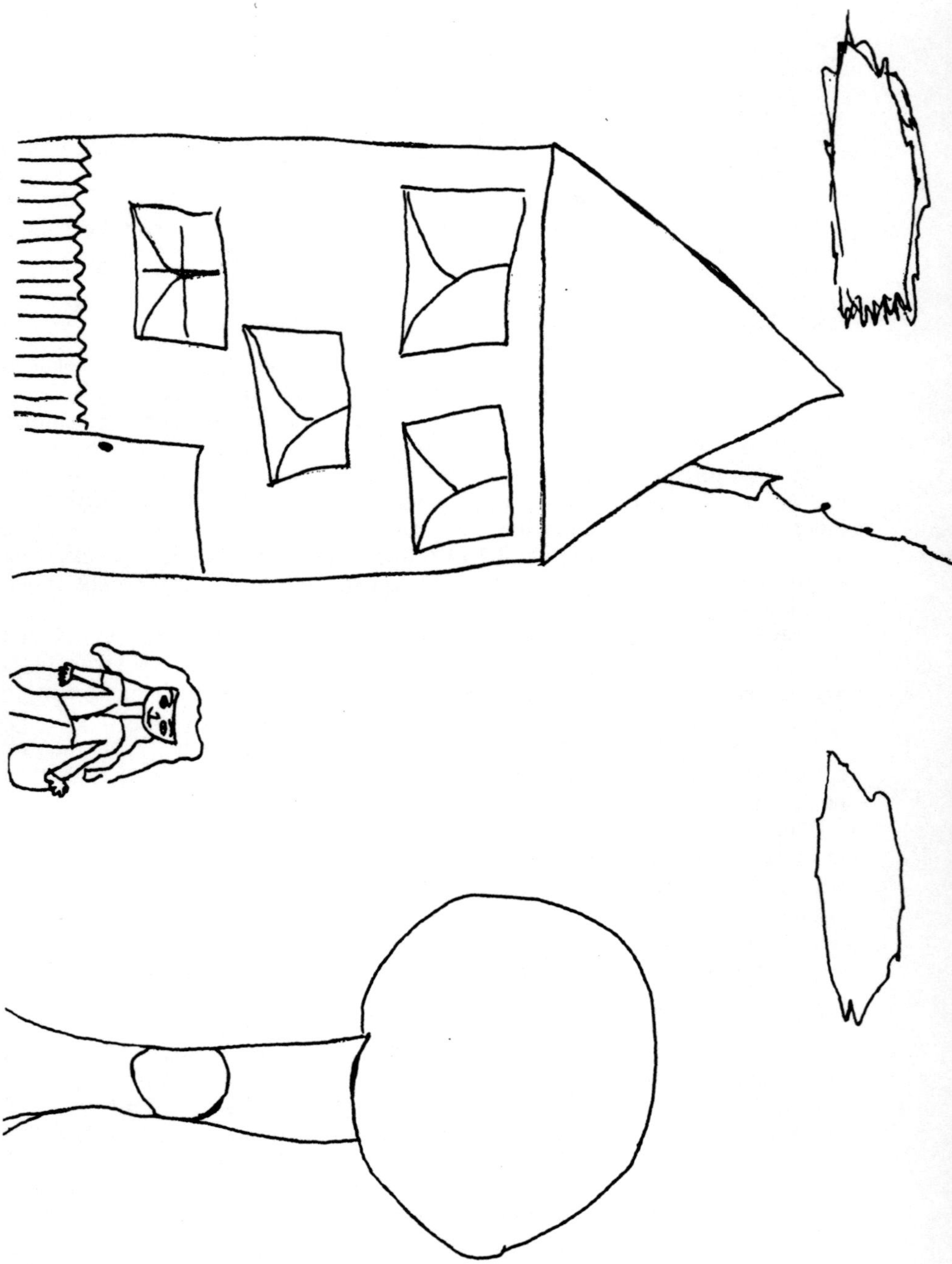

## *Das Haus als sichere Zufluchtsstätte*

Abbildung 24 stammt von einem zwölfjährigen Jungen. Er lebt in einem therapeutischen Heim, weil seine Eltern sich getrennt haben und ihre eigenen Wege gegangen sind, ohne Vorsorge für seine Betreuung zu treffen. Eine Krankenpflegerin hat ihn über ein Wochenende mit zu sich nach Hause genommen. Während des Besuchs traten Ruhe und Zufriedenheit an die Stelle der für ihn typischen Angriffslust. Diesen Querschnitt ihres Hauses hat er langsam und peinlich genau gezeichnet.

Ich glaube, daß er das, was ihn beeindruckt hat und wonach er sich sehnt, gezeichnet hat. Die erleuchtete Glühbirne im Wohnzimmer symbolisiert Wärme. Im Schlafzimmer stehen ein Fernsehgerät und eine Lampe, im Eßzimmer sind vier Gedecke aufgelegt, und es gibt ein ordentliches Badezimmer.

Abbildung 25 ist die Zeichnung eines neunjährigen Mädchens. Die Wohnung wird durch die Anwesenheit der Familienmitglieder im Schlafzimmer belebt. Spielzeuge, Bilder und Blumen wie das übliche Fernsehgerät sind ins Auge stechende Teile mit angenehmer Bedeutung, während Möbel bis auf ein Bett und einen Herd fehlen. Alles, was die Familienmitglieder zum Spielen, Schlafen und Essen brauchen, ist vorhanden. Sie lächeln glücklich.

Abbildung 26 wurde von Sean gezeichnet, der seinem Haus Gesichtszüge gab. Es ist nicht bloß ein unbelebter Gegenstand.

In Abbildung 27 ist, wie in fast allen Zeichnungen, die das Innere eines Hauses wiedergeben, ein Fernsehgerät zu sehen.

Wenn man Kinder bittet, ein Haus zu zeichnen, werden sie stets das Äußere zeichnen. Wenn man eine Innenansicht haben will, muß man sie speziell dazu auffordern, das Innere zu zeichnen.

Wird das Haus als Zuhause, mit all seinen Bedeutungen von Wärme, Geborgenheit, Sicherheit und Liebe wahrgenommen, beleben Kinder es oft mit den in ihrem Leben wichtigsten Menschen.

## *Das Haus als weibliches Symbol*

In seiner Traumdeutung schreibt Freud (1900) dem Haus eine weibliche Symbolik zu. Seine Zimmer sollen den Schoß, die Türen die Geschlechtsöffnung darstellen. Für die Deutung von Kinderzeichnungen ist dieser Ansatz meiner Erfahrung nach wenig nützlich, da beinahe alles, das etwas umschließt oder in das man etwas hineingeben oder herausholen kann (Boote, Autos, Gefäße, Flaschen, Taschen usw.), angeblich die gleiche symbolische Bedeutung hat.

Abbildung 18: Von Roberta, zehn Jahre.

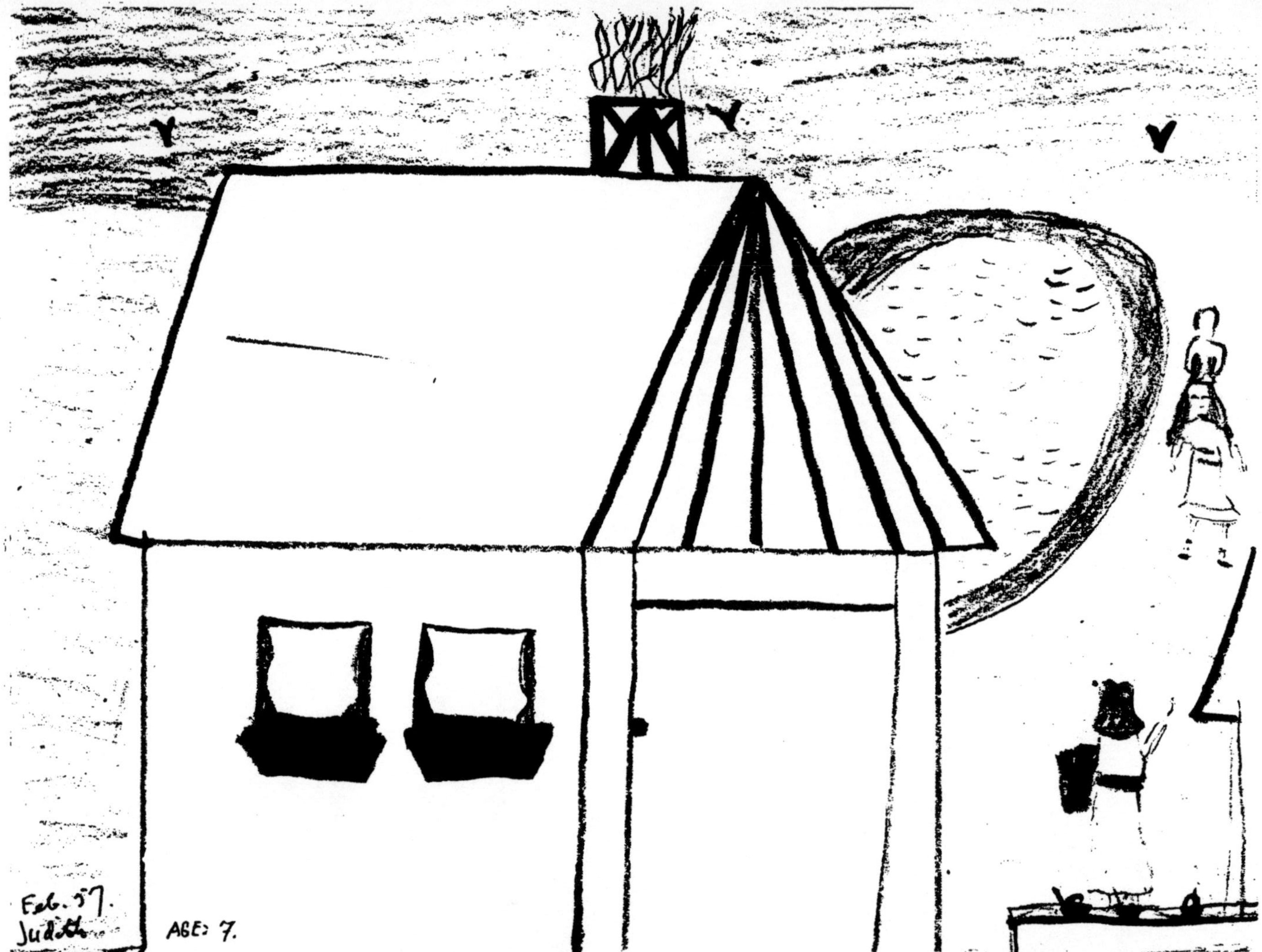
Feb. 57.
Judith
AGE: 7.

Abbildung 19 (links): Von Judith, sieben Jahre. Das Haus ist frontal, das Schwimmbecken und der Weg sind jedoch aus der Vogelperspektive gezeichnet. Wie bekannt, nicht wie tatsächlich sichtbar.

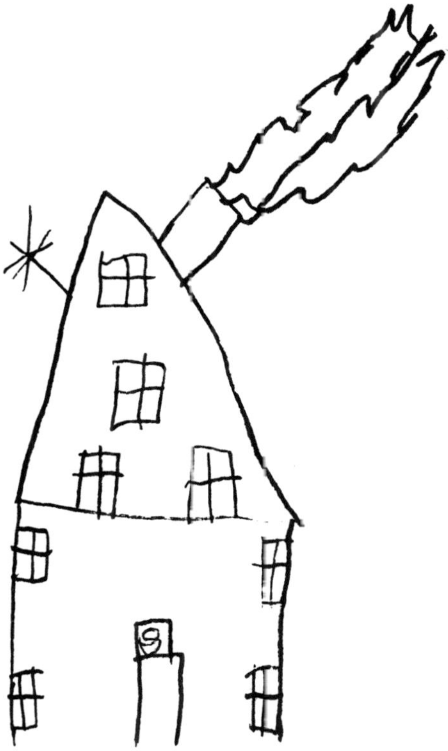

Abbildung 20: Von Jerry, acht Jahre. Schornstein und Antenne sind senkrecht zur Dachebene gezeichnet. So zeichnen die meisten Kinder seines Alters und selbst ältere den Schornstein.

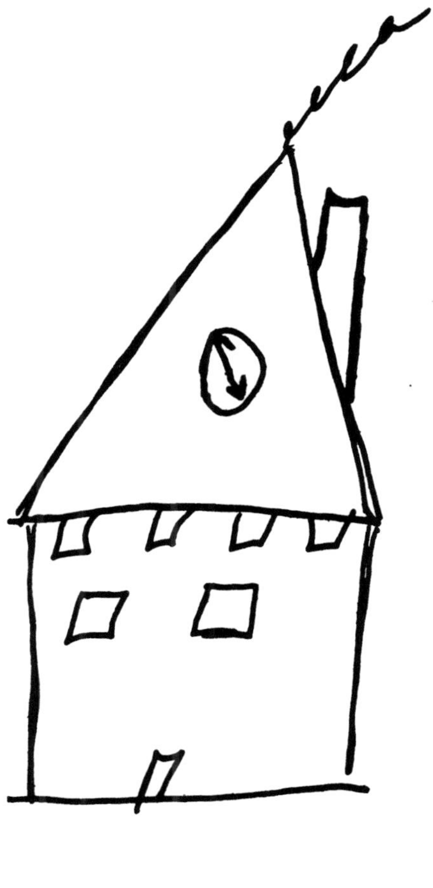

Abbildung 21: Chris, elf Jahre, hat den Schornstein vertikal gezeichnet, ein Beweis dafür, daß er ein wesentliches kognitives Hindernis überwunden hat.

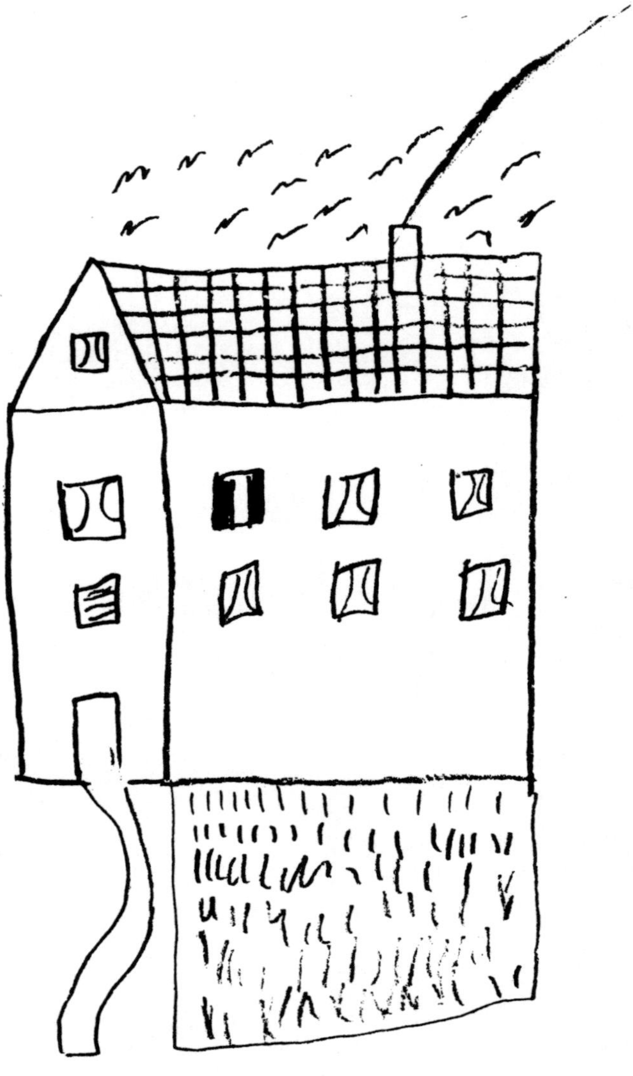

Abbildung 22 (oben): Von Alfred, elf Jahre. Haus in Frontalsicht, Weg und Rasen aus der Vogelperspektive gezeichnet. Wie bekannt, nicht wie tatsächlich sichtbar.

Abbildung 23 (rechts): Alfred, elf Jahre, fünf Monate.

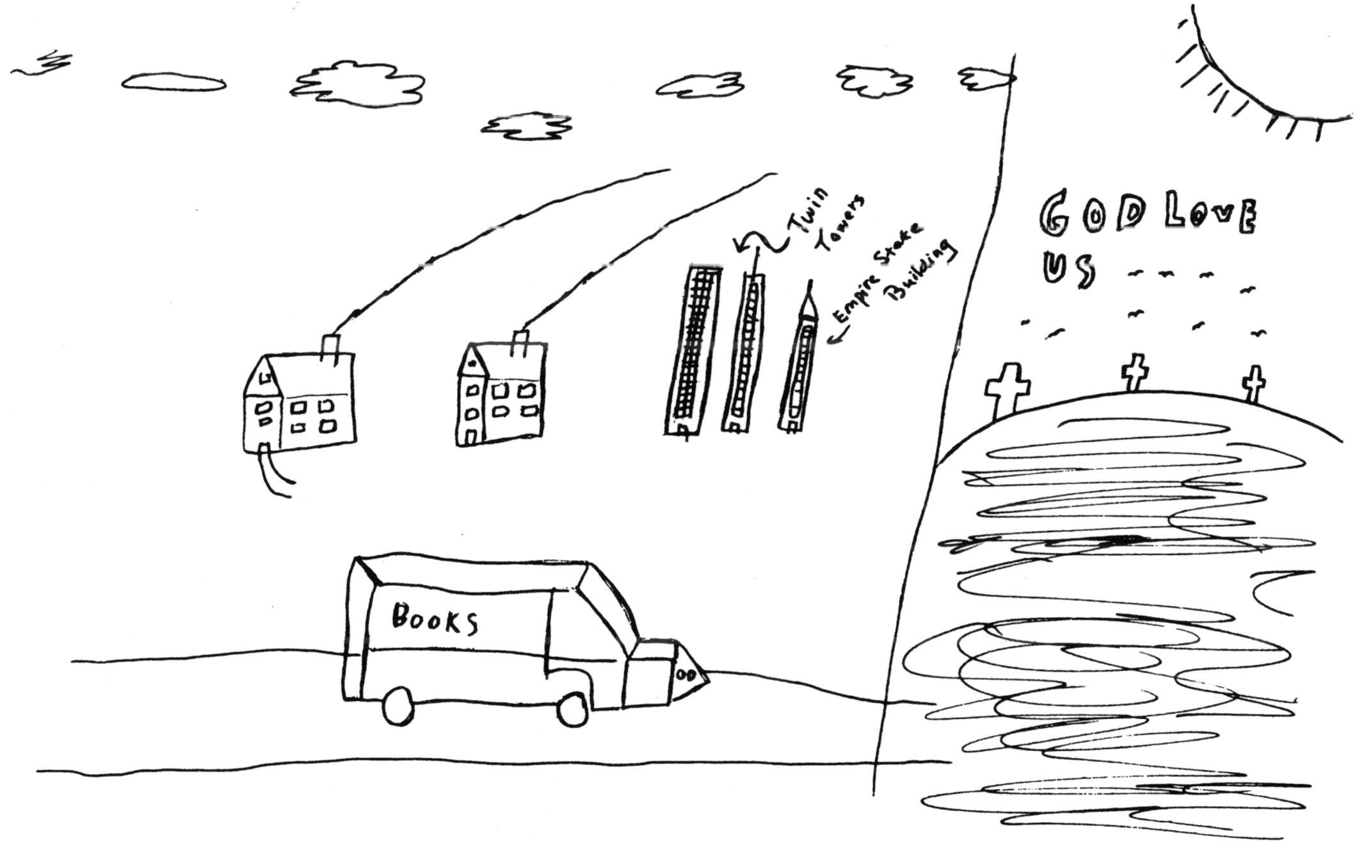
GOD LOVE
US
Twin
Towers
Empire State
Building
BOOKS

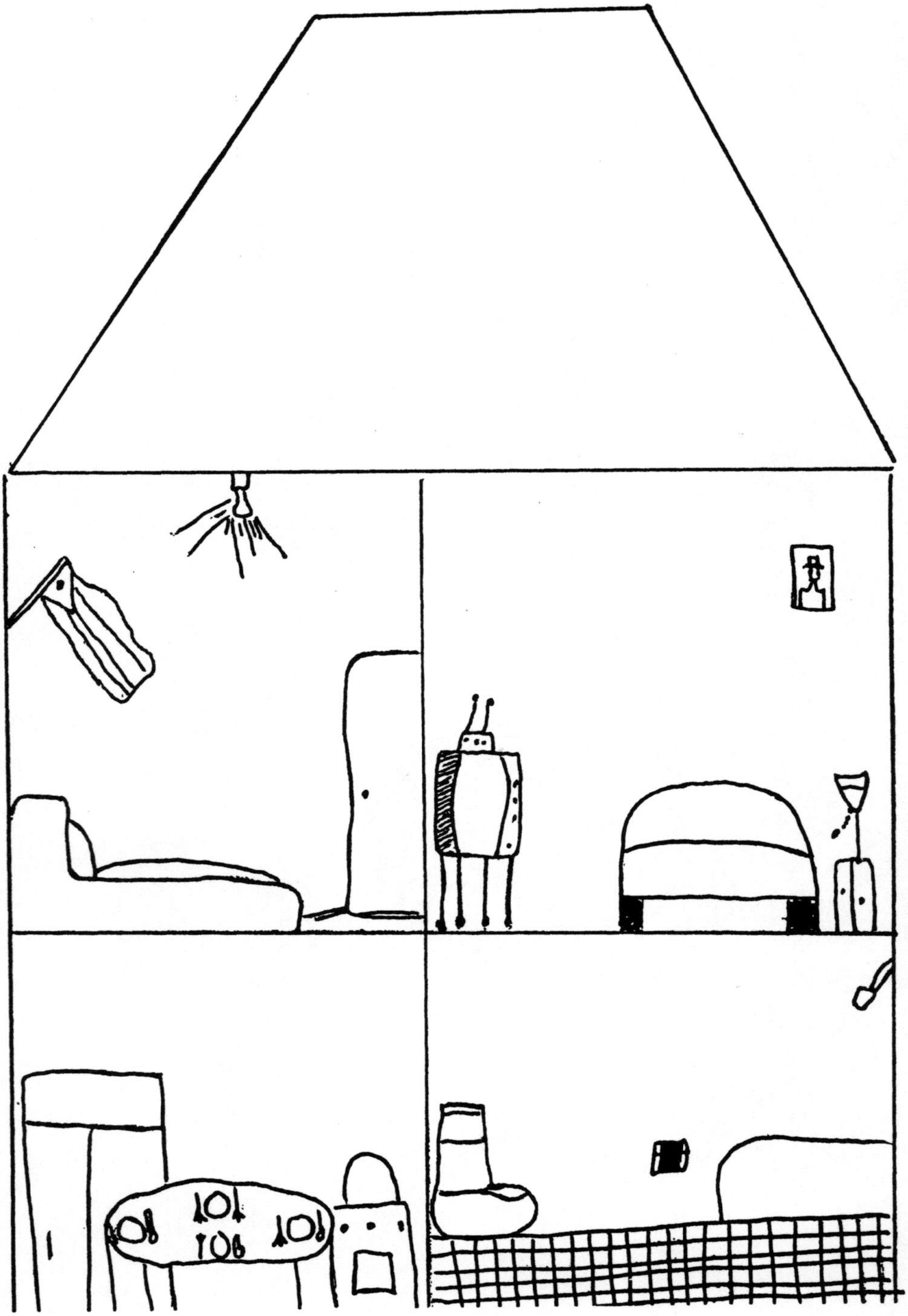

Abbildung 24 (oben): Von Francis, zwölf Jahre.

Abbildung 25 (rechts): Von Clara, neun Jahre.

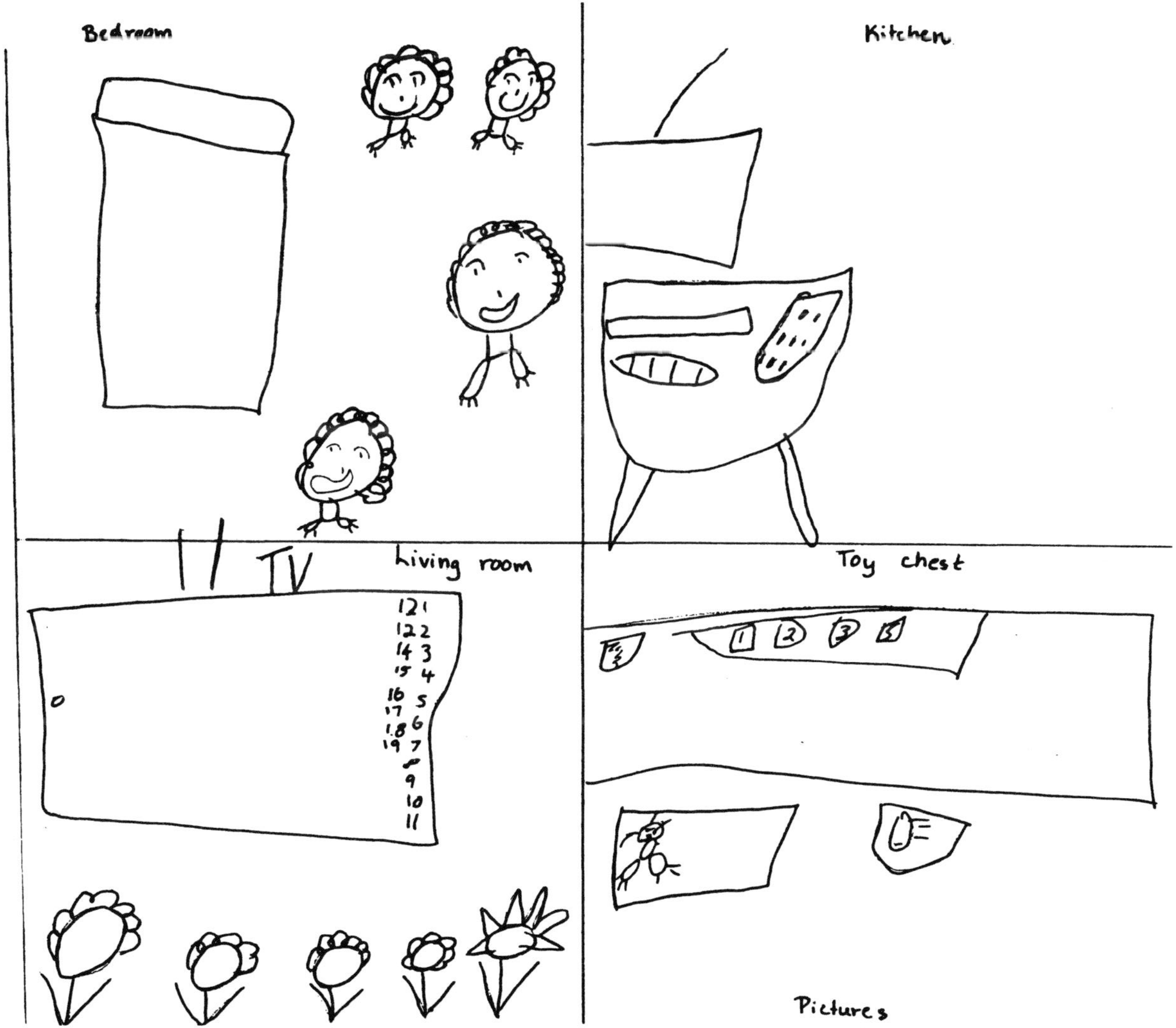
Bedroom
Kitchen
TV
Living room
Toy chest
Pictures

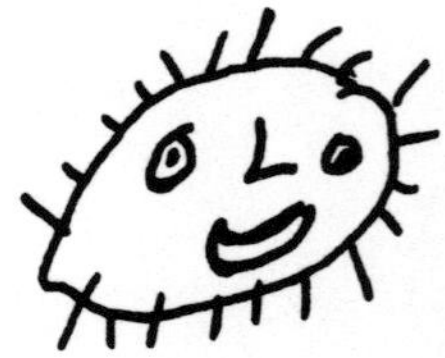

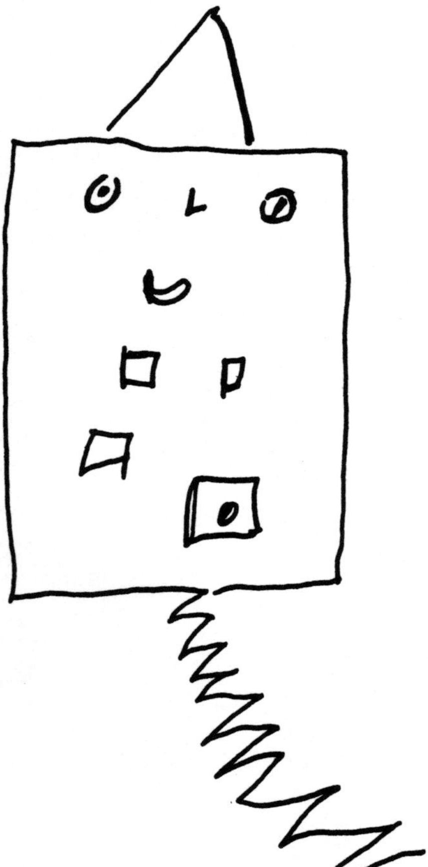

Abbildung 26: Anthropomorphes Haus von Sean, zehn Jahre.

Abbildung 27 (rechts): Fernsehgerät in einem Fernsehzimmer und andere wesentliche Einrichtungsgegenstände, nach Auffassung von Joseph, zehn Jahre.

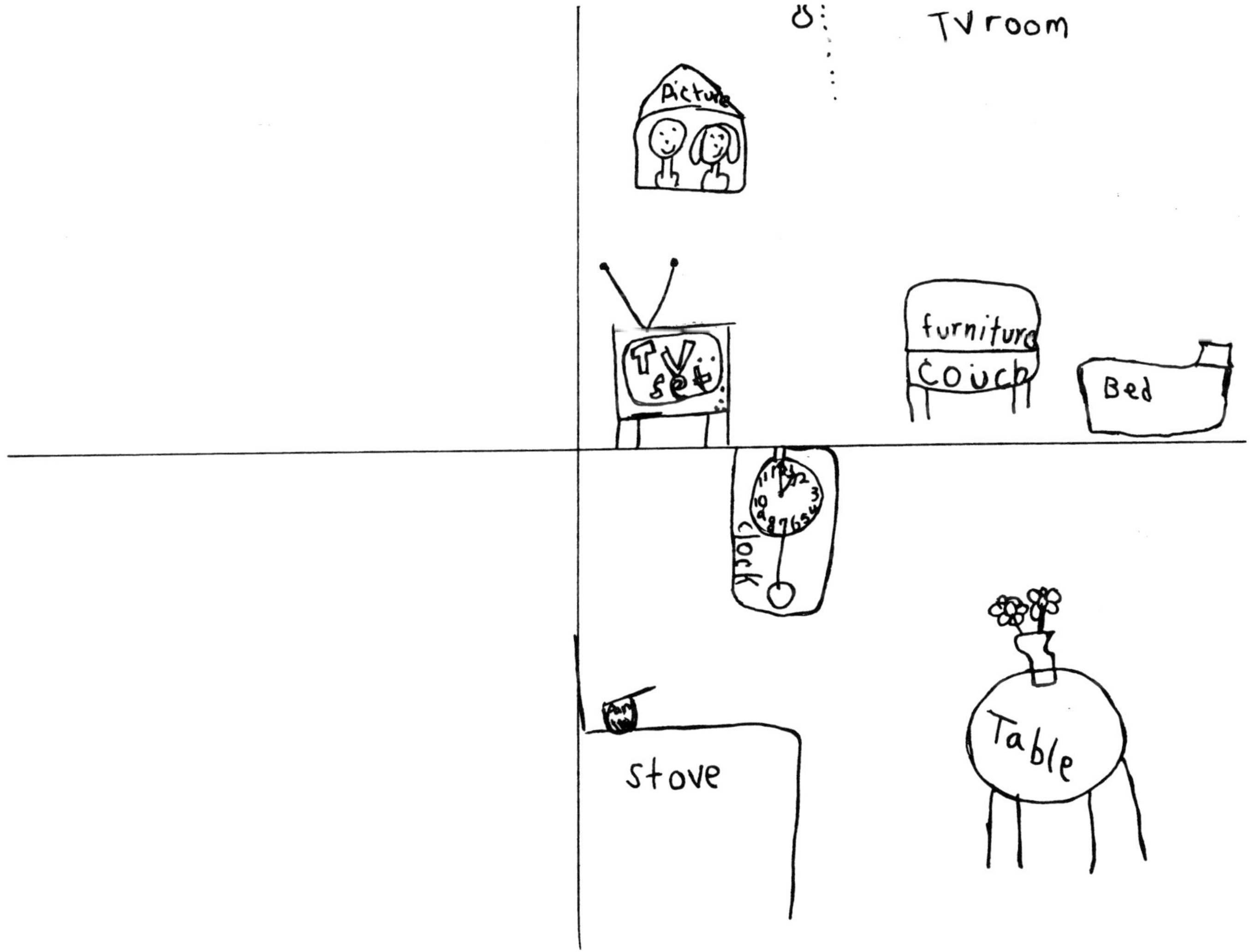
TV room
Picture
TV set
furniture
couch
Bed
clock
stove
Table

### *Folgerungen für Architekten*

Welche Schlüsse kann man aus den Zeichnungen ziehen – unter der begründeten Voraussetzung, daß die Kinder in ihnen unbewußt ihre Wünsche und Bedürfnisse zum Ausdruck bringen?

Die klare Bevorzugung kleiner Häuser im Landhausstil, umgeben von Bäumen und Blumen unter einer strahlenden, lachenden Sonne, sollte bei der Familienwohnungsplanung berücksichtigt werden. Das Bedürfnis aller Kinder nach Licht, frischer Luft und Sicherheit wird von einem zweistöckigen Wohngebäude mit Garten eher befriedigt als von den bienenstockartigen Hochhäusern, in denen Tausende von Stadtkindern tatsächlich leben. Sie haben keinen Kontakt zur Natur, sind zufälligen Begegnungen mit Fremden im Fahrstuhl und im Treppenhaus ausgesetzt und sehen den Himmel durch Fenstergitter, die aus Sicherheitsgründen notwendig sind.

Es ist erfreulich, daß Architekten, die bereits seit geraumer Zeit auf die Bedürfnisse von Behinderten eingehen, heute auch den Bedürfnissen von Kindern ernsthafte Aufmerksamkeit schenken.

# *Kapitel 5*

# *Die projektive Bedeutung von Kinderkunst*

### *Zeichnungen als Projektionen der Persönlichkeit*

Es ist allgemein anerkannt, daß Kinderzeichnungen, vor allem die der menschlichen Figur, das intellektuelle Reifeniveau des Kindes ausdrücken. Die Bewertung dieser Zeichnungen wurde von GOODENOUGH (1926), später dann vor allem von HARRIS (1963, 1970), entwickelt und standardisiert. Dabei wurden stark positive Korrelationen mit dem STANFORD-BINET-Test und der WECHSLER-Intelligenz-Skala für Kinder festgestellt (s. HARRIS 1963, der eine Zusammenfasssung der Korrelationen gibt). Die Bewertung ist grundsätzlich quantitativ und analytisch, wobei auch für Details und, in geringerem Maße, für die Grundstruktur Punkte erzielt werden.

Aufgrund der langfristigen und weitverbreiteten Verwendung des Tests konnte GOODENOUGHS und HARRIS' ursprüngliche Behauptung bestätigt werden, daß sich die Methode universell anwenden läßt und ein zuverlässiges und gültiges Maß der kognitiven Fähigkeiten kleiner und präadoleszenter Kinder darstellt.

Als Ausdruck unbewußter Projektion des emotionalen Aspekts der Persönlichkeit sind Zeichnungen jedoch nicht in gleicher Weise anerkannt worden. Ihre Verwendung als projektive Technik konnte die für Tests erforderlichen Standards nicht erfüllen. Allgemein hat der analytische Ansatz nur geringe Korrelationen erbracht. Deshalb ist den Zeichnungen dasselbe Schicksal wie anderen projektiven Techniken widerfahren: sie werden von den stärker wissenschaftlich orientierten Forschern mit Skepsis betrachtet. Der subjektive Bestandteil bei der Deutung der Zeichnungen stellt eine praktisch unkontrollierbare Variable dar (DI LEO, 1973).

Und dennoch, trotz fehlender experimenteller Bestätigung schätzen Kliniker Zeichnungen auch weiterhin sowohl als ein Mittel, Kontakt zum Kind herzustellen, als auch als Ausdruck seiner Persönlichkeitsmerkmale und Wahrnehmungsfähigkeiten (WINNICOTT, 1971). Eine umfangreiche Literatur belegt das Interesse, das die Kinderkunst als Ausdruck des Denkens und Empfindens hervorruft. Bis heute entziehen sich jedoch die Beurteilung wie die Deutung von Gefühlen den derzeit verfügbaren Meßmethoden.

Ich bin davon überzeugt, daß jede Zeichnung die Persönlichkeit desjenigen widerspiegelt, der sie gemacht hat; daß sie affektive ebenso wie kognitive Aspekte der Persönlichkeit ausdrückt; daß sie im Falle von Kleinkindern mehr über den Künstler als über den dargestellten Gegenstand sagt; daß der Ansatz des Untersuchenden notwendigerweise sowohl intuitiv als auch analytisch sein muß.

Hat man erst einmal anerkannt, daß die Zeichnung etwas sagt, so wird die Botschaft, wie ich glaube, klarer, wenn man das Ergebnis als Ganzes betrachtet. Trotz der Warnungen von MACHOVER (1949) und anderen, daß Zeichnungen ganzheitlich wie analytisch betrachtet werden müssen, stand stets die Suche nach bestimmten Symbolen von archetypischer oder psychoanalytischer Bedeutung absolut im Vordergrund. Das hat oft zu einem additiven mechanistischen Verfahren geführt (s. Kapitel 6).

Projektive Techniken können nicht die Zuverlässigkeits- und Gültigkeitsstandards psychometrischer Tests erfüllen. In der Hand erfahrener Kliniker sind sie dennoch wertvolle Instrumente. Diejenigen, die mit ihrer Verwendung vertraut sind, werden, wenn sie nach Hinweisen suchen, die standardisierte Tests nicht liefern können, nicht mehr ohne sie auskommen wollen.

## *Gefühlsausdruck in der Kinderkunst*

Große Maler und Bildhauer wecken auf vielfältige Weise emotionale Reaktionen im Betrachter: durch Farben, Körperhaltungen, szenische Arrangements wie Gesichtsausdruck. Da sie die Gabe tiefer Einsicht in die menschliche Natur, ungewöhnlich scharfer Beobachtungs- und Wahrnehmungskraft sowie die technischen Fähigkeiten besitzen, diese Gaben in visueller Form auszudrücken, gelingt es den Meistern, Leben und Gefühle darzustellen. TIZIAN, VELASQUEZ, REMBRANDT, BERNINI, VAN GOGH und andere haben Werke geschaffen, die, großartiger als das Leben, den Betrachter in Erstaunen versetzen. Eine derartige Meisterschaft geht weit über die Fähigkeiten selbst der talentiertesten Kinder hinaus.

Außer dem unbewußten Ausdruck von Gefühlen und Einstellungen, der ihre Zeichnungen und Malereien erfüllt, können Kinder ihren Bildern bewußten Ausdruck geben, was jedoch auf den Gesichtsausdruck beschränkt bleibt.

Meiner Erfahrung nach sind kleine Kinder zu unreif, um in ihren Zeichnungen mehr als die auffälligsten Gefühlslagen explizit auszudrücken. Bestenfalls können sie Freude und Leid, Feindseligkeit und Furcht direkt mitteilen. Ich habe den Verdacht, daß die expressiven Merkmale in vielen Bildern meiner Sammlung von den Comic-Strip-Figuren beeinflußt sind. Erst in der Adoleszenz dürfen wir bewußt dargestellte, subtilere emotionale Befindlichkeiten erwarten.

Die folgenden Zeichnungen veranschaulichen einige Versuche von Kindern, ihren dargestellten Personen Ausdruck zu geben. Abbildungen 28 und 29 stammen von James, elf Jahre, der eine männliche Figur gezeichnet hat, die gegensätzliche Stimmungen ausdrückt. Das hat er erreicht, indem er die Ausrichtung von Mund und Augen entsprechend verändert hat. Möglicherweise steht das damit in Zusammenhang, daß James in Behandlung kam, weil er übernervös und emotional labil war und das Bett näßte. Seine Nägel waren völlig abgebissen.

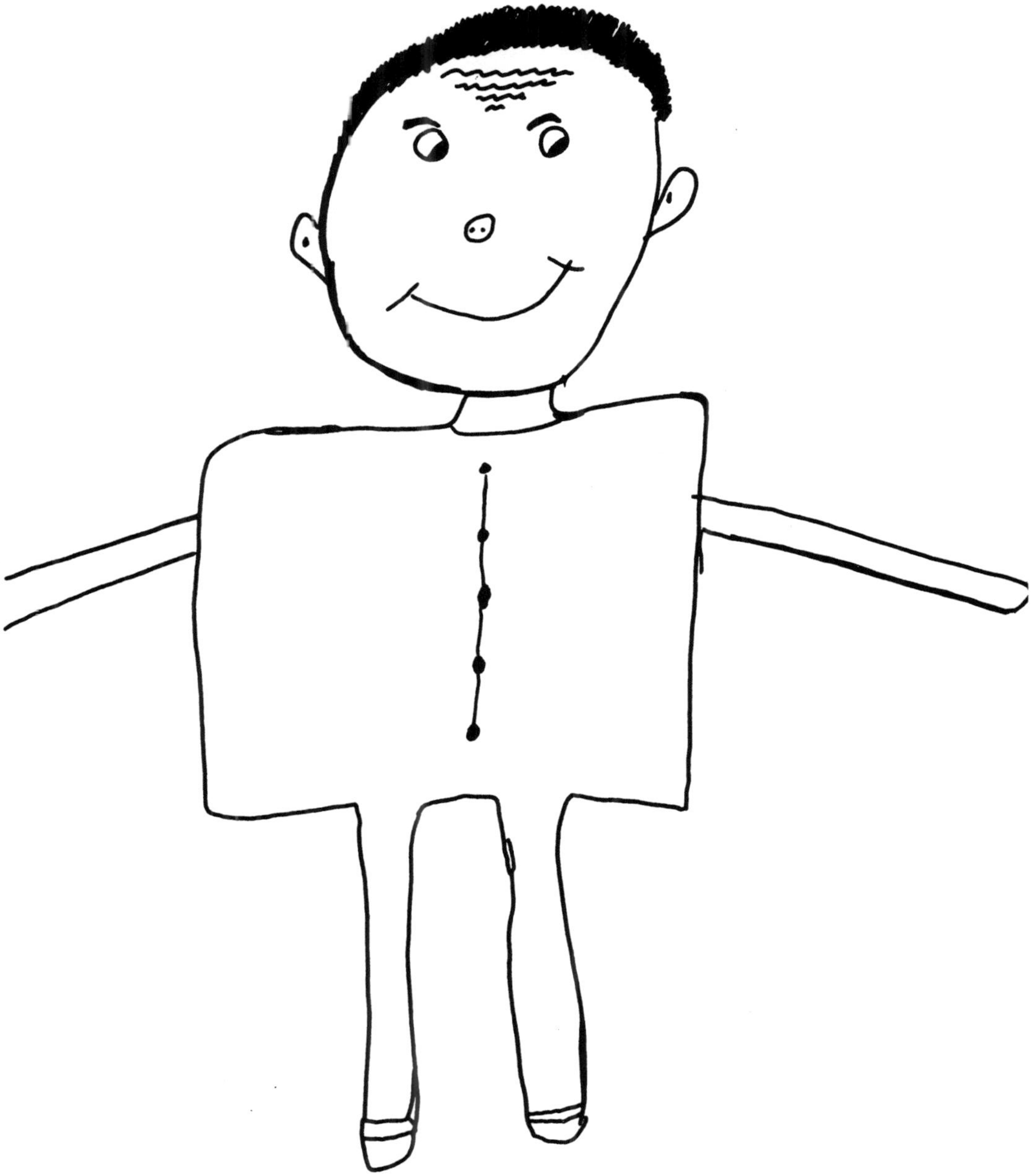

Abbildung 28

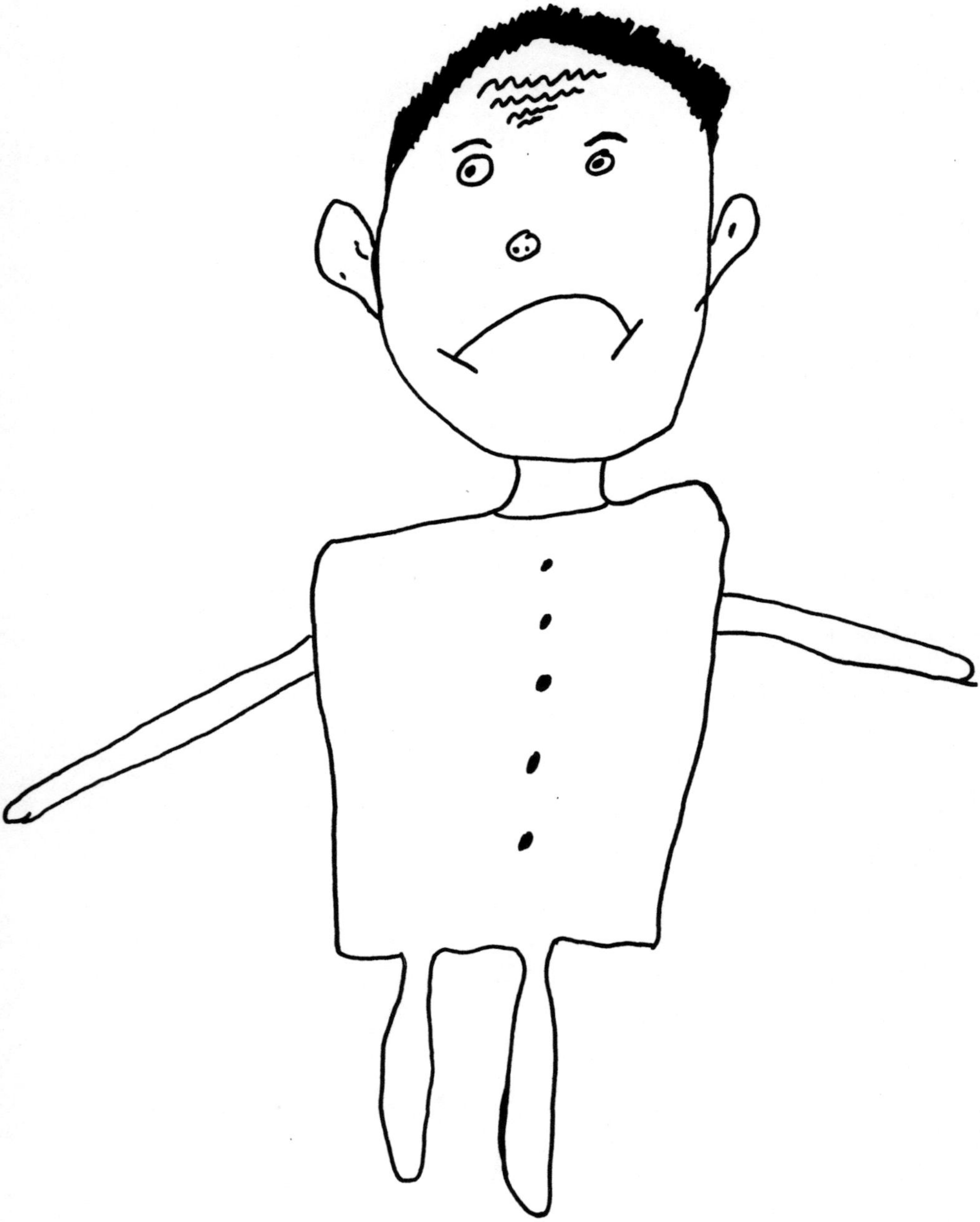

Abbildung 29

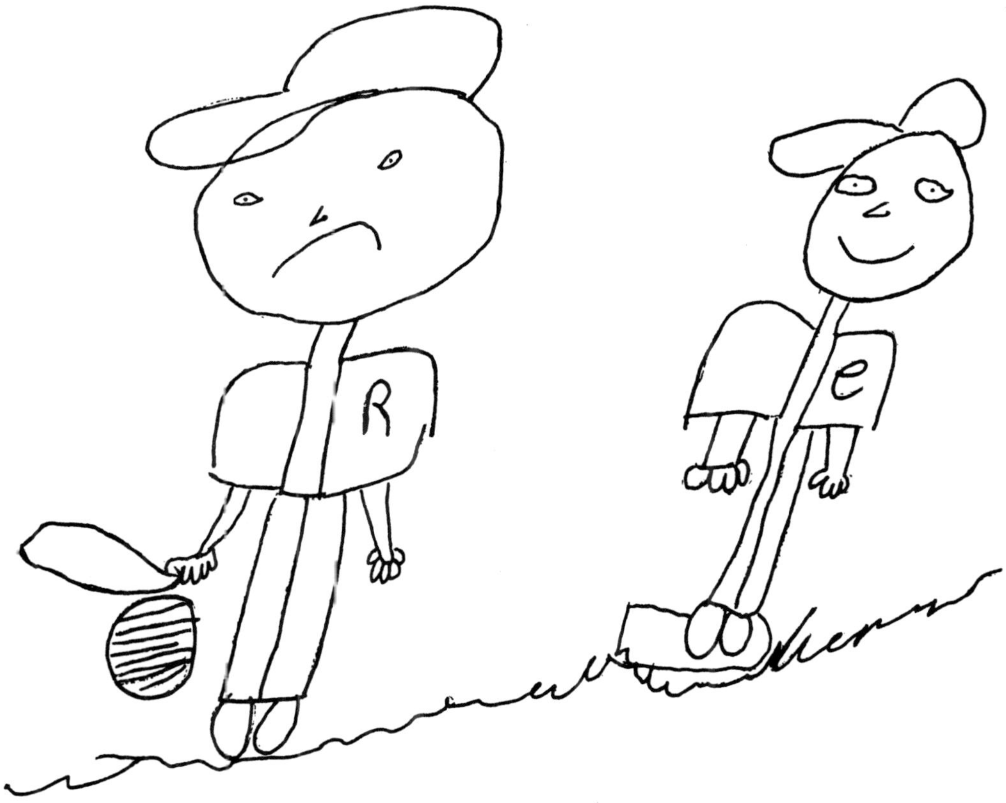


Abbildung 30: Zeichnung von Anita, zehn Jahre, zwei Monate. Zwei Ballspieler. »Der erste ist wütend, weil er den Ball verfehlt hat. Der andere ist glücklich, weil er ein ›home run‹ geschlagen hat.«

### *Minimalismus und Stereotyp*

Eine minimalistische, klischeehafte Projektion des Körperbildes findet man in Zeichnungen von unsicheren, bedrückten Kindern und von regredierten psychotischen Erwachsenen.

Abbildung 31, die Zeichnung eines siebenjährigen Mädchens, dessen Vater die Familie verlassen hat, an den es aber sehr oft denkt, spiegelt das kümmerliche Körperbild des Kindes wider.

Abbildung 32 ist die Zeichnung eines sechs Jahre alten Jungen. Er wurde in ein therapeutisches Heim gebracht, weil er zu Hause mißhandelt wurde.

In den Abbildungen 32 und 33 sind die menschlichen Figuren klischeehaft und reduziert dargestellt. Eine ähnliche Behandlung der menschlichen Figur habe ich in einer großen, von mir untersuchten Sammlung von Zeichnungen festgestellt, die von Kindern aus zerrütteten Familien angefertigt wurden – Kinder, die vorübergehend, bis sie Pflegeeltern bekamen oder möglicherweise wieder zurück in ihre eigene, wieder intakte Familie konnten, in einem Heim untergebracht werden mußten.

Die minimalistische Darstellung der menschlichen Figur von regredierten Erwachsenen beschreibt und illustriert Arieti in *Creativity: The Magic Synthesis* (1976).

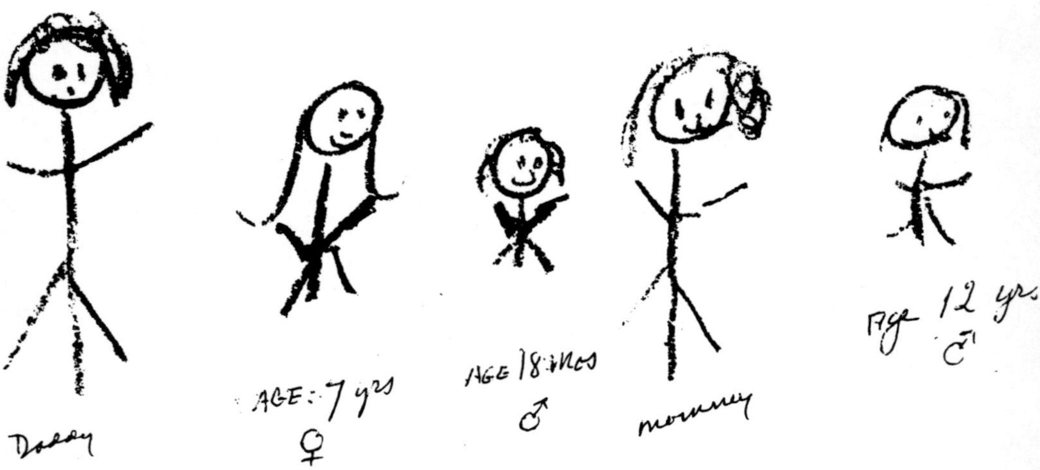


Abbildung 31 (oben): Die Familie der siebenjährigen Clara. Obwohl der Vater nicht mehr mit ihnen zusammenlebt, hat sie ihn zuerst gezeichnet. Die Mutter befindet sich beinahe am Ende, neben dem zuletzt und kleiner als Clara selbst gezeichneten älteren Bruder.

Abbildung 32 (rechts): Reduziert gezeichnete Figuren von einem sechsjährigen Jungen aus einer zerrütteten Familie. Anstelle seiner Familie hat er drei Jungen gezeichnet. Sie werden von einem Regenbogen umrahmt, und die Sonne scheint. Optimismus im Unglück. Bedeutung von Gleichaltrigen als Quelle der Sicherheit.

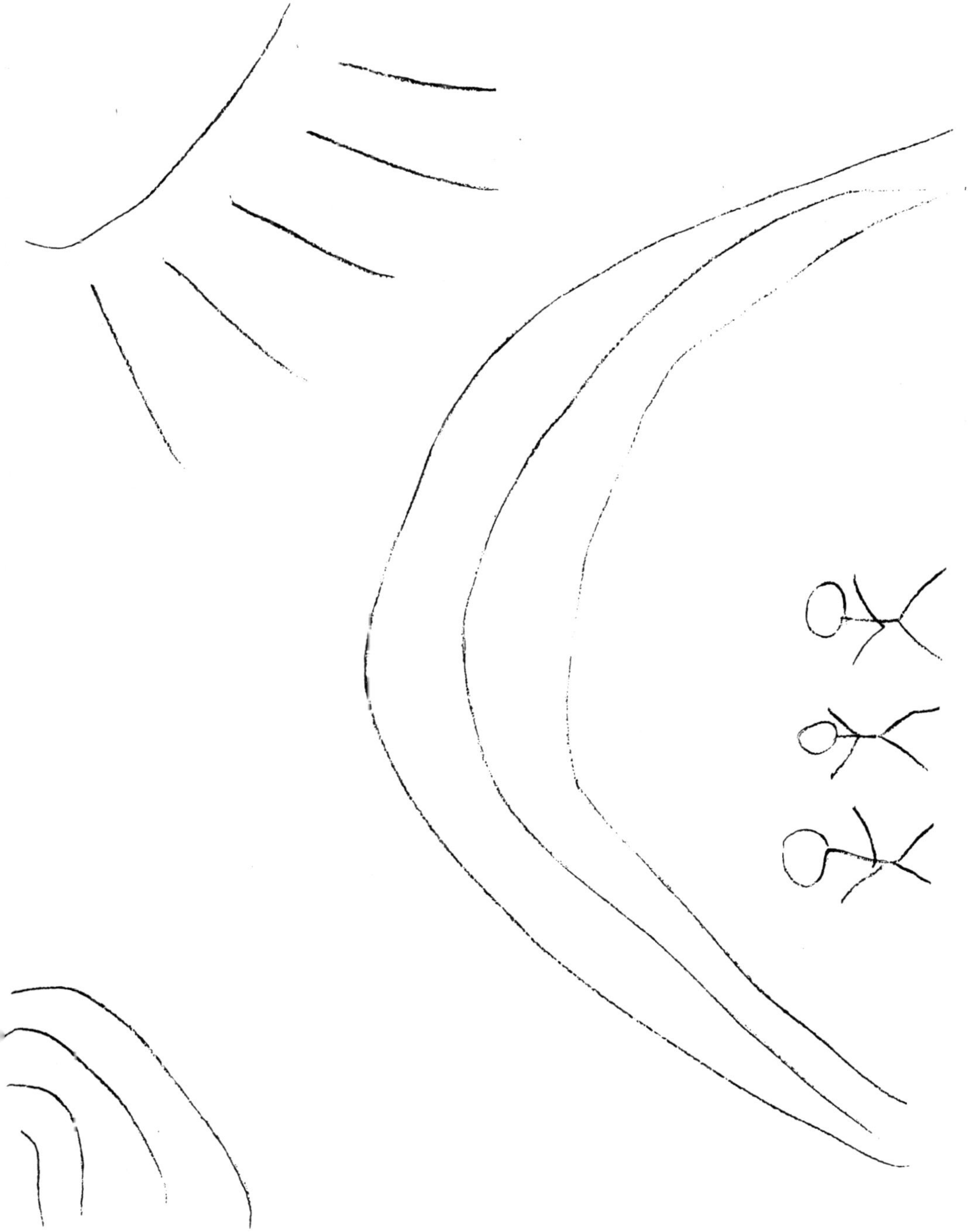

## *Persönlicher Raum als Funktion von Vertrauen und Selbstachtung*

Im dritten Drittel des ersten Lebensjahres eines Kindes wird der persönliche Raum als Puffer zwischen Kind und unvertrautem Erwachsenen erkennbar. Das acht Monate alte Kind schmiegt sich, wenn sich ihm eine fremde Person nähert, typischerweise an die Mutter oder den Vater. PIAGET hat sich mit dem Raumempfinden als kognitive Entwicklung befaßt und seine Weiterentwicklung über reifende Auffassungen von Distanz, Tiefe und Perspektive verfolgt.

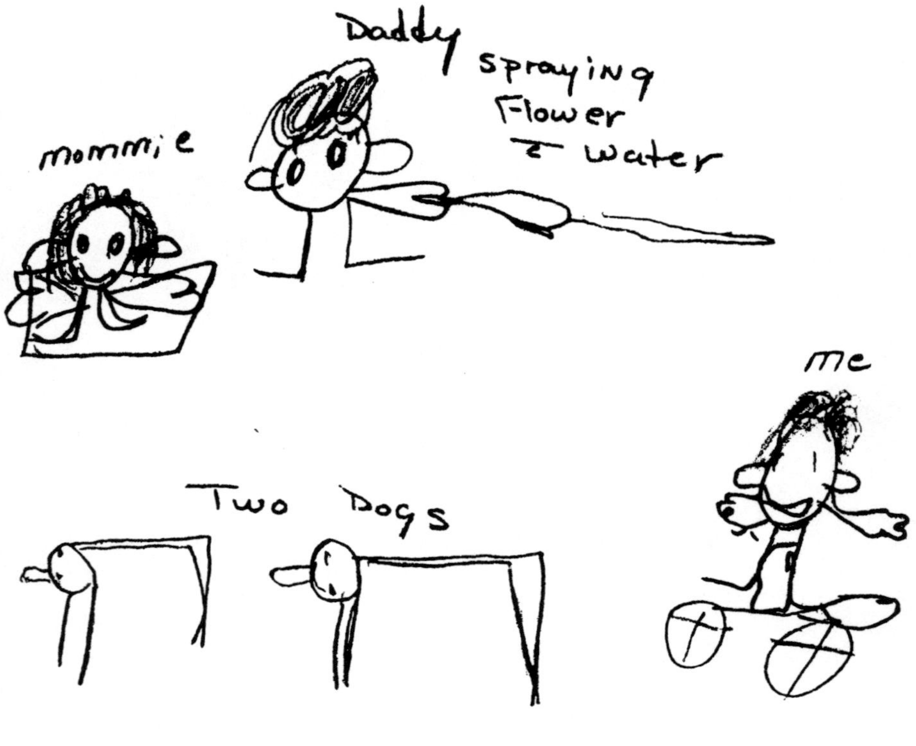


Abbildung 33: In dieser Zeichnung von seiner Familie hat der aus einer zerrütteten Familie stammende, sieben Jahre, sechs Monate alte Raoul sich selbst weit weg von seinen Eltern und näher zu seinen Hunden gezeichnet.

Dieses wachsende Bewußtsein von räumlichen Beziehungen hat gleichzeitig insofern einen sozialen Aspekt, als das Raumbedürfnis des Kindes als Schutzmechanismus fungiert. Das Distanzbedürfnis nimmt in dem Maße ab, wie das Vertrauen und positive Gefühle in Gegenwart einer anderen Person zunehmen. Nähe zu den Eltern kontrastiert mit Distanz zu einem Fremden.

Untersuchungen konnten zeigen, daß das Raumbedürfnis unter Gleichaltrigen erst im Alter von ungefähr fünf Jahren offenkundig wird. Vor dieser Zeit schließen sich gleichaltrige Kinder sehr viel ungehinderter einander an.

Bei Kindern im Schulalter wurde das Bedürfnis nach Distanz in Beziehungen zu Gleichaltrigen mit dem Selbstbild des Kindes und seinem Gefühl des Vertrauens in Zusammenhang gebracht. Das Selbstvertrauen des Kindes ist entscheidend von dem Wechselspiel der inneren Kräfte des Kindes sowie den Einstellungen und Verhaltensweisen der signifikanten Personen, die die Welt des Kindes ausmachen, beeinflußt. Zeichnungen der menschlichen Figur können das Maß an Selbstvertrauen offenbaren. Unsichere Kinder neigen dazu, eine kleine Person zu zeichnen, im Gegensatz zur großen, kräftig gezeichneten Figur, die für sichere Kinder typisch ist (Di Leo, 1970, 1973).

In einer an College-Studenten beiderlei Geschlechts durchgeführten Untersuchung kamen Stratton, Tekippe und Flick (1973) zu dem Ergebnis, daß die Studenten, die einen hohen Wert beim Selbstbild-Test von Tennesse erzielten, näher an andere herantraten als die Studenten mit einem niedrigen Wert. Wie erwartet, fanden Sommer (1969) und Horowitz, Lewis und Luca (1973) heraus, daß Schizophrene Sitzplätze auswählten, die von anderen Personen weiter entfernt waren.

### *Der Zusammenhang zwischen persönlichem Raum und Zeichnungen der menschlichen Figur*

Bonino, Fonzi und Saglione (1978) erfanden eine Methode, mit der man die Unterschiede des persönlichen Raumes – bestimmt als die Distanz, die ein Kind wahrt, wenn man es auffordert, sich neben ein unbekanntes gleichaltriges Kind zu setzen – messen konnte. Die Versuchspersonen waren elfjährige Jungen. Eine Bank stand bereit, die lang genug war, um viel Raum zwischen zwei Jungen zu bieten; an ihrer Rückseite befand sich eine Längenmaßeinteilung, so daß man den Abstand zwischen den beiden Kindern ablesen konnte. Von 200 Jungen wurden 30 ausgewählt, weil sie deutliche Unterschiede zeigten: 15 setzten sich nahe an das fremde Kind heran, während 15 einen »sicheren« Abstand einhielten.

Dann bat man die 30 Kinder, eine Person zu zeichnen. Als man die Ergebnisse der beiden Gruppen verglich, ergab sich eine interessante, signifikante Korrelation: Zwischen der Größe der menschlichen Figur und der von beiden Gruppen gewahrten Distanz bestand eine umgekehrte Beziehung. Die Kinder, die sich nahe an den fremden Jungen heransetzten, zeichneten größere Figuren im Gegensatz zu den kleineren Figuren, die die zeichneten, die sich von dem anderen Jungen weiter weg setzten.

Das Bedürfnis nach größerem Sicherheitsabstand und das Zeichnen einer kleineren menschlichen Figur wurden als Indikator für Unsicherheit und geringes Selbstvertrauen gedeutet.

### *Das Verhältnis kognitiv/affektiv: Der Schaukeleffekt*

Wenn wir die auf die Aufforderung, »zeichne eine Person«, hin entstandene menschliche Figur mit der vergleichen, die auf die Bitte, »zeichne deine Familie«, entstand, werden wir feststellen, daß die Einzelfigur der als Teil der Familiengruppe gezeichneten Figur oft qualitativ wie quantitativ überlegen ist. Dieser Unterschied läßt mich vermuten, daß es beim kognitiv/affektiv-Verhältnis einen Schaukeleffekt gibt, der die Überlegenheit der auf die Bitte, eine Person zu zeichnen, hin entstehenden Figur erklärt, da eine solche Aufforderung tendenziell eine überwiegend intellektuelle Reaktion hervorruft: Das Kind zeichnet das, was es weiß und erinnert. Auf der anderen Seite löst die Bitte, die Familie zu zeichnen, eher eine von affektiven Bestandteilen durchdrungene Reaktion aus und führt dazu, daß sich das Kind weniger auf das konzentriert, was es weiß, sondern mehr auf das, was es den anderen Familienmitgliedern gegenüber empfindet.

Wenn ich diesen Zusammenhang als kognitiv-affektiv-Verhältnis bezeichnet habe (Di Leo 1973), so deshalb, weil ich empfehlen möchte, zur Einschätzung der intellektuellen Reife nach dem Goodenough-Harris-Test die Einzelfigur und nicht eine der Familiengruppe entnommene Figur zu verwenden.

Abbildungen 34 und 35 verdeutlichen den Unterschied, wenn man den Vater als Einzelfigur mit dem Vater in der Familienzeichnung vergleicht. Die Einzelfigur hat Ohren, Hals, Arme, die an den Schultern angesetzt sind, Taschen, die richtige Fingerzahl und andere Teile, die dem Vater in der Familiengruppe fehlen.

### *Familienzeichnungen: Gefühle und Beziehungen*

Über den manifesten Ausdruck hinaus weisen Stil und Inhalt einer Zeichnung Merkmale auf, die die Gefühle und Einstellungen des Kindes symbolisieren. Diese Merkmale werden von einem Kind, das seine Familie zeichnet, meist unbewußt ausgedrückt. Ihre Deutung stellt für den Kliniker, der davon überzeugt ist, daß die Oberflächenstruktur bloß eine Umhüllung für die darunterliegende größere Realität ist, eine Herausforderung dar.

Kinder, die sich abgelehnt fühlen, lassen, wenn sie ihre Familiengruppe zeichnen, sich selbst oft weg. Dieses Übergehen der eigenen Person habe ich in sehr vielen Zeichnungen von adoptierten Kindern während der Adoleszenz beobachtet, einer Zeit, in der das Interesse an der eigenen Identität zu den unvermeidlichen Fragen führt: »Wer bin ich?« und »Wer sind meine richtigen Eltern?«

»Eingrenzung« ist ein Begriff, der zur Bezeichnung der zwischen den einzelnen Familienmitgliedern bestehenden Abgrenzung verwendet wird. Jedes Mitglied wird mit einem Rahmen umgeben, so daß es eingekastet ist. Diese Abkapselung bringt mangelnde Kommunikation und Gefühle der Isolation zum Ausdruck (Abbildung 36). Gefühle der Isolation können auch durch Distanz, das Bedürfnis nach psychologischem Raum, zum Ausdruck gebracht werden, wenn etwa das Kind zwischen sich und die Eltern ein Möbelstück oder Fernsehgerät zeichnet.

Die kochende oder Essen servierende Mutter symbolisiert die Mutter als Wärme- und Liebespendende. Die Darstellung der Mutter beim Staubsaugen oder Saubermachen wird als Symbol für das im Vordergrund stehende Ordnungsinteresse gedeutet. Unabhängig von den tatsächlichen Körperausmaßen wird der dominierende Elternteil meist größer als der andere gezeichnet.

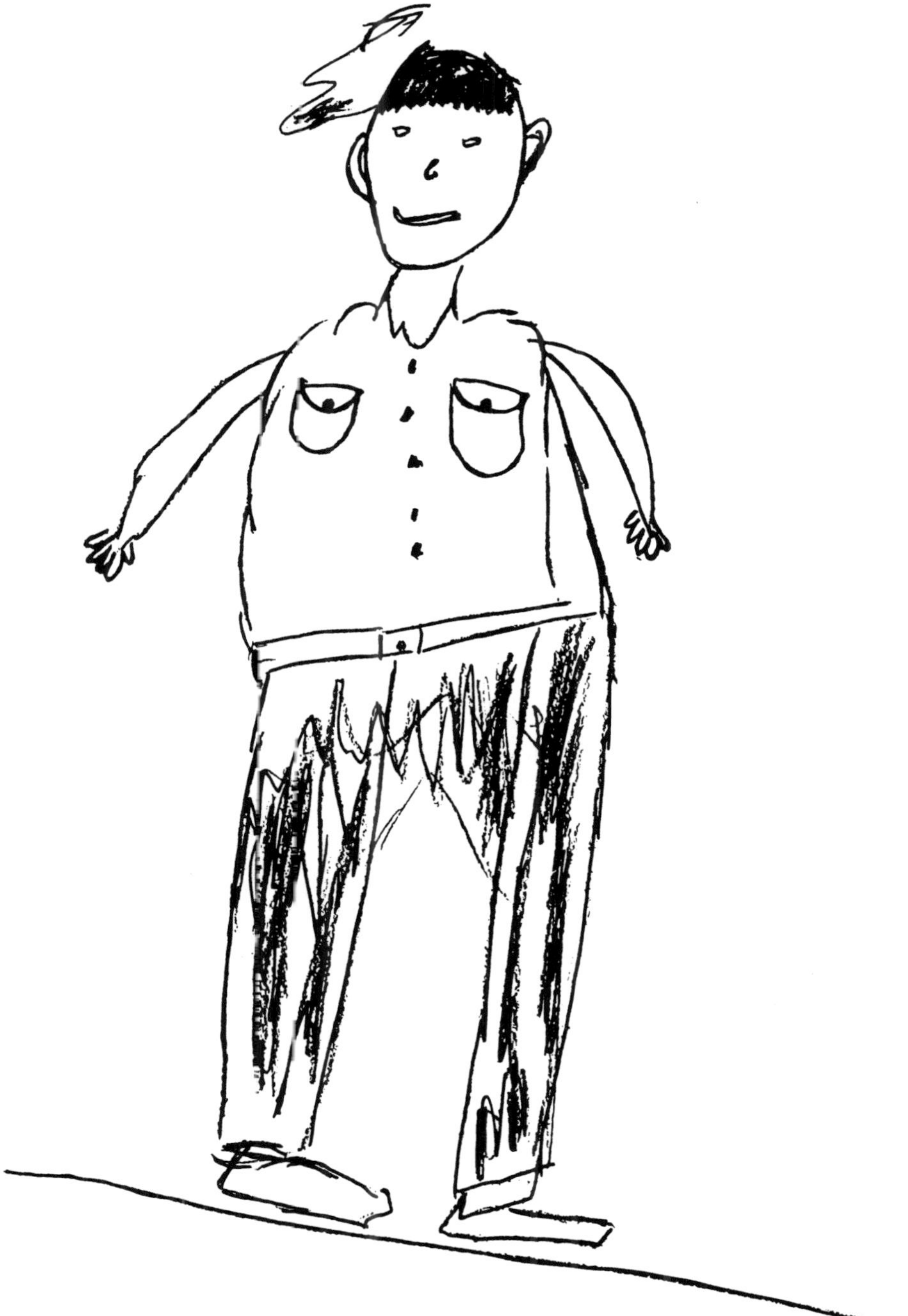

Abbildung 34: Vater, gezeichnet von A. G.,
elf Jahre, drei Monate.

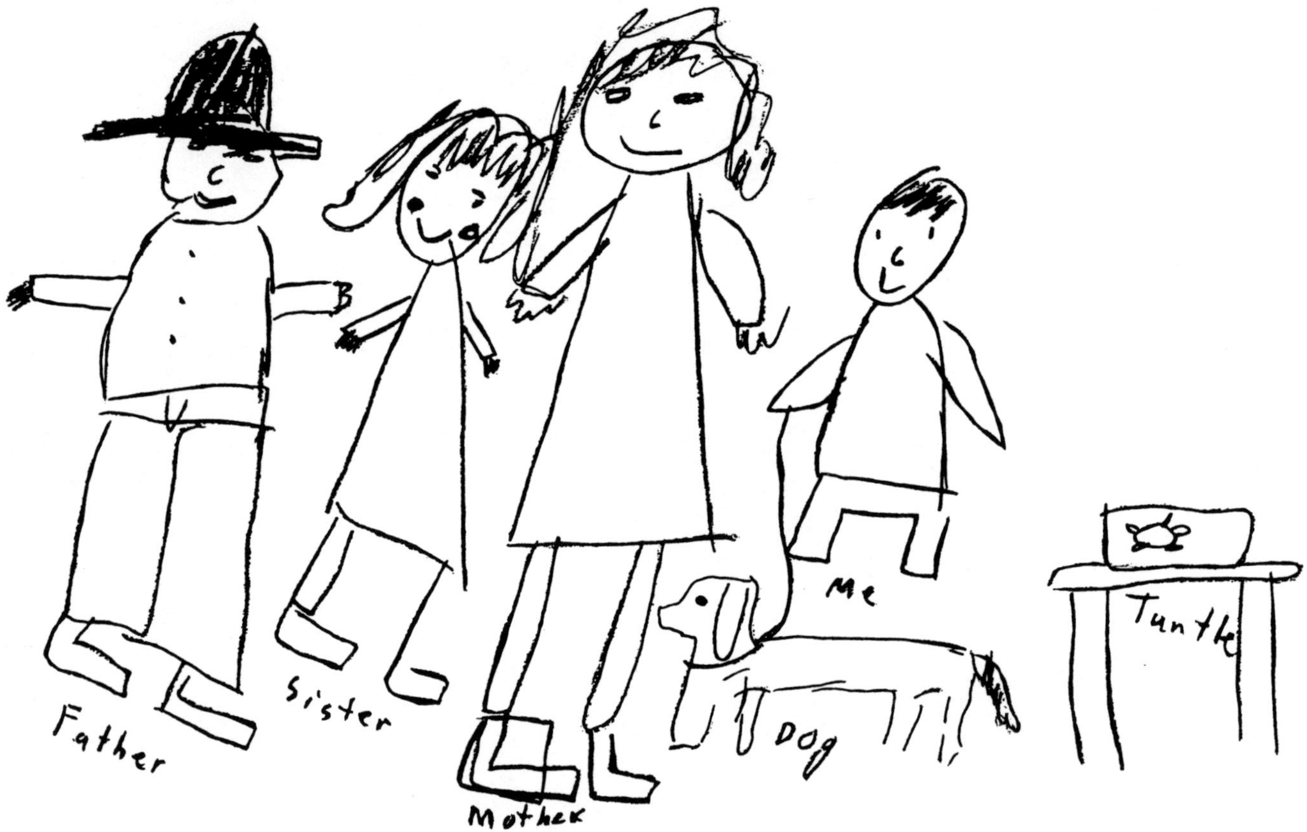
Father
Sister
Mother
Dog
Me
Tuntle

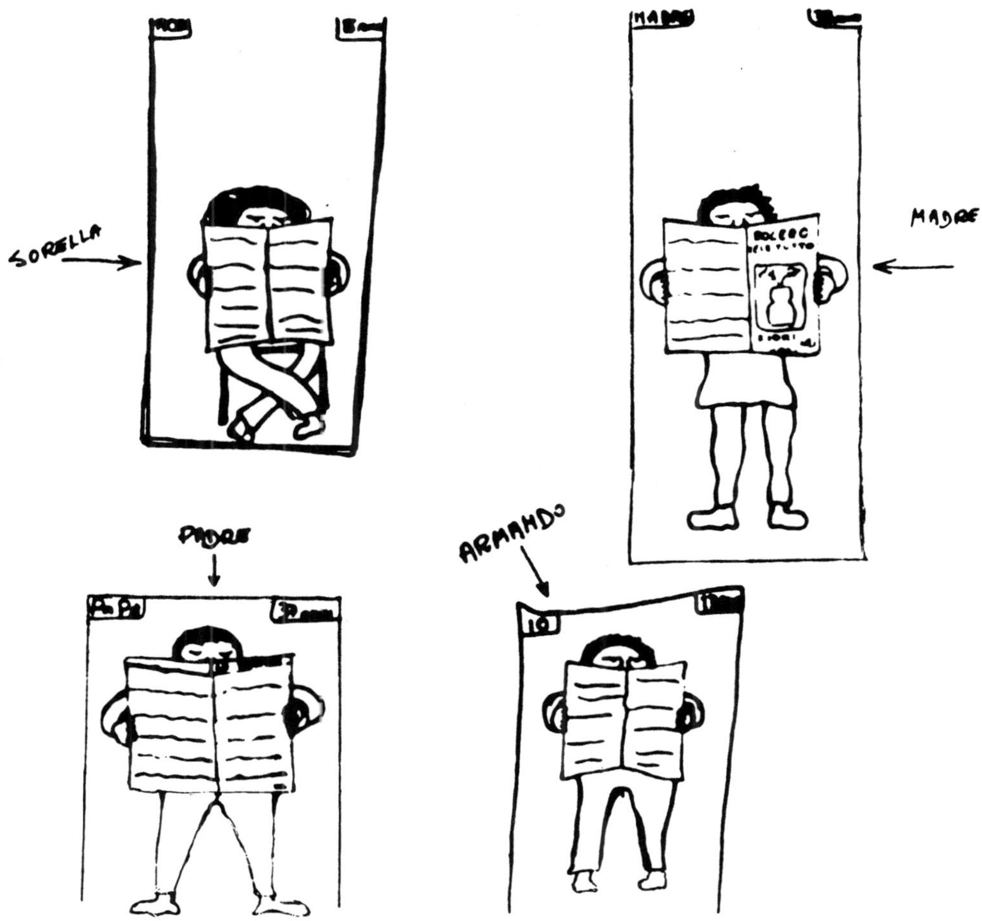


Abbildung 36: Einkapselung, von Armando, dreizehn Jahre. Aus: *Il Complesso di Laio* von T. GIANI GALLINO. Einaudi Editore.

Abbildung 35 (links): Familie, gezeichnet von A.G., elf Jahre, drei Monate.

Ein Vater, der fernsieht, raucht, alleine ißt oder sich hinter der Zeitung versteckt, deutet darauf hin, daß sich der Vater in der Realität tatsächlich nicht für Familienangelegenheiten oder -tätigkeiten interessiert (Abbildung 37). Stellt sich das Kind nahe oder fern von Vater oder Mutter oder den Geschwistern dar, so weist das auf Bevorzugung oder negative Gefühle hin.

Widerstand gegen das Zeichnen der Familie wurde bei Kindern beobachtet, deren Familienleben durch Probleme und Gewalt gekennzeichnet ist und die ein stark negatives Familienbild entwickelt haben.

### *Familienzeichnungen als Ausdrucksmittel für Gefühle*

Die Bewegte-Familien-Zeichnung (B-F-Z) (Burns und Kaufman, 1970, 1972) ist eine wertvolle projektive Technik zur Erforschung der Familieninteraktion. Sie sollte angefertigt werden, nachdem das Kind bereits eine Familienzeichnung auf die Bitte, eine Familie zu zeichnen, hin angefertigt hat. Das ist deshalb wichtig, weil ohne diese vorherige Zeichnung die Chance vertan ist zu sehen, ob das Kind sich selbst spontan in die Familiengruppe einbezogen hätte. Hat man diese Zeichnung aber erhalten, sollte die B-F-Z mit der speziellen Aufforderung folgen, auch sich selbst darzustellen.

Um die Zeichensituation voll auszuschöpfen, sollte folgende Reihenfolge eingehalten werden:

1. Zeichne eine Person. (Welches Geschlecht wird zuerst gezeichnet?)
2. Zeichne das andere Geschlecht.
3. Zeichne deine Familie. (Hat sich das Kind selbst einbezogen? Wer wurde ausgelassen?)
4. Zeichne deine Familie, einschließlich deiner selbst, wie jeder etwas tut. (Welche Interaktion besteht zwischen den Familienmitgliedern?)

Abbildung 37: Von Lisa, elf Jahre. Während Mutter und Tochter mit Hausarbeit beschäftigt sind, beschwert sich der Vater, daß er niemals in Ruhe die Zeitung lesen kann. Aus: *Il Complesso di Laio* von T. Giani Gallino. Einaudi Editore.

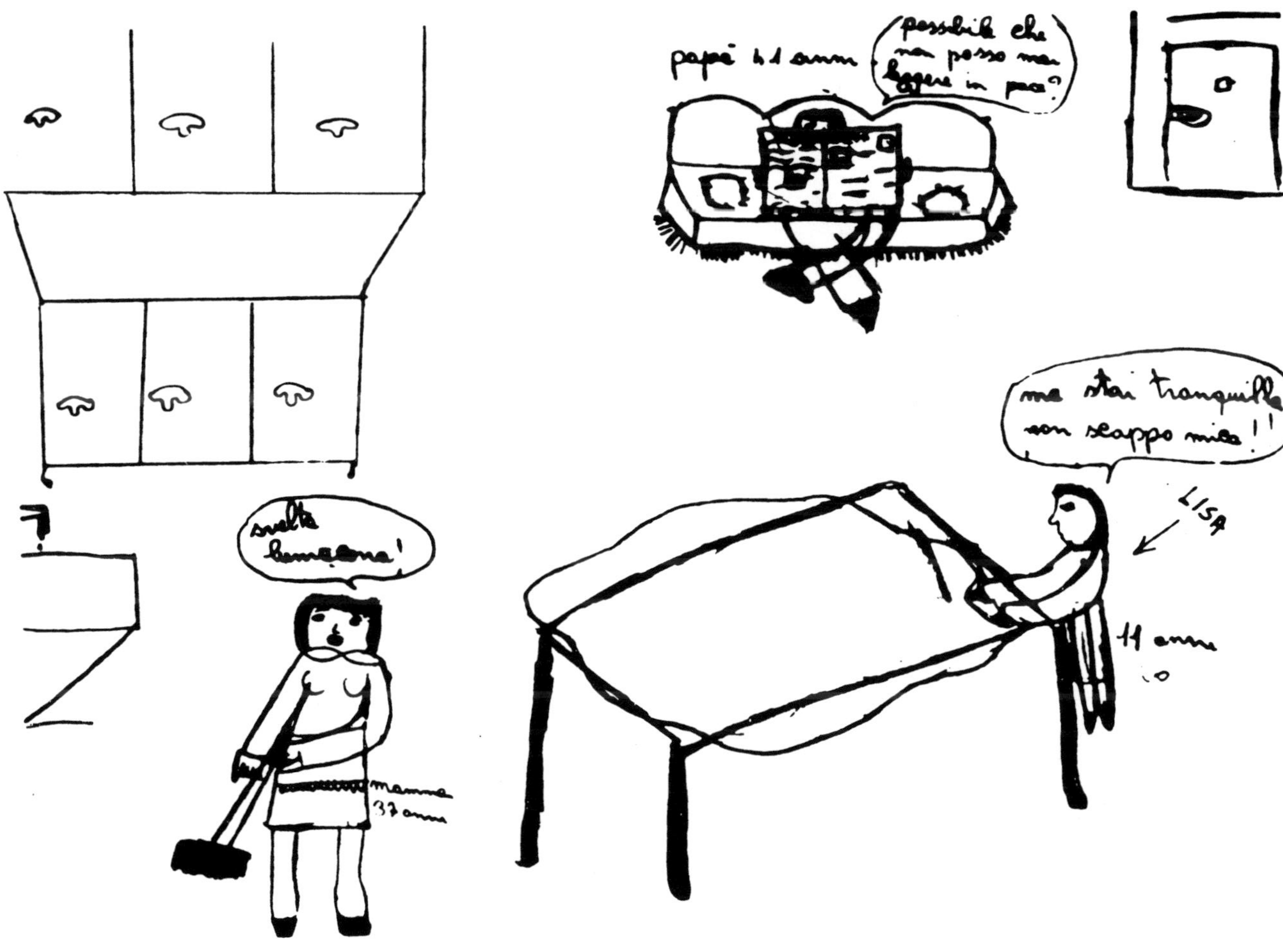
papà 41 anni
possibile che non posso mai leggere in pace?
svelta lumacona!
mamma 37 anni
ma stai tranquilla non scappo mica!!
LISA
11 anni

# Kapitel 6

# Das Ganze und seine Teile

In ihrer bahnbrechenden Studie stellte MACHOVER (1949) eine Methode zur Deutung von Zeichnungen der menschlichen Figur vor. Von der Annahme ausgehend, daß die Zeichnungen Projektionen des Körperbildes sind, identifizierte die Autorin zahlreiche besondere Indikatoren. Im Sinne der psychoanalytischen Theorie wurde der Art und Weise, wie Körperteile betont oder ausgelassen wurden, Bedeutung zugeschrieben. Doch trotz MACHOVERS Warnung, daß die strukturellen und formalen Aspekte der Zeichnung ebenso bedeutungsvoll seien wie der Inhalt, bestand die Tendenz, die Aufmerksamkeit auf die Einzelheiten der Figur zu richten und dabei die Betrachtung des Ganzen aus dem Auge zu verlieren. Das führte dazu, daß Checklisten von Einzelmerkmalen, die man bei der Deutung von Zeichnungen Punkt für Punkt durchging, aufgestellt wurden. In vielen Fällen konnte die Bedeutung, die man speziellen Indikatoren beimaß, experimentell nicht bestätigt werden (SWENSON 1968).

In seiner klassischen Arbeit über Zeichnungen der menschlichen Figur als Ausdruck der kognitiven Entwicklung vertrat HARRIS (1963) die Auffassung, die Zeichnungen besäßen als Affekt- und Persönlichkeitsmaße wenig Gültigkeit, wenn sie auch zweifellos projektive Eigenschaften aufwiesen.

Davon unbeeindruckt sind Kliniker nach wie vor der Meinung, daß Zeichnungen von einer Person (Z-E-P) und von einer Familie (Z-E-F und B-F-Z) Ausdruck der Persönlichkeit sind – trotz der Ungläubigkeit der Psychologen, die nur das, was sich messen läßt, für existent halten. Das intuitive Herangehen an nicht Greifbares (Selbstbild, Gefühle, Konflikte, Beziehungen) läßt sich nicht quantifizieren. Ein globaler Ansatz entzieht sich dem Messen seines inhärenten subjektiven Bestandteils.

### *Atomismus und Holismus*

Der Begriff *Atomismus*, der aus den Naturwissenschaften stammt, wurde von den Verhaltenswissenschaften für die Bezeichnung des Verhaltens einzelner Teile übernommen.

Der Begriff *Holismus* wird von Natur- wie Verhaltenswissenschaftlern verwendet, um die Auffassung zum Ausdruck zu bringen, daß ein integriertes Ganzes mehr ist als die Summe seiner Teile. Der Begriff hat eine ungewöhnliche Etymologie. Er geht nicht auf einen Psychologen, Philosophen oder anderen Wissenschaftler, sondern auf Jan Christian Smuts, einen südafrikanischen General (1870–1950), zurück. Dieser war der Auffassung, daß ganze Organismen, nicht ihre Bestandteile, Bestimmungsfaktoren in der Evolution waren. Dieses, auf die Verhaltenswissenschaften ausgedehnte Konzept begründet den dem Ganzen bei der Beurteilung von Verhalten und Verhaltensergebnissen eingeräumten Vorrang.

### *Einzelheiten*

Wenn man sich allein auf bestimmte Einzelheiten verläßt, kann man zu Fehleinschätzungen gelangen. Im allgemeinen ist der Gesamteindruck ein gültigerer Indikator. Meiner Erfahrung nach kommt Details eine größere symbolische Bedeutung zu, wenn sie in Zeichnungen von Jugendlichen und Erwachsenen enthalten sind.

In Abbildung 38 könnte man das Fehlen der Hände für den Ausdruck mangelnden Vertrauens in soziale Kontakte oder von Passivität halten. Die Strichbeine und instabilen Füße könnten auf Unsicherheit hinweisen, während die dunkel schraffierte Wolke eine schwer zu definierende, drohende Gefahr symbolisieren könnte. Diese negativen Züge stehen jedoch zu dem fröhlichen Eindruck, den die Zeichnung macht, wenn man sie als Ganzes betrachet, in Kontrast. Die Sonne scheint auf ein glückliches Mädchen mit einem Luftballon. Das Mädchen ist von Tulpen umgeben. Sonne, Mädchen und Ballon haben glückliche Gesichter. Die Künstlerin, ein gutangepaßtes achtjähriges Mädchen, hat viele Freunde. Das Schuljahr war gerade zu Ende, und sie wurde in die dritte Klasse versetzt. Die Familie ist intakt und funktioniert gut. (Übrigens befinden sich Sonne und Luftballon auf der Seite, die projektiv als die männliche (Vater-)Seite betrachtet wird.) Der Gesamteindruck stimmt mit dem Verhalten des Mädchens überein.

Konfligierende Indikatoren erschweren die Deutung und lassen die Bedeutung der Zeichnung im Dunkeln. In diesem Falle sollte man die Deutung aufschieben. Weitere Zeichnungen sind wünschenswert, sofern man sie erhalten kann, ohne die Familie zu beunruhigen.

Abbildung 38: Von Michele, acht Jahre, gezeichnet.

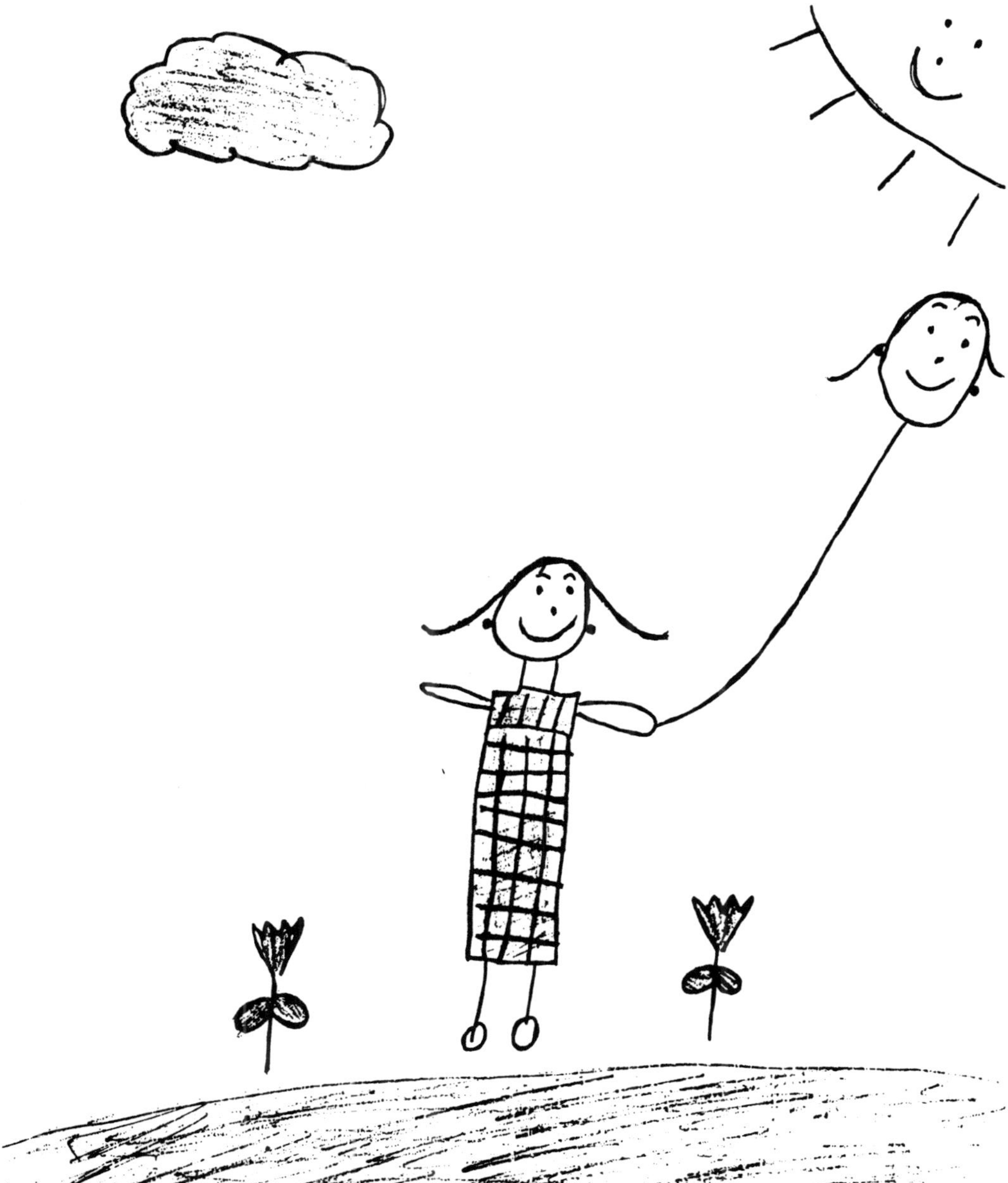

Abbildung 39 ist eine spontan von der zehnjährigen Tina gezeichnete Szene. Sie ist das Kind spanisch sprechender Eltern. Auch sie spricht spanisch und, mit einigen Schwierigkeiten, englisch.

Der Gesamteindruck ist der eines kleinen Mädchens, das in einem von einem Haus und einem Baum flankierten Garten Blumen pflückt. Der Schornstein raucht (Wärme im Innern), und die Sonne scheint von der oberen linken (mütterlichen) Seite herab. Es gibt aber »bedenkliche« Details, nämlich: große Wolken, eine davon dunkel umrandet; ein Baum mit geschlossener Blattkrone (Verschlossenheit); schattierter Baumstamm (Angst); dunkle Wunde (Trauma); Grundlinie (Unterstützung); sie selbst so klein wie die Blumen (Selbstbild). Der Gesamteindruck mag freundlich sein, aber kaum heiter.

Das Mädchen ist aufgrund seiner Schwierigkeiten mit der englischen Sprache erst in der vierten Klasse. In ihrer klinischen Geschichte gibt es kein bekanntes traumatisches Ereignis, das das schwarze Astloch erklären könnte; sie zeigt auch kein für Mädchen ihres Alters ungewöhnliches Verhalten. Sie lebt mit ihrer Familie zusammen und erscheint gut angepaßt. Sie läßt keinerlei Probleme erkennen. Diese Zeichnung sollte für einen möglichen Vergleich mit künftigen Zeichnungen aufgehoben werden.

Zeichnungen sind nur Teil einer umfassenden Beurteilung. Sie sind Hilfen bei Diagnose und Therapie.

Ein ganzheitliches Herangehen an Zeichnungen hat nicht zum Ziel, die Bedeutung von Einzelheiten zu vernachlässigen. Diese erfordern immer dann besondere Aufmerksamkeit, wenn viele in dieselbe Richtung weisen. Wie viele Details für ein valides Urteil erforderlich sind, ist nicht so sehr eine Frage der Quantität als der Qualität.

Abbildung 39: Konfligierende Indikatoren in einer Zeichnung von Tina, zehn Jahre.

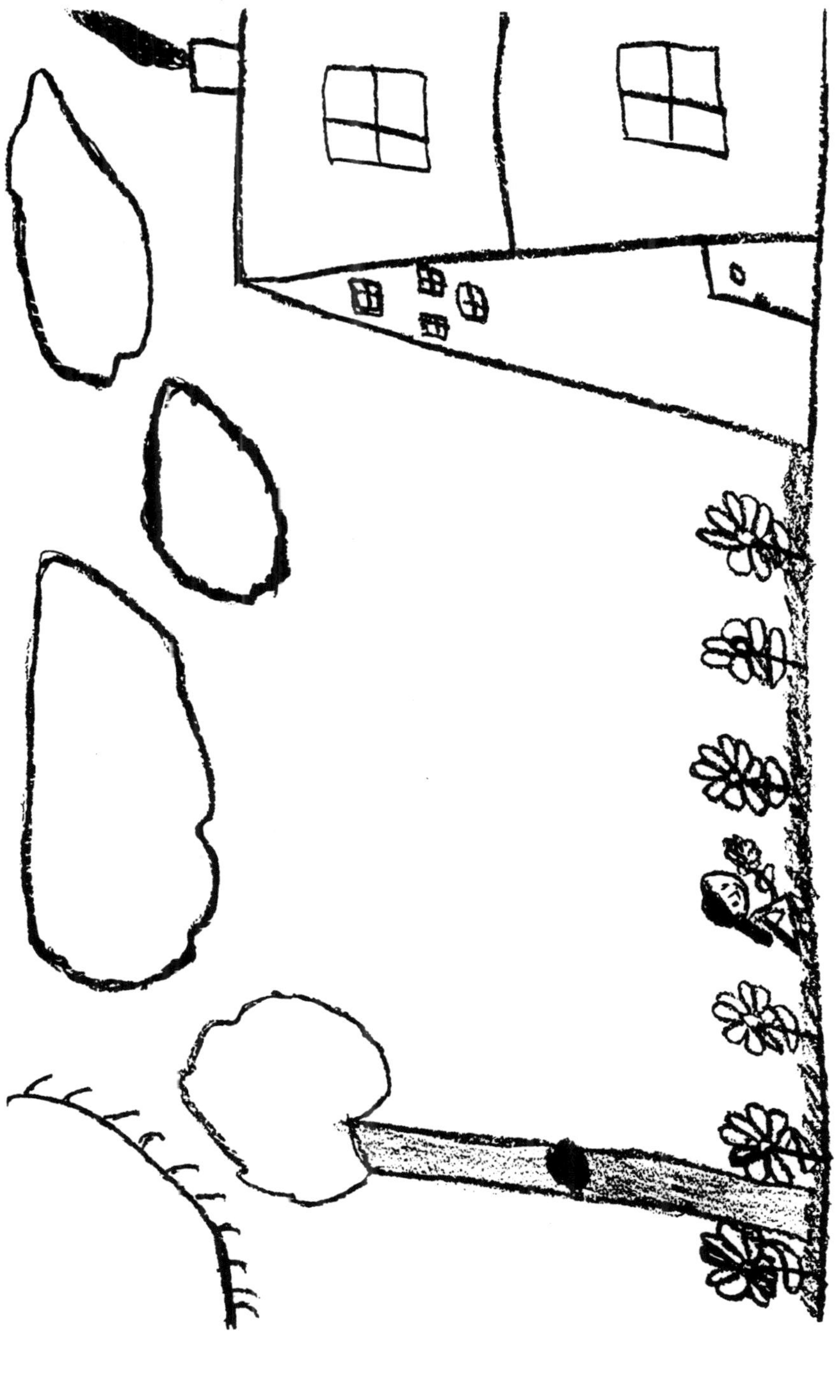

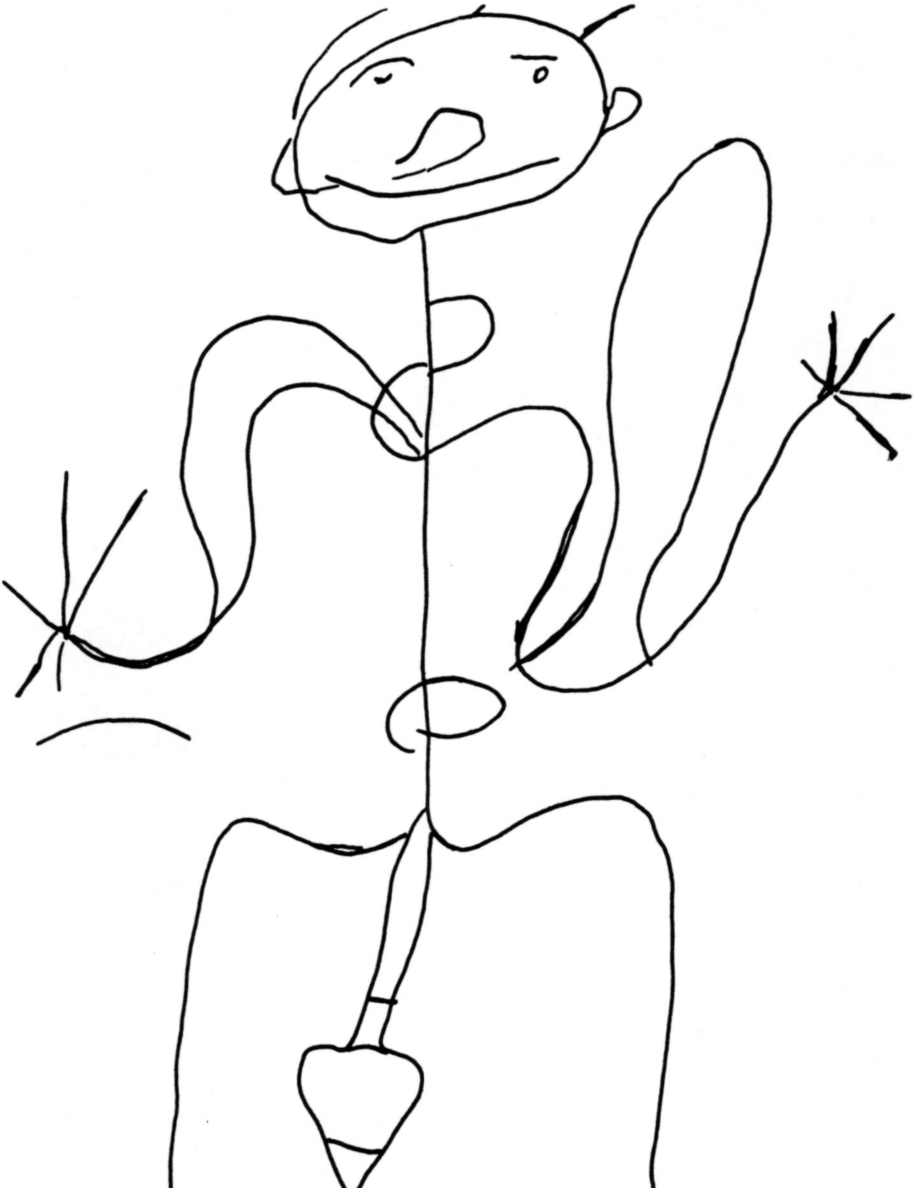

Es gibt eine Hierarchie der Zeichen. Einige sind eindeutig ungewöhnlicher und bedeutsamer als andere, z. B. die betonte Darstellung der Genitalien. Der eindrucksvolle Penis und die riesigen Muskeln in Abbildung 40, die von einem elfjährigen Jungen stammt, der sagte, daß er später einmal so sein wolle, können kaum als Darstellung von Aggressivität ignoriert werden. Andere Einzelheiten – Ohren, Rumpf – sprechen keine so deutliche Sprache.

Abbildung 41 ist die Zeichnung eines fünf Jahre, sechs Monate alten Mädchens, das seine Mutter und sich selbst gezeichnet hat. Die Figuren sind winzig, unbedeutend. Das Mädchen lebt allein mit seiner Mutter, der Vater hat die Familie verlassen. Es ist intelligent und kann sich ziemlich klar ausdrücken. Als ich es bat, seine Familie zu zeichnen, sagte es: »In meiner Familie gibt es aber nur zwei Leute, mich und Mama.« Die Figuren sind instabil, haben keine Füße und sind winzig. Der allgemeine Eindruck, den die Zeichnung hinterläßt, weist auf Unsicherheit hin – ein Eindruck, der mit der Realität der Familiensituation in Einklang steht.

Bei der Bewertung von Zeichnungen fühlt man sich wohler, wenn eine ganze Menge Details mit dem Eindruck, den das Ganze macht, übereinstimmt.

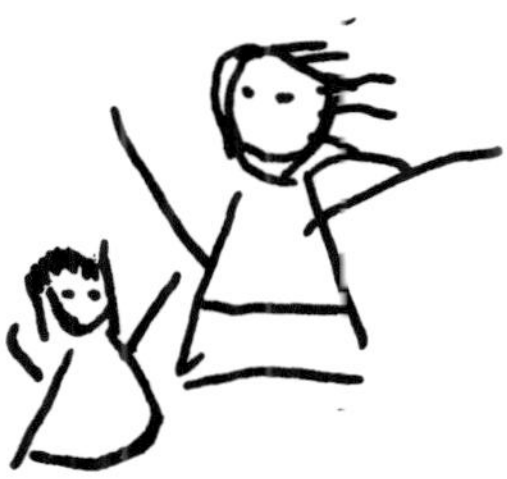

Abbildung 41: Von einem fünf Jahre, sechs Monate alten Mädchen, dessen Vater die Familie verlassen hat. Sie hat ihre Mutter und sich selbst als winzige, instabile Figuren gezeichnet.

Abbildung 40 (links): Zeichnung eines elfjährigen Jungen, die zeigt, wie er sein möchte, wenn er erwachsen ist. Machismo.

### *Harte und weiche Wissenschaften*

Bei der Deutung von Zeichnungen bleibt das Validitätsproblem ungelöst. Die Humanwissenschaften können nicht dasselbe Maß an Objektivität wie die Naturwissenschaften bieten. Komplexität, Variabilität und Unvorhersagbarkeit menschlichen Verhaltens schließen die im Zusammenhang mit einfacheren, physikalischen Phänomenen erwartete Gewißheit aus. Extreme Beispiele für harte und weiche Wissenschaften finden sich bei STENT (1980), der der Objektivität in der Mechanik die Ambiguität in der Psychoanalyse gegenüberstellt.

ALDOUS HUXLEY (1977) erinnert uns daran, daß der einzige Wunsch der Wissenschaftler darin besteht, eine Norm zu haben, an der sie sich orientieren können, daß aber der Mensch »sehr, sehr weit davon entfernt ist, genormt zu sein« und es tatsächlich erstaunlich wäre, wenn die großen physischen und physiologischen Unterschiede der Menschen nicht ihr Verhalten beeinflußten.

Und über die Variable, die der Betrachter darstellt, ist überhaupt nichts gesagt worden. Selbst der erfahrenste und fähigste Betrachter kann sich nicht der Wirkung der Einflüsse entziehen, die das Denken, Fühlen und ein persönliches Herangehen an das zu erforschende Menschenmaterial geprägt hat.

Das sind ernüchternde, aber nicht entmutigende Gedanken, denn hier geht es nicht um alles oder nichts.

### *Teile erhalten im Gesamtzusammenhang Bedeutung*

Ich glaube, daß eine Betrachtung der Zeichnung als Ganzes vorausgehen und den Kontext für die Bewertung der Einzelteile bilden sollte.

Teile erhalten in bezug zu anderen Teilen und zum Ganzen Bedeutung. Das Einzelteil beeinflußt das Ganze und erlangt umgekehrt sein Maß an Bedeutung im Kontext des Ganzen. Vielleicht läßt sich eine Parallele zu dem ziehen, was im menschlichen Körper geschieht, wenn ein Teil krank oder beschädigt ist: der Körper ist insgesamt angegriffen. In welchem Maß aber der Körper beeinträchtigt ist, wird vom Körper als insgesamt funktionierendem Organismus bestimmt. Das letzte Wort hat das Ganze.

Unser Wissen vom Menschen ist kein mathematisches Wissen. Es besteht nicht in der Aufzählung von Bestandteilen. Es geht von einem allgemeinen Eindruck des Ganzen aus, das – wie ein mythologischer orientalischer Gott – viele, nicht alle gleichzeitig sichtbare Gesichter hat. Der Eindruck ist sowohl vom Betrachteten wie vom Betrachter beeinflußt.

# Kapitel 7

# Der Gesamteindruck

### Größe

Der vierjährige Paul ging mit seiner Mutter im Central Park spazieren, als plötzlich ein einsamer Fußgänger seine Aufmerksamkeit erregte. Betroffen wandte sich Paul an seine Mutter und sagte: »Mama, hat er keine Angst alleine, ohne seine Mama, spazierenzugehen?« Der Fußgänger, um den er sich Sorgen machte, war ein zwergwüchsiger Erwachsener.

Noch weit bis über das Vorschulalter hinaus zeichnen Kinder Figuren, die ihnen wichtig sind, unabhängig von ihren tatsächlichen Dimensionen, groß.

### Die Bewegungsillusion

»Bewegung ist Leben.« *Leonardo da Vinci*

Zu den Mitteln, die Künstler anwenden, um die Illusion von Bewegung zu erzeugen, gehören das *Sfumato* oder unscharfe Bild, vorwegnehmende Spannung im Betrachter und der Einsatz schneller, energievoller Striche.

Das von LEONARDO zur Vollendung gebrachte unscharfe Bild vermittelt die Illusion von Bewegung, indem es im Betrachter das Bedürfnis weckt, das Bild schärfer zu machen. Vorwegnehmende Spannung wird dadurch erzeugt, daß der Betrachter angeregt wird, eine Handlung im Geist zu vervollständigen. Eine schnell hingeworfene Skizze vermittelt die Illusion von Bewegung besser als ein Bild in detailliertem, ausgefeiltem Stil. Vergleichen Sie etwa die Lebendigkeit der von GUARDI gemalten venezianischen Szenen mit der imposanten, aber statischen Gestaltung dieser Szenen von CANALETTO.

Nur wenn sich etwas aus eigener Kraft bewegt, können wir wissen, daß es lebendig ist. Kinder wenden – spontan oder nachahmend – eine Vielzahl von Mitteln an, um ihren Figuren Bewegung zu verleihen. Allgemein gesprochen stellen Jungen häufiger Handlungen dar, während Mädchen sich mehr für Details und gute Ausführung zu interessieren scheinen.

Abbildung 42: Zeichnung eines sieben Jahre, sechs Monate alten Jungen. Die Größe bringt die, nach Auffassung des Kindes, relative Wichtigkeit der Familienmitglieder zum Ausdruck. Er selbst ist nicht abgebildet.

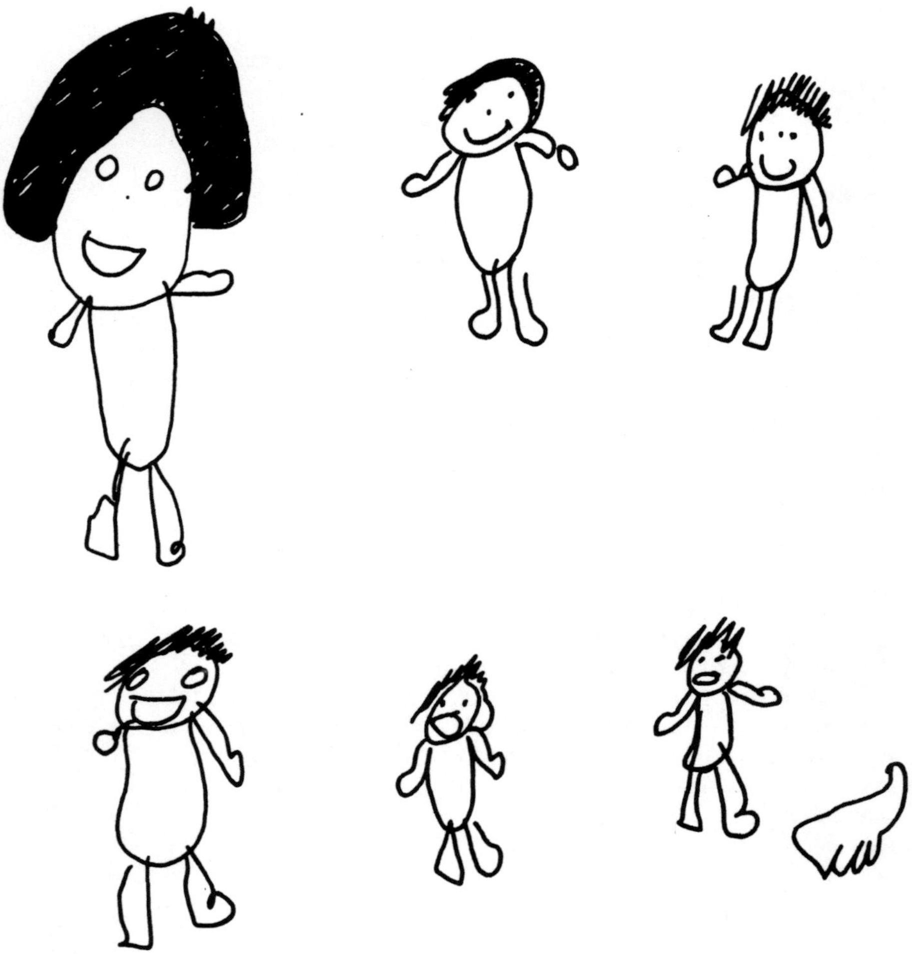

Abbildung 43: Von einem neunjährigen Jungen.

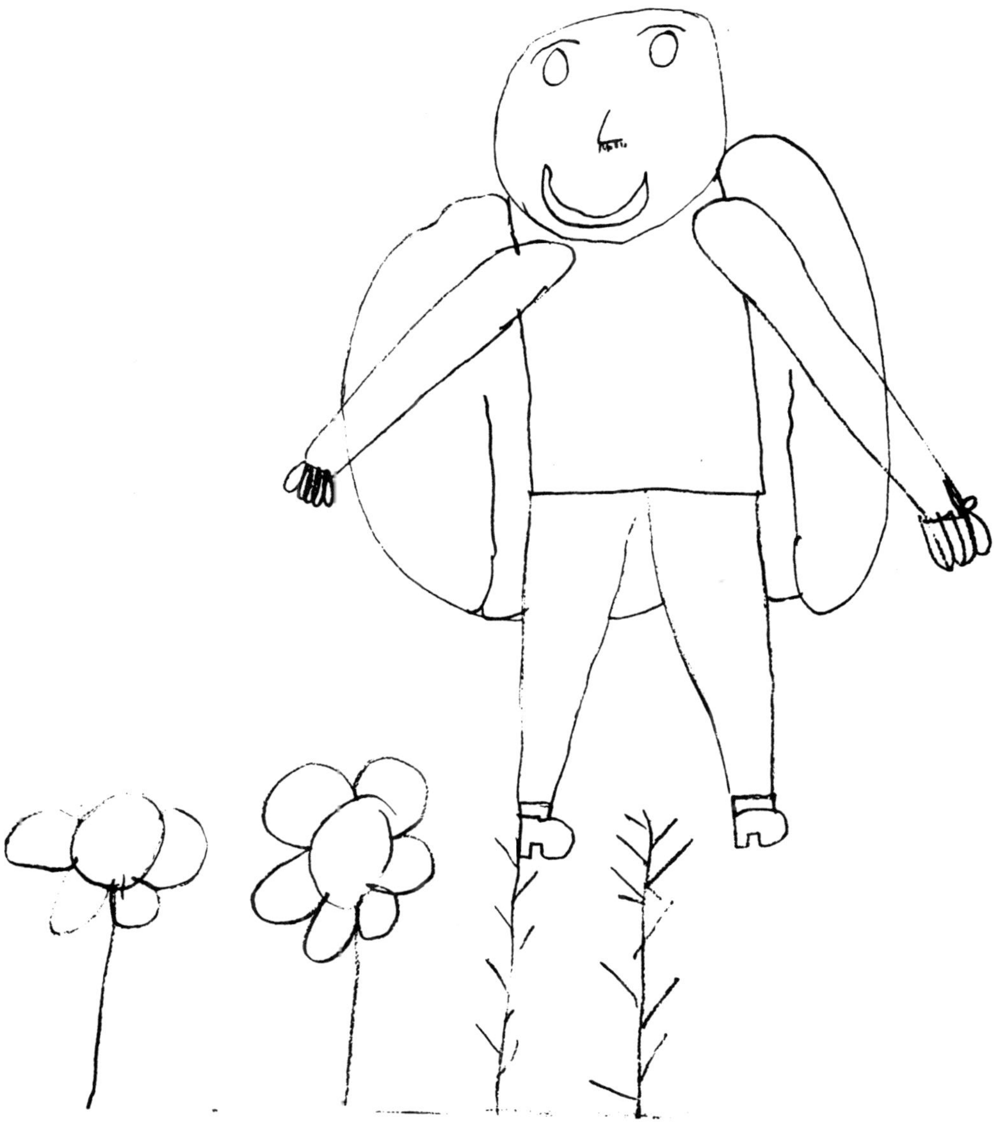

### *Die Darstellung von Bewegung*

Kinder im Schulalter, die nicht mehr mit ihren frontalen, statischen Figuren zufrieden sind, versuchen, sie in Bewegung darzustellen, und hoffen, eine Illusion von Bewegung ohne Bewegung zu erzeugen. Wenn sie die Schwierigkeit erkennen, Bewegung in einer frontal gezeichneten Figur anzudeuten, entdecken sie, daß sich das Profil eher dazu eignet, Gehen, Rennen oder andere Aktionen darzustellen.

Es werden verschiedene Mittel angewandt; einige davon lehnen sich ganz offensichtlich an solche an, die Comic-Strip-Künstler benutzen. Yolanda, einem elf Jahre, acht Monate alten Mädchen, ist es gelungen, die Illusion von Bewegung zu vermitteln, indem sie ihren Vater mit schweren Hanteln über dem Kopf darstellte. Die riesigen Bizepsmuskeln helfen dem Betrachter, die Zeichnung als einen statischen Augenblick in einer anhaltenden Handlung zu sehen (Abbildung 44).

In Abbildung 45 ist es dem zwölfjährigen James gelungen, seine Figur beim Fischen zu zeigen, indem er sie im Profil darstellte. Diese Tätigkeit wäre sehr schwer frontal darzustellen.

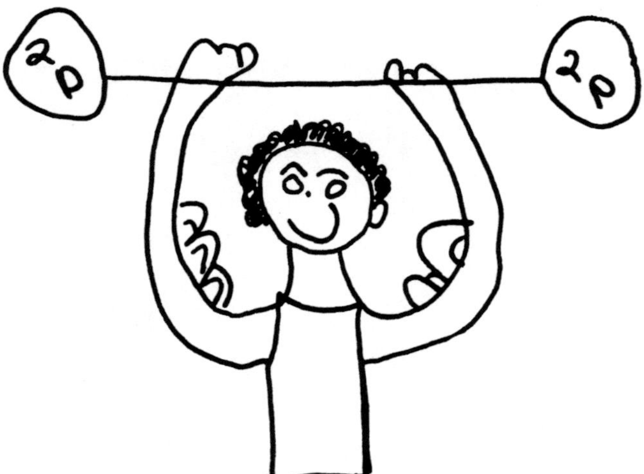


Abbildung 44: Von der elf Jahre, acht Monate alten Yolanda gezeichnet.

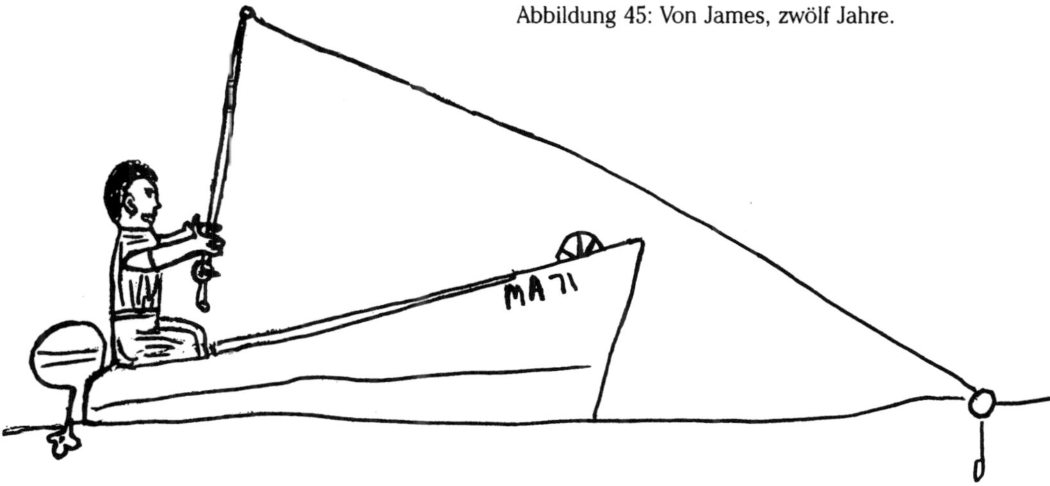


Abbildung 45: Von James, zwölf Jahre.

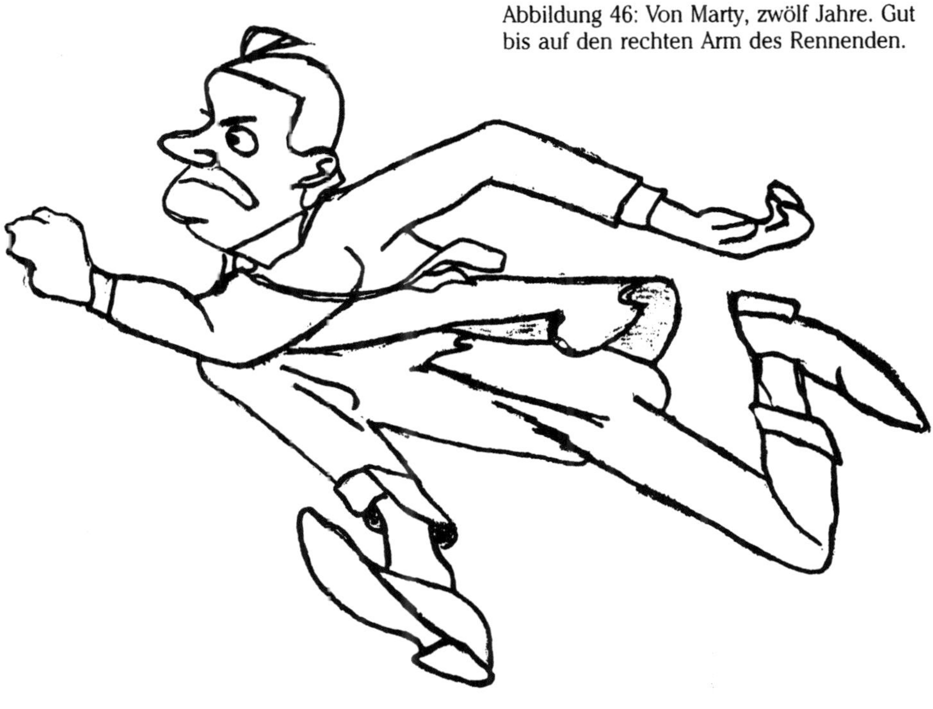

Abbildung 46: Von Marty, zwölf Jahre. Gut bis auf den rechten Arm des Rennenden.

### *Das Geschlecht wird zuerst gezeichnet*

Zahlreiche Studien haben die allgemein akzeptierte Auffassung, die überwiegende Mehrheit der Kinder stelle auf die Bitte, eine Person zu zeichnen, zuerst ihr eigenes Geschlecht dar, bestätigt. Außerdem wurde beobachtet, daß die Zahl der Mädchen, die ihr eigenes Geschlecht zuerst zeichnen, mit dem Herannahen der Adoleszenz abnimmt.

Diese Ergebnisse wurden mit der Übernahme der Geschlechtsrolle in Zusammenhang gebracht. Meiner Meinung nach stellt der Wandel, der sich bei einer signifikanten Zahl von Mädchen feststellen läßt, keine Veränderung der Rollen- oder Geschlechtsidentifikation dar, sondern ist vielmehr Ausdruck des erwachenden Interesses am anderen Geschlecht. Mädchen kommen etwa zwei Jahre früher als Jungen in die Pubertät.

Es wird interessant sein zu beobachten, ob die sozialen und kulturellen Veränderungen, die dabei sind, die in der Vergangenheit vorherrschenden Rollenmodelle zu zerstören, auch einen Einfluß darauf haben, welches Geschlecht zuerst gezeichnet wird. Stereotypen sind aber nur schwer auszurotten. Der kindliche Konservatismus in der Darstellung der menschlichen Figur wird sich wahrscheinlich nur langsam verdrängen lassen.

Abbildung 47 stammt von einem achtzehnjährigen Mädchen. Sie ist Kosmetikerin, lebt zu Hause in einer intakten Familie und wird als gut angepaßt beschrieben. Wie viele Jugendliche mußte sie zum Zeichnen überredet werden. Nachdem sie zuerst protestiert hatte, sie könne nicht zeichnen, gab sie schließlich nach. Die Schultern des jungen Mannes sind breit, seine Hüften schmal. An den Hosenbeinen wie am rechten Arm und an der rechten Hand ist radiert worden. Die Aufmerksamkeit, die den Haaren gewidmet wurde, läßt den Einfluß ihres Berufs erkennen.

Abbildung 47: Auf die Bitte, eine Person zu zeichnen, hat ein achtzehnjähriges Mädchen zuerst eine männliche Figur gezeichnet.

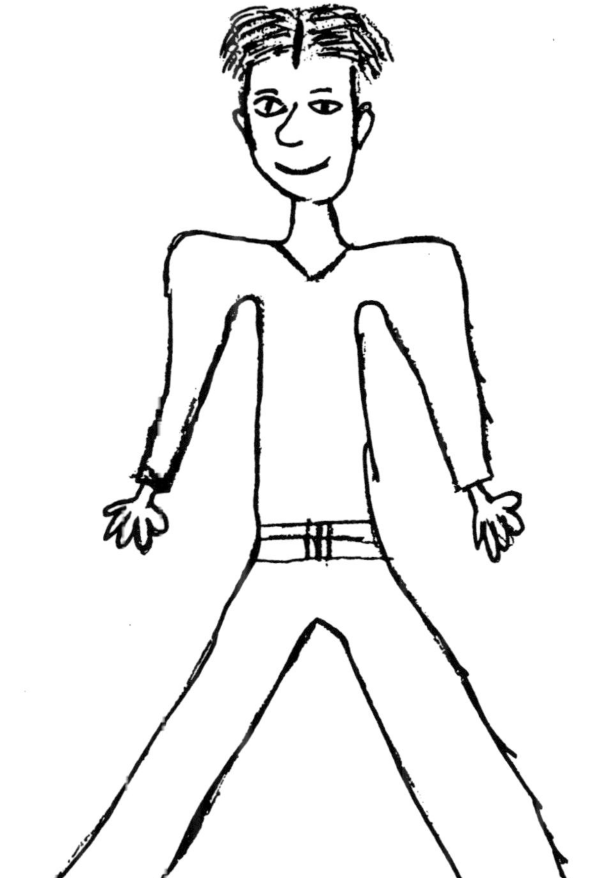

## *Das Weglassen der eigenen Person beim Zeichnen der Familie*

Das kommt bei Kindern vor, die sich ungeliebt fühlen. Die eigene Person kann bewußt ausgelassen oder unbewußt »vergessen« werden.

Meiner Erfahrung nach lassen adoptierte Kinder, die sich der Adoleszenz nähern, also der Zeit, in der die eigene Identität selbst bei Jugendlichen, die bei ihren natürlichen Eltern leben, zum Hauptinteresse wird, häufiger beim Zeichnen ihre eigene Person aus.

Aus diesem Grund habe ich stets darauf geachtet, das Kind zuerst mit der einfachen Aufforderung, »zeichne deine Familie«, um eine Familienzeichnung zu bitten, bevor ich es eine bewegte Familienzeichnung anfertigen ließ (bei der das Kind seine Familie einschließlich seiner selbst zeichnen soll) und damit eine Gelegenheit vertan hätte herauszufinden, ob das Kind sich selbst spontan in die Familiengruppe miteinbezogen hätte.

Abbildung 48 stammt von Grace, einem acht Jahre, drei Monate alten Mädchen. Diese Zeichnung wurde von Grace auf die Bitte hin angefertigt, ihre Familie zu zeichnen. Sie hat sich selbst ausgelassen. Als sie zu verstehen gab, daß die Zeichnung fertig sei, wurde sie auf ihre eigene Abwesenheit von der Gruppe hingewiesen, worauf sie antwortete: »Ich möchte mich nicht zeichnen – ich weiß nicht, wie ich aussehe.« Grace lebt mit ihren natürlichen Eltern und Geschwistern zusammen. Sie ist auf ihren Bruder eifersüchtig. Ihr klinisches Bild ist im wesentlichen durch psychosomatisches Erbrechen und prahlerisches Benehmen gekennzeichnet. Im Weglassen ihrer eigenen Person beim Zeichnen der Familie spiegeln sich Minderwertigkeitsgefühle und Geschwisterrivalitäten wider. In der Schule hat sie keinerlei Probleme. Sie geht in die dritte Klasse und kommt gut mit.

Abbildung 48: Von Grace, acht Jahre, drei Monate. Sie hat sich selbst nicht in die Familie miteinbezogen.

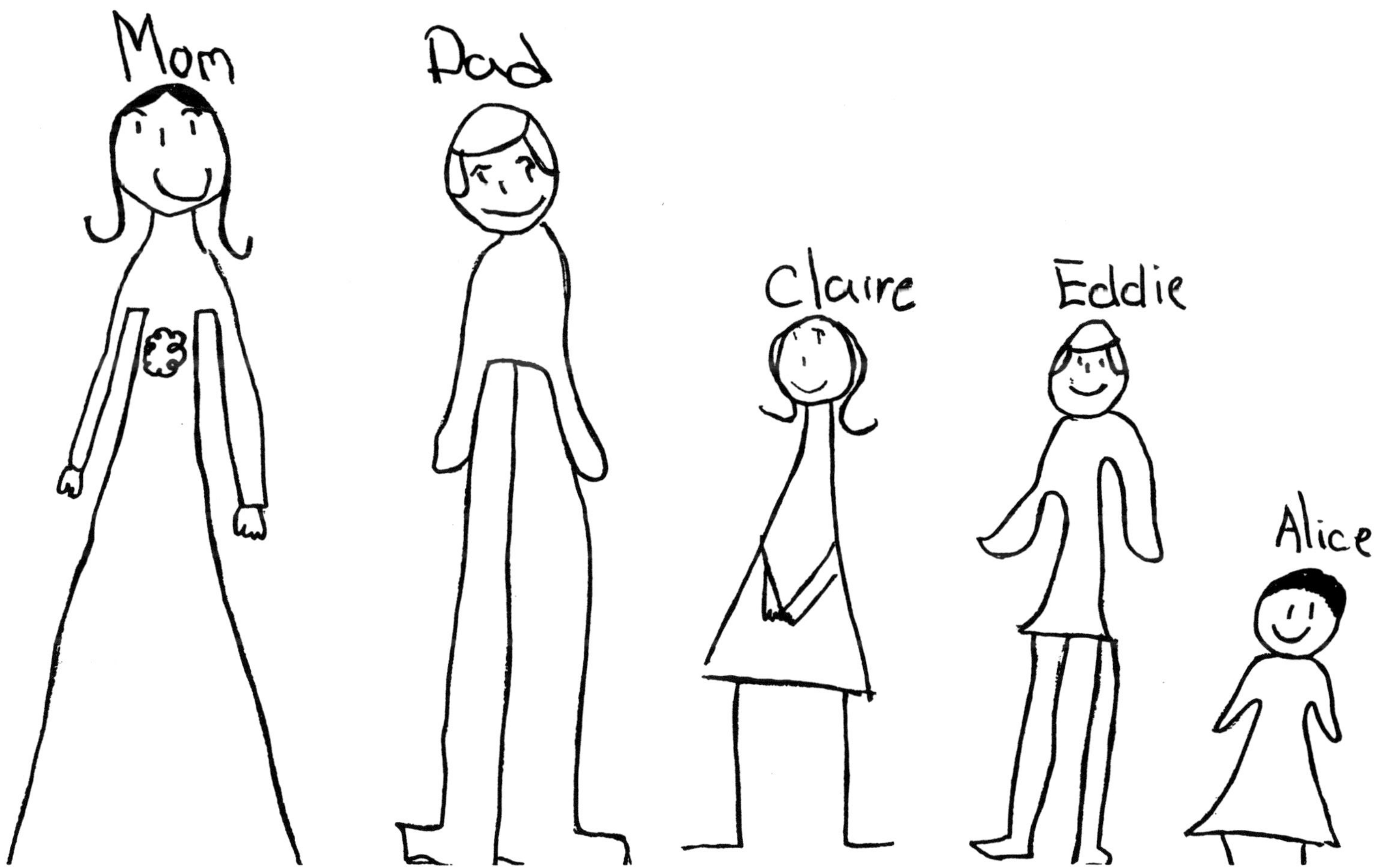
Mom
Dad
Claire
Eddie
Alice

***Die abwesende Mutter***

In Abbildung 49 hat Bobby, ein intelligenter, fünfjähriger Junge, der in den Kindergarten geht, seine Familie gezeichnet. Obwohl seine Mutter die Familie verlassen hat und er von seinem Großvater väterlicherseits und seinem Vater aufgezogen wird, hat er sie in die Gruppe einbezogen – Leugnung einer unakzeptablen Realität. Seine Mutter kommt nie zu Besuch. Bobby sagt, daß sich sein Vater nur für Bier interessiert (ödipale Entwicklungsstufe).

Abbildung 50 stammt von der elfjährigen Tina. Sie hat ihre Mutter aus der Familiengruppe ausgeschlossen und sich selbst und ihren Vater bei der Hausarbeit dargestellt (späte vorpubertäre Entwicklungsphase).

Indem der Fünfjährige seine abwesende Mutter in die Familie einbezieht, drückt er seine trotz ihrer Vernachlässigung bestehende Bindung an sie aus. Indem das elfjährige Mädchen seine Mutter ausschließt, äußert es seinen Groll, während es gleichzeitig die Tatsache akzeptiert, da es die notwendige Hausarbeit erledigt.

Abbildung 49: Von Bobby, fünf Jahre.

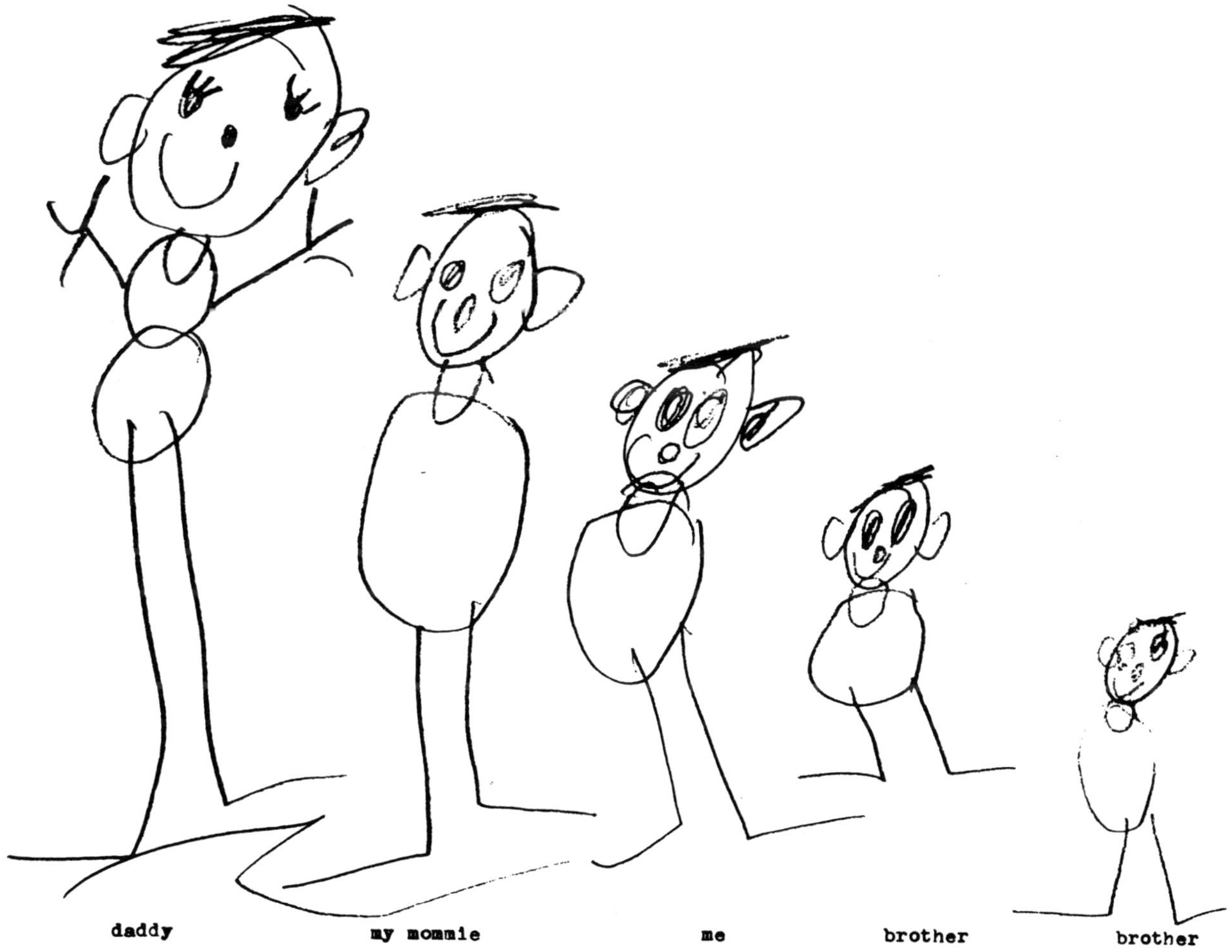
daddy
my mommie
me
brother
brother

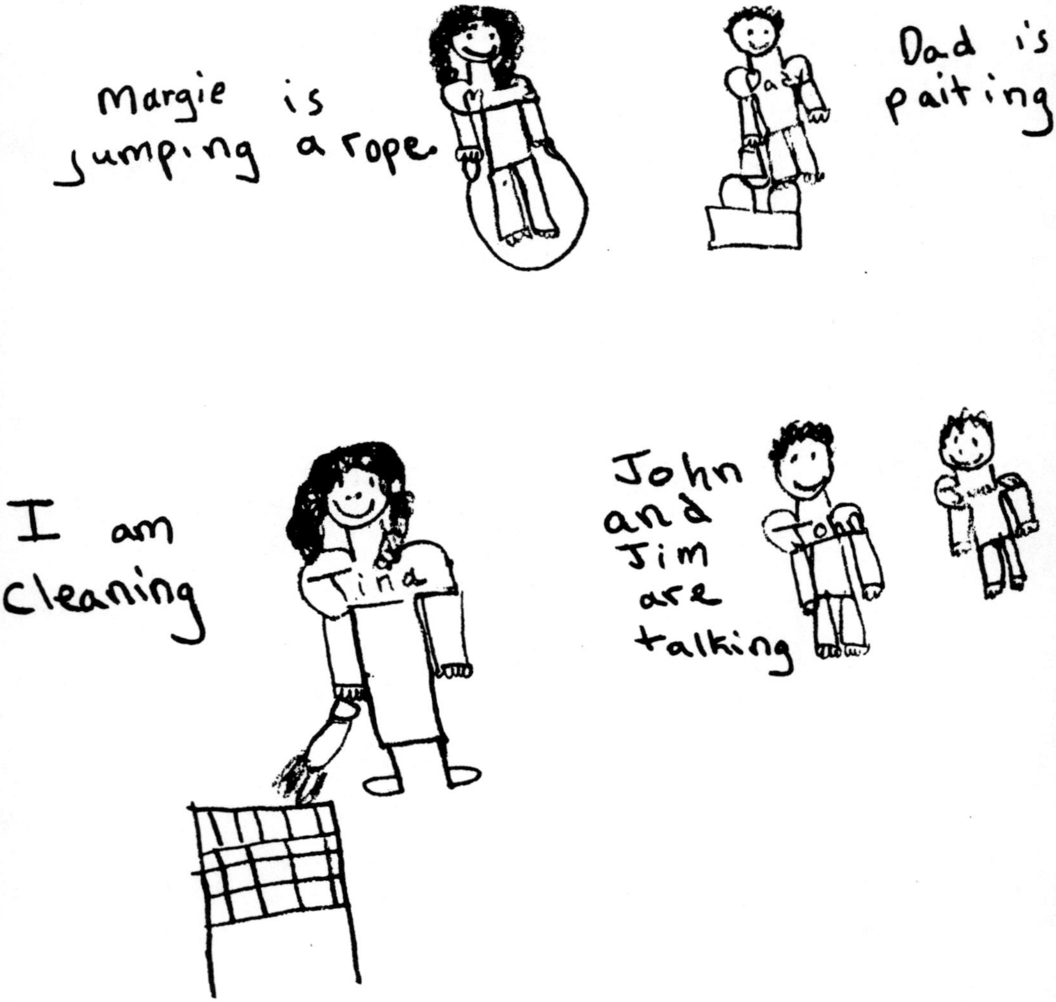
Margie is jumping a rope.
Dad is paiting
Dad
I am cleaning
Tina
John and Jim are talking
John

Abbildung 50: Zeichnung eines zehn Jahre, elf Monate alten Mädchens. Zerrüttete Familie – Mutter ist nicht Teil der Familiengruppe.

### Der abwesende Vater

Diese Situation kommt häufiger vor als die, in der die Mutter abwesend ist. Gewöhnlich sind die Auswirkungen weniger gravierend.

Abbildung 51, die von einem neunjährigen Mädchen stammt, zeigt den Vater vielsagend mehr in Form einer Erscheinung denn als Realität.

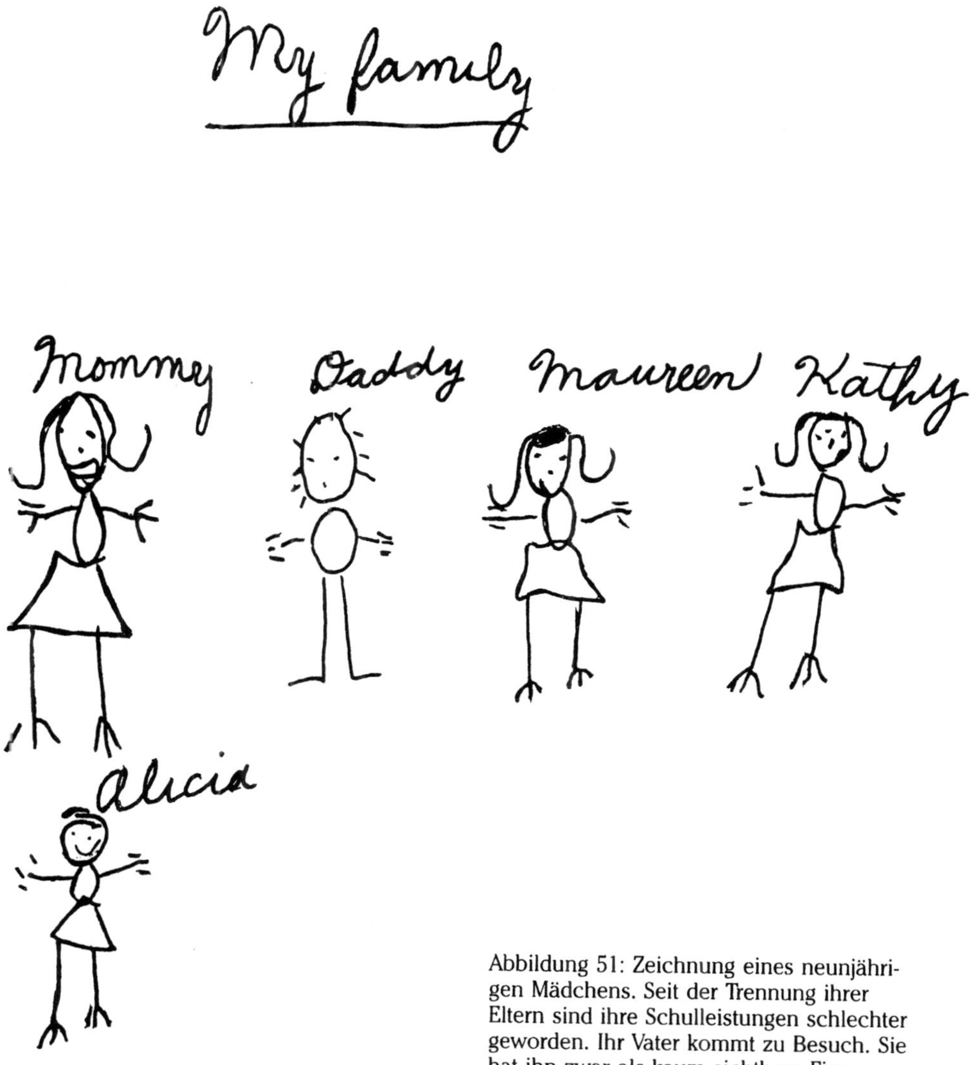


Abbildung 51: Zeichnung eines neunjährigen Mädchens. Seit der Trennung ihrer Eltern sind ihre Schulleistungen schlechter geworden. Ihr Vater kommt zu Besuch. Sie hat ihn zwar als kaum sichtbare Figur, aber immer noch als Teil ihrer Familiengruppe gezeichnet. Er ist da und doch nicht da.

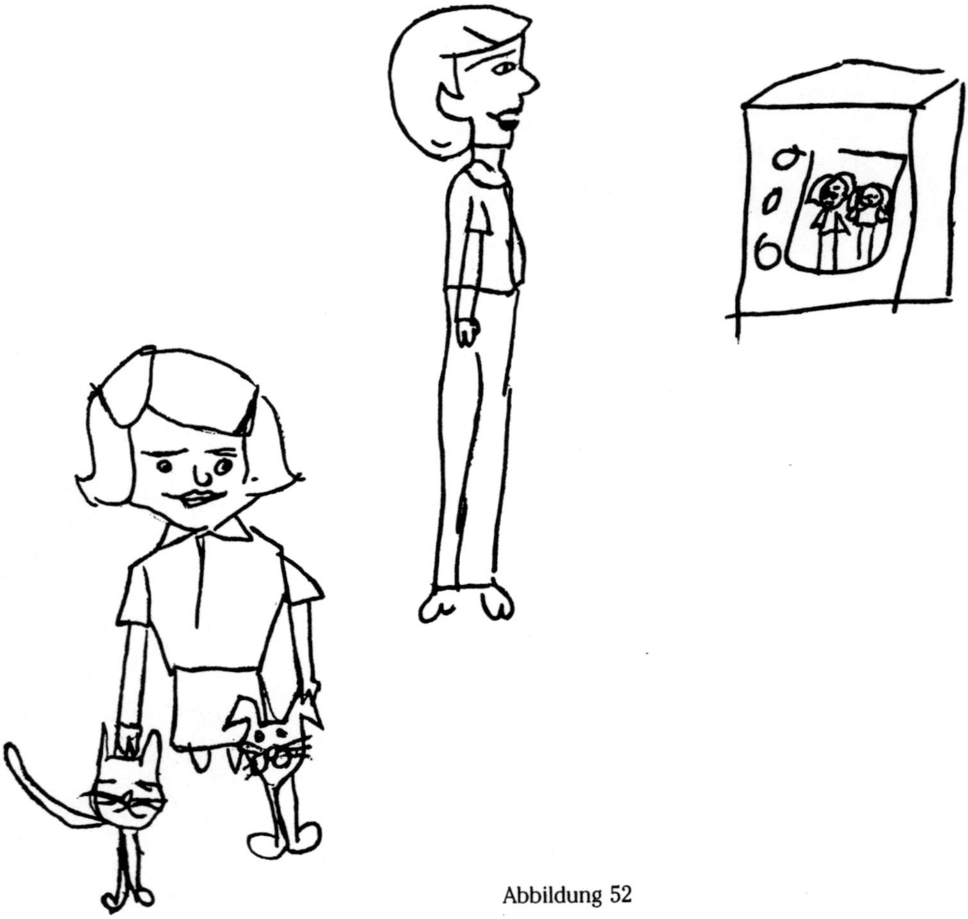

Abbildung 52

Abbildung 53 (rechts): Von Donna, acht Jahre, elf Monate. Sie ist die Vierte von links. Zerrüttete Familie. Alle Kinder leben vorübergehend im Heim. Eltern sind bei der Familienzeichnung weggelassen worden.

Abbildung 52, die Zeichnung eines zehnjährigen Mädchens, zeigt die Mutter beim Fernsehen und Gloria selbst mit ihrer Katze und ihrem Hund.

Ein Vater erfüllt seine Rolle jedoch nicht bloß, indem er da ist. Er muß auch körperlich und funktional verfügbar sein. Der Vater, der vom Büro nach Hause kommt, von seiner pflichtbewußten Frau mit einem Cocktail in der Hand begrüßt wird, seine Schuhe auszieht und sich in die Zeitung vergräbt, widmet seiner Familie wohl kaum liebevolle Aufmerksamkeit. Es ist bezeichnend, daß viele Kinder, wenn man sie bittet, ihre Familie zu zeichnen, ihren Vater darstellen, wie er sein Gesicht hinter der Zeitung verbirgt und sich bewußt den Aktivitäten und Sorgen des Familienlebens entzieht. Der Vater sollte nicht bloß für seinen Beruf leben. Dann gibt es noch die Männer, die ihre Freizeit mit Golf- oder Tennisspielen oder damit verbringen, daß sie sich die Sportsendungen im Fernsehen ansehen. Kinder haben ihre Väter bei diesen Tätigkeiten, die sie ohne ihre Kinder ausüben, gezeichnet. Die Kinder fühlen sich zu Recht vernachlässigt und vom Vater, den sie als Rollenmodell brauchen, gefühlsmäßig isoliert.

Ein bedauerliches väterliches Verhalten, das stärker ins Auge springt, ist das des strengen, strafenden Vaters, der die Rolle des Laios, des Vaters von Ödipus, in der Realität spielt. Hierbei geht es nicht nur um passive Vernachlässigung, sondern um offene Ablehnung und körperliche oder psychische Grausamkeit, die oft als Disziplinierung und Übung zur Besserung des Kindes rationalisiert wird. Kinder, die dieses Vaterbild erworben haben, zeichnen ihren Vater häufig als erdrückende Figur mit großen Händen und langen, spitzen Fingern.

### *Die Weigerung, die Familie zu zeichnen*

Nur bei Kindern, die aus einer zerrütteten Familie stammten, bin ich auf die strikte Weigerung, die Familie zu zeichnen, gestoßen. Ein verbitterter Junge erwiderte: »Ich habe keine Familie.« Doch selbst unter diesen traumatisierten Kindern ist totaler Widerstand selten. Gewöhnlich zeichnen sie eine Familiengruppe, zu der alle ihre Geschwister einschließlich sie selbst gehören, lassen aber ihre Eltern aus (Abbildung 53).

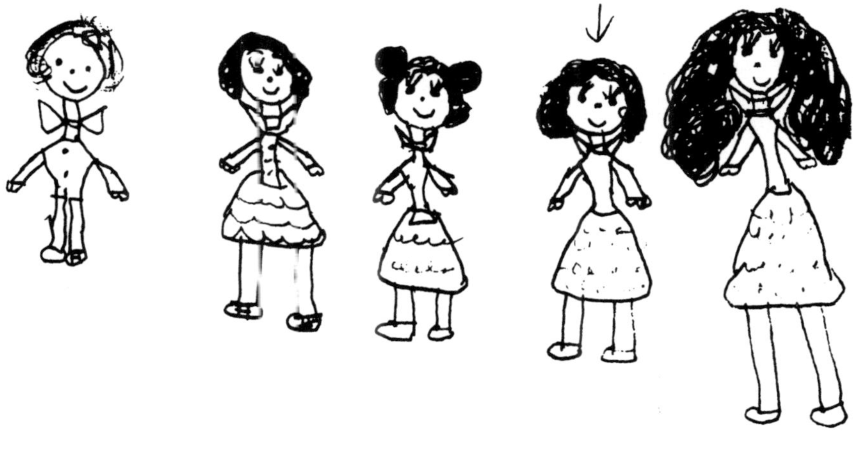

Sträubt sich ein Kind gegen die Aufgabe, kann die Bitte, einen Baum zu zeichnen, das emotionale Hindernis umgehen und den Weg für eine freiere Reaktion zu einem anderen Zeitpunkt ebnen.

Denen, die behaupten, die Zeichnungen seien überflüssig, sie drückten nur das aus, was wir bereits wüßten, erwidere ich, daß sie uns mehr über das sagen, was wir wissen könnten.

### *Geometrische Figuren*

Abbildung 54 ist die Zeichnung eines fünfjährigen Mädchens, das sich wegen der schlechter werdenden Bedingungen in ihrer vaterlosen Familie gerade bei Pflegeeltern befindet.

Ihre Ausführung der menschlichen Figuren ist auffallend geometrisch. Die menschliche Gestalt ist entpersönlicht und entmenschlicht, als Gegenstand ausgedrückt. Diese Art der Zeichnung bringt eine Einstellung zum Ausdruck, die intellektuell kontrolliert, rational, unemotional ist. Dementsprechend ist auch die Reaktion des Betrachters intellektuell, nicht affektiv.

Das Mädchen kommt in der ersten Schulklasse gut mit. Sie hat weder eine enge Bindung an ihre Pflegefamilie noch an ihre natürliche Mutter entwickelt, die ihre Tochter hin und wieder besucht.

### *Ist die Zeichnung ein Selbstbild?*

Mit dieser Frage ist das Erkennen des Spiegelbildes als Selbstbild verbunden. In einer genialen und faszinierenden Studie versuchte RENE ZAZZO (1975) die Sequenzen zu bestimmen, die zur Entdeckung des Kindes, daß der Spiegel es selbst reflektiert, führen.

Zuerst sieht das Kind seinen identischen Zwilling durch ein durchsichtiges Spiegelglas, das dann durch einen Spiegel ersetzt wird. Es gelang ZAZZO, das Alter zu bestimmen, in dem die meisten Kinder, wenn sie einen dunklen Fleck auf ihrer Nase sehen, nach ihrer eigenen Nase, nicht der im Spiegel, greifen. Praktisch alle konnten das im Alter von 30 Monaten.

Diese Studie war der Auslöser dafür, daß ich mich erneut mit der Frage beschäftigte: Ist das gezeichnete Bild als Selbstbild beabsichtigt oder wird es als solches erkannt?

Ich ging noch einmal Hunderte von Zeichnungen, die auf die Bitte, »zeichne eine Person«, hin entstanden waren, mit den Kindern durch. Eine kleine Zahl von Kindern sagte spontan: »Das bin ich«; eine weitere kleine Zahl von Kindern sagte spontan, daß sie einen Freund gezeichnet hätten; einige zeichneten Vater oder Mutter; einige Kinder aus zerrütteten Familien zeichneten Großmutter oder Großvater, von der bzw. dem sie betreut wurden; die meisten zeichneten einfach eine erwachsene Figur, die sie weder spontan noch auf eine Frage hin näher bezeichneten.

In einer früheren Arbeit (1973) äußerte ich meine Überzeugung, daß das gutangepaßte Kind »ein Konzept vom Menschen, nicht einfach von sich selbst zeichnet... das Selbst ist eingeschlossen und absorbiert.« So wie wir unserer Organtätigkeit erst dann gewahr werden, wenn etwas zu schmerzen beginnt, »vergißt das Kind, das nicht von Angst gequält wird, das Selbst, indem es sich intensiv für die faszinierende Welt der Personen und Dinge interessiert«, so daß die Zeichnung

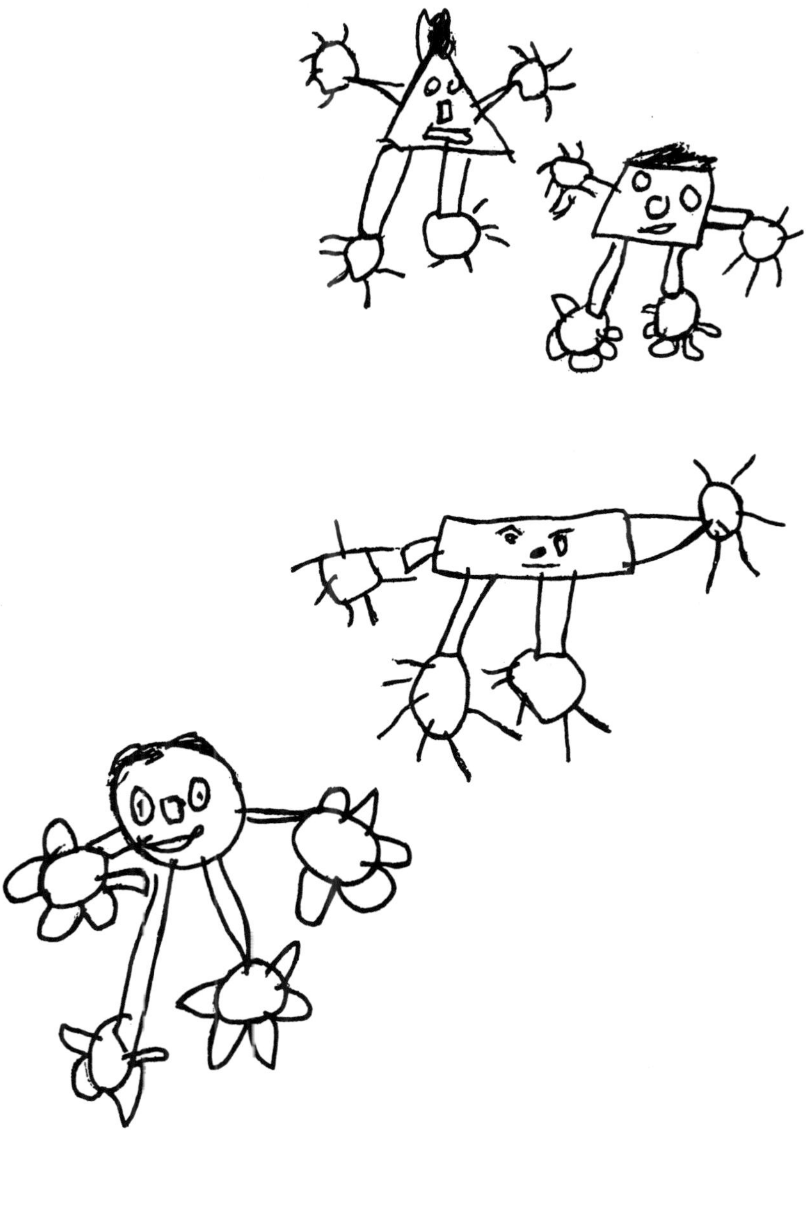

Abbildung 54: Zeichnung eines sechsjährigen Mädchens. Pflegekind.

»eher ein Schema ist, das einen signifikanten Erwachsenen darstellt« oder, wie ich hinzufügen könnte, einen Freund. Es ist eine bekannte Tatsache, daß die meisten Kinder, wenn man sie bittet, eine Person zu zeichnen, ihr eigenes Geschlecht zuerst zeichnen, das ist aber nicht dasselbe, wie wenn sie sich selbst zeichnen.

Das jüngste Kind, das die Figur spontan als Selbstbild identifizierte, war in meiner Untersuchung sechs Jahre alt. Ein vier Jahre, zehn Monate alter Junge nannte die Figur spontan »Mammi«; ein anderer Junge im Alter von vier Jahren, acht Monaten erzählte mir, er habe seinen Bruder gezeichnet. Die bei weitem meisten Kinder waren über acht, als sie den Figuren einen Namen gaben.

Bei einer nochmaligen Durchsicht einer Reihe von Zeichnungen, die von Kindern in der Latenzphase angefertigt worden waren, die aus einer zerrütteten Familie kamen und eine einzige menschliche Figur dargestellt hatten, fand ich, was die Wahl des Themas betrifft, keinen anderen signifikanten Unterschied zwischen Jungen und Mädchen als die gewöhnlich feststellbare Tendenz, das eigene Geschlecht zuerst zu zeichnen – eine Tendenz, die jedoch bei Mädchen nachläßt, wenn diese in die Pubertät kommen und vielleicht zuerst eine männliche Figur zeichnen. Diese Tendenz habe ich als Ausdruck des Interesses, nicht als Identifikation interpretiert. Bei Kindern in der Latenz scheint eine Neigung zu bestehen, eher einen gleichaltrigen Freund oder einen Erwachsenen, der sich um sie kümmert (z.B. Arzt, Krankenschwester, Sozialarbeiter, Großeltern) zu zeichnen, als ein Elternteil. Diese Tatsache unterstreicht, wie wichtig enge Beziehungen zu Gleichaltrigen und wohlwollenden Pflegepersonen sein können, wenn die natürlichen Eltern die von ihnen erwarteten Rollen nicht erfüllen können oder wollen.

In den Abbildungen 55 und 56 hat Joseph John und John Joseph gezeichnet.

Abbildung 55: Joseph zeichnet John. Alter: sieben Jahre, neun Monate.

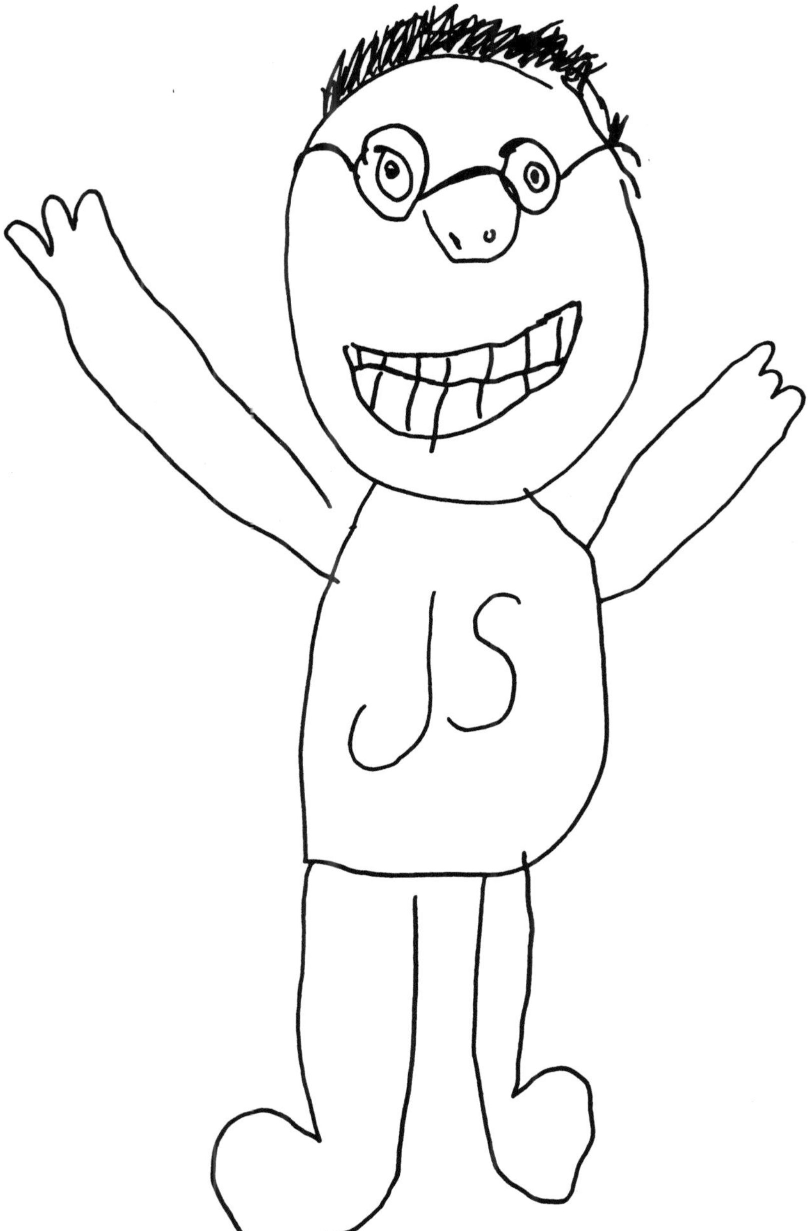
JS

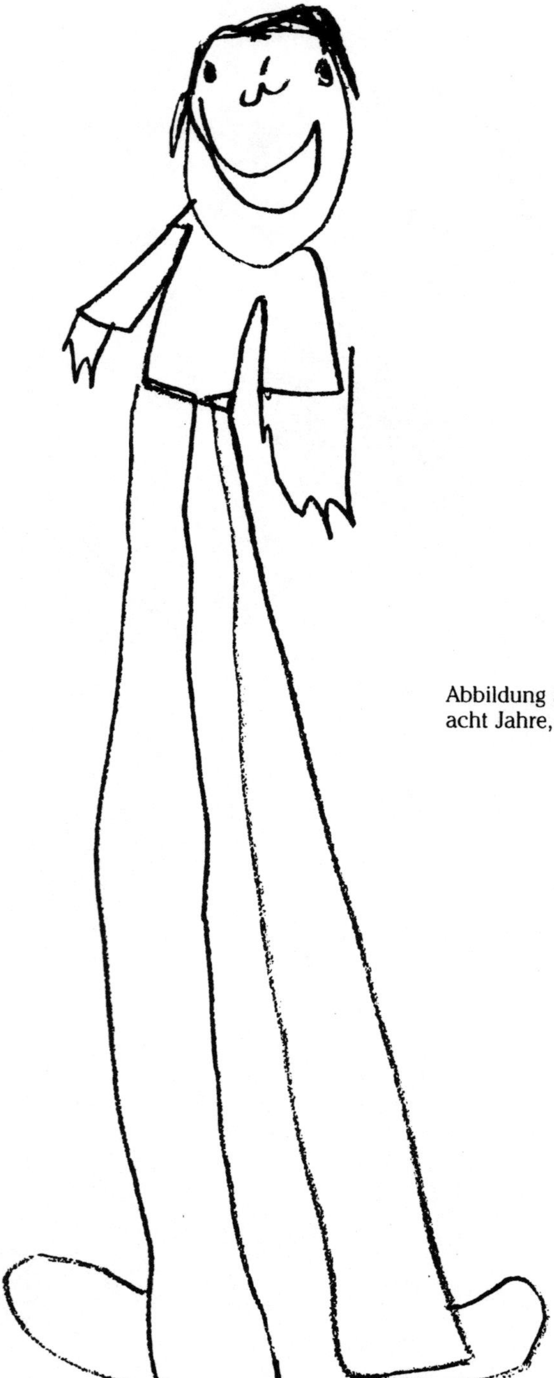

Abbildung 56: John zeichnet Joseph. Alter: acht Jahre, zwei Monate.

# Kapitel 8

# Die Körperteile

### *Eine Hierarchie der Teile*

Der Begriff Hierarchie bezeichnet hier Ordnung und Regelmäßigkeit, mit der Teile des Körpers im Laufe der kindlichen Entwicklung in Zeichnungen auftauchen.

Es herrscht allgemeine Übereinstimmung, daß die erste Darstellung ein Kreis ist, den Drei- bis Vierjährige spontan von sich aus – oder danach befragt – als Person oder, spezieller noch, als Kopf identifizieren. Ob diese Kreisstruktur den Rumpf nun einschließt oder nicht (ARNHEIM, 1964; BRITSCH, 1926), Tatsache bleibt, daß das Kind in diesen Urkreis Augen, Mund und Nase einfügt. Später wird ein kleinerer Kreis unterhalb des ursprünglichen eindeutig den Rumpf anzeigen. Aus Gründen, die ich in einer früheren Publikation mit einiger Ausführlichkeit dargelegt habe (DI LEO, 1970), glaube ich, daß das Kleinkind – intuitiv oder begründet – am meisten von dem Teil der menschlichen Anatomie beeindruckt ist, der tatsächlich – ebenso wie symbolisch – bei weitem der wichtigste Teil einer Person ist.

In der weiteren Diskussion werde ich Kopf, Augen sowie den oberen und unteren Extremitäten besondere Aufmerksamkeit schenken, weil sie eine besonders wichtige Rolle dabei spielen, das Kind mit der äußeren Welt der Personen und Dinge in Kontakt zu bringen.

### *Der Kopf*

»Noch vor den lebenswichtigen Organen bildet die Natur den Teil, der Sitz des Verstandes ist.« *Leonardo da Vinci*

SIR JULIAN HUXLEY (1961) bezeichnet den Kopf als die »dominante Führungsregion des Körpers«, da er sowohl Informationsrezeptor als auch zentrales Koordinierungsorgan ist.

EDMUND S. CRELIN (1973), Anatom, bemerkt, daß der Kopf bei einem zwei Monate alten Fetus die Hälfte der Gesamtgröße und beim Neugeborenen ein Viertel der Körperlänge ausmacht; und daß er, was die Wachstumsgeschwindigkeit und das Erreichen der vollen Größe betrifft, alle anderen Körperteile übertrifft, da er bereits beim Fünfjährigen 90 Prozent der Größe eines Erwachsenen erreicht hat.

Mit bemerkenswerter Intuition richtet das Kind seine Hauptaufmerksamkeit auf den Teil unseres Körpers, dem von der embryonalen Phase an eine Vorrangstellung über den restlichen Organismus zukommt.

Außer dieser wichtigen Rolle, die der Kopf im geistigen und emotionalen Leben spielt, werden ihm symbolische Eigenschaften zugeschrieben, die ihren Ausdruck in der graphischen Darstellung finden. Typischerweise ist der Kopf in Zeichnungen von Kindern im Vorschulalter überproportional groß und beherrscht die Figur (Abbildung 57). Wenn das Kind aber heranwächst und seine Zeichnungen realistischer werden – gewöhnlich im Alter von sieben oder acht Jahren –, nehmen die menschliche Gestalt und ihre Teile objektivere Proportionen an, und die Kopfgröße beträgt etwa ein Achtel der Körperlänge einer stehenden erwachsenen Figur. Wie soll man nun auffallende Abweichungen der Kopfgröße interpretieren?

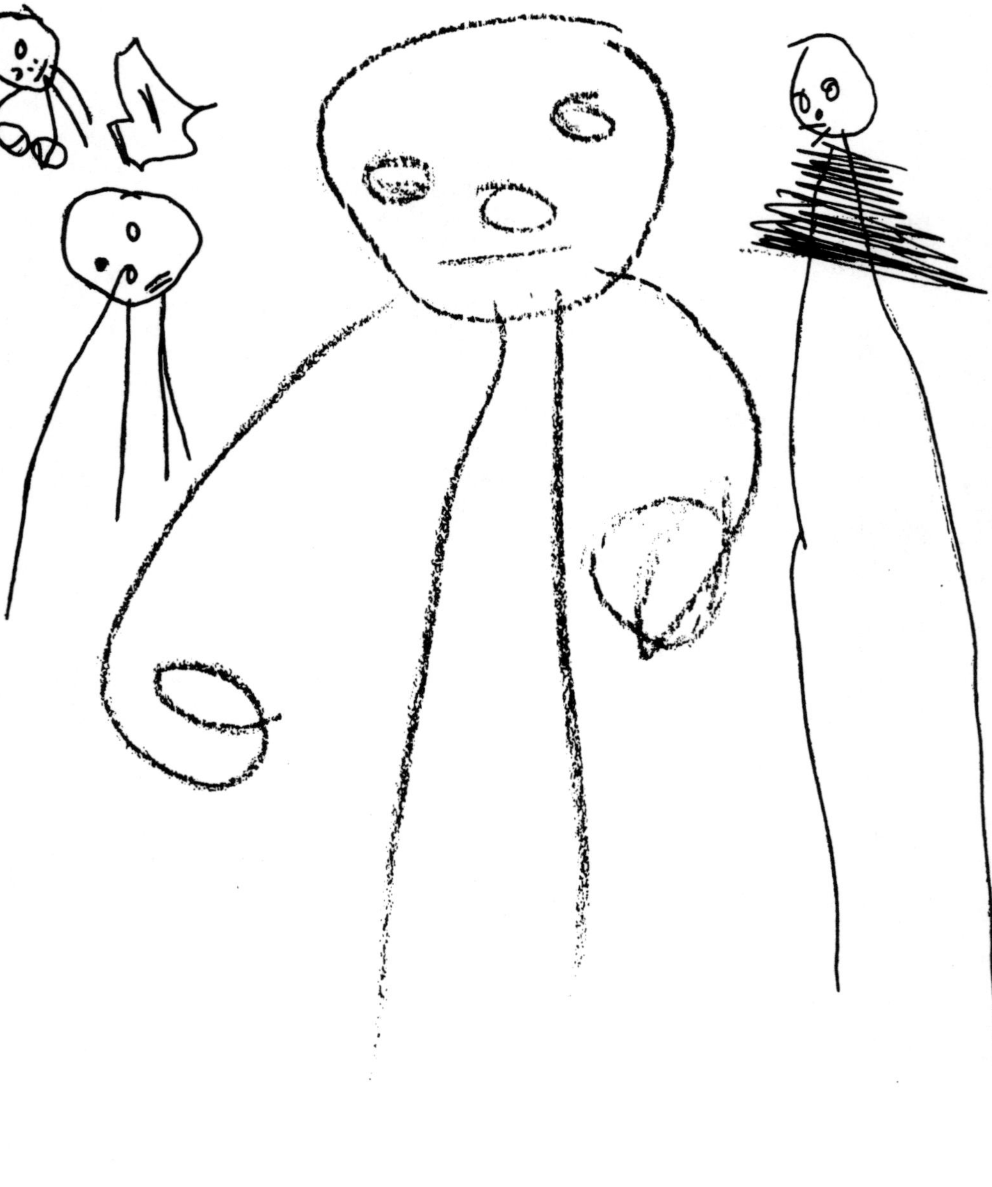

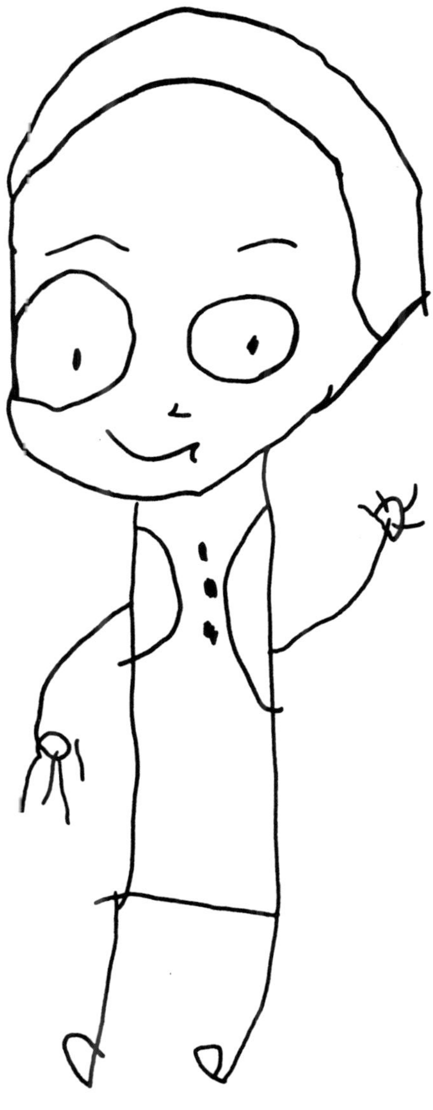

Abbildung 57 (links): Menschliche Figur von J.A., einem drei Jahre und fünf Monate alten Mädchen von besonderer Intelligenz.

Abbildung 58 (oben): Zeichnung eines zwölf Jahre und drei Monate alten Jungen. Geistig zurückgeblieben. Wird wegen Phenylketonurie behandelt. Der riesige Kopf ist typisch für Zeichnungen von sehr viel kleineren Kindern mit durchschnittlicher Intelligenz.

*Ein riesiger Kopf*

Diese auffallende Abweichung kann man in Zeichnungen von geistig zurückgebliebenen Kindern beobachten, deren Denken und Handeln sich auf einem Entwicklungsniveau befindet, das nicht ihrem Lebensalter entspricht (Abbildung 58).

Der Kopf wird oft, vor allem in der Renaissance-Kunst, als repräsentativ für die ganze Person aufgefaßt. Nur selten werden andere Körperteile in diesem Sinne verwendet. Seraphinen und Cherubinen etwa sind einfach als Kopf mit Flügeln dargestellt. Kleine Kinder zeichnen häufig nur den Kopf mit Augen, Nase und Mund, um eine Person darzustellen, wie Abbildung 59 verdeutlicht, die von einem achtjährigen Jungen stammt, der seine Familie zeichnen sollte.

Ein übergroßer Kopf, von einem Kind mit durchschnittlicher oder überragender Intelligenz gezeichnet, kann die Konzentration auf das zum Ausdruck bringen, was als Sitz einer physischen oder psychischen Fehlfunktion aufgefaßt wird.

So werden große Köpfe von Kindern im Schulalter gezeichnet, die an Dyslexie leiden und ihre Lernschwäche einer im Kopf angesiedelten Fehlfunktion zuschreiben.

Man könnte versucht sein, den häufig in Zeichnungen von schizophrenen Personen beobachteten großen Kopf einfach als weitere Regressionserscheinung im Dienste des Ich zu deuten. Das wäre aber eine allzu große Vereinfachung, die den qualitativen und substantiellen Unterschied zwischen den gestörten Denkprozessen von Patienten und denen normaler Kinder, auch wenn beide Gruppen Menschen mit riesigen Köpfen zeichnen, nicht berücksichtigt.

Der von Fünf- und Sechsjährigen typischerweise gezeichnete Kopffüßler drückt die vom kleinen Kind intuitiv wahrgenommene Vorrangstellung des Kopfes aus. Im menschlichen Leben beginnt die Faszination für den Kopf und seine Merkmale früh. Nichts zieht das einen Monat alte Baby mehr an als das menschliche Gesicht. Nach dem Säuglingsalter ist der Teil des Körpers, der sieht, spricht, hört, ißt, lacht und Grimassen schneidet, nach Auffassung des Kindes ein würdiger Vertreter für das, was wirklich zählt beim Menschen. Das Gewahrwerden der wesentlichen Körperfunktionen, die sich innerhalb des Rumpfes abspielen, ist ein intellektueller Entwicklungsschritt, der dann vollzogen ist, wenn das Kind einen kleineren Kreis unter den dominierenden Kopf setzt.

Der von einem Geisteskranken gezeichnete riesige Kopf hat eine bei weitem komplexere Bedeutung. Halbreich (1979), der den Kopffüßler als entpersönlichte Maske deutet, bringt das meines Erachtens gut zum Ausdruck. Kopf und Körper werden in dem Versuch miteinander verschmolzen, Kontrolle über die erschrekkenden Gefühle zu gewinnen, die von einer symbolischen Enthauptung herrühren, in deren Folge Körper und Geist getrennte Wege gehen. Der Patient identifiziert sich mit dem Kopffüßler, mit der entpersönlichten Maske, die unveränderlich, ritualistisch und archetypisch ist. Dieser Prozeß ist aber ein Rückzug in eine Symbol-Phantasie-Welt.

Beim Kleinkind entspricht der Kopffüßler einer Entwicklungsphase; beim Patienten ist er Ausdruck des Versuchs, Veränderung aufzuhalten. Im ersten Falle ist der Prozeß dynamisch, im zweiten statisch.

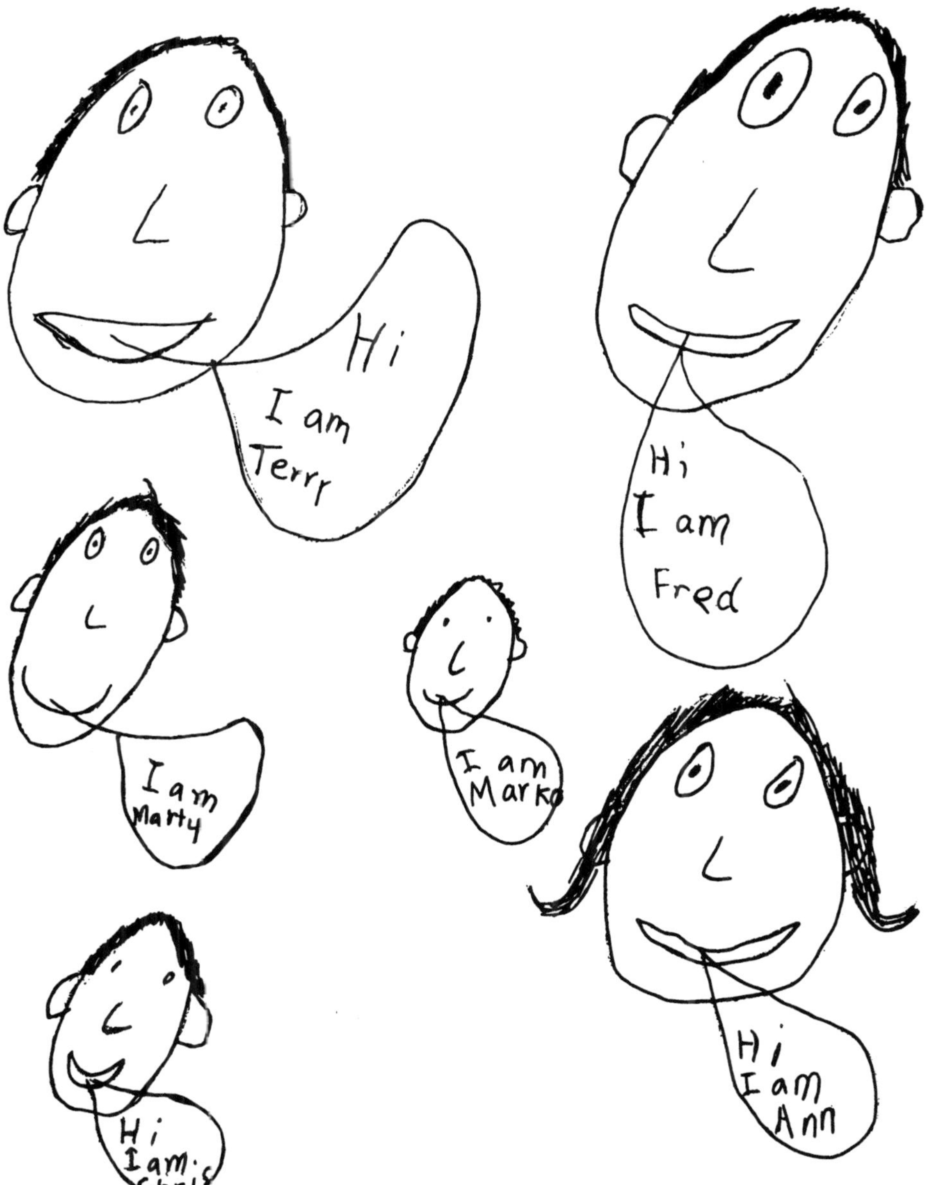
Hi
I am
Terrr
Hi
I am
Fred
I am
Marty
I am
Mark
Hi
I am
Ann
Hi
Iam.
chri

Abbildung 59: Zeichnung eines achtjährigen Jungen. Seine Familie.

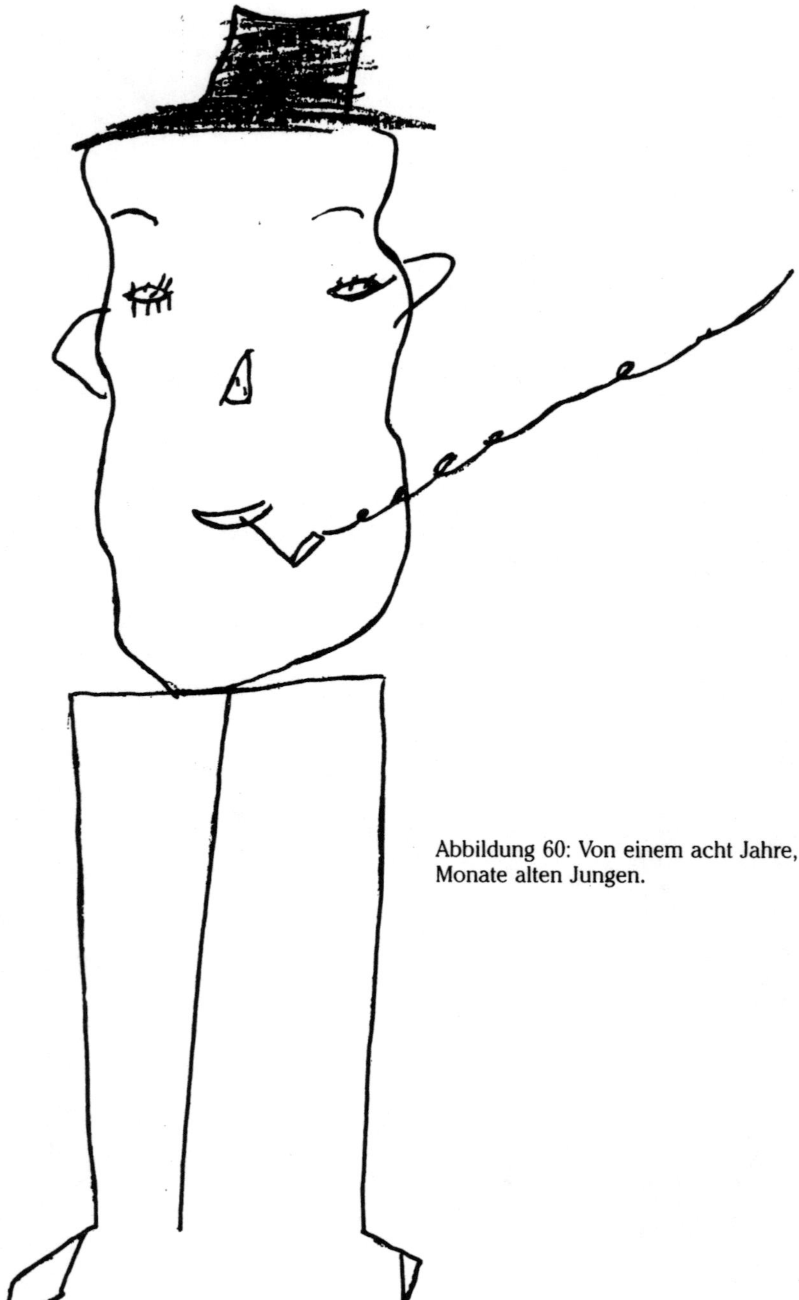

Abbildung 60: Von einem acht Jahre, sechs Monate alten Jungen.

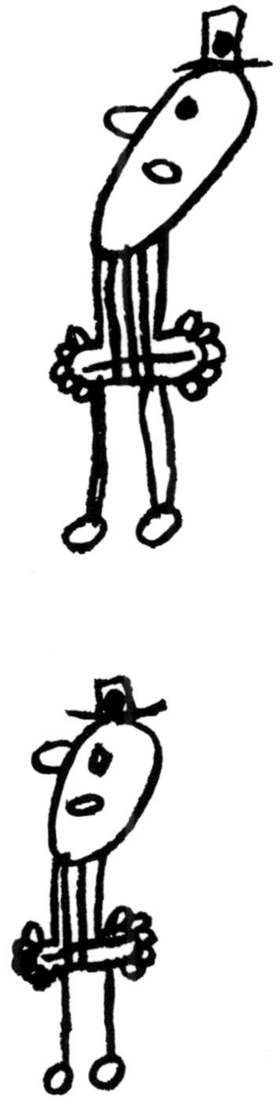

Abbildung 61: Von einem achtjährigen Jungen. Stanford-Binet: Geistiges Alter und Goodenough stimmen überein. I.Q. 89.

## *Das Auge*

Die Verehrung der Sonne als oberste Macht, Lichtquelle, Lebensspender und -erhalter war in vielen frühen Kulturen eine zentrale religiöse Praxis. In der an Symbolen so reichen ägyptischen Mythologie stellte das Auge Horus, die große Sonnengottheit, dar. Das Auge spielt in der altägyptischen Kunst eine wichtige Rolle. Malereien und Reliefs zeigen das Gesicht charakteristischerweise im Profil, während das Auge immer frontal dargestellt ist, den Betrachter direkt anblickt und sowohl in den Gemälden als auch in den Statuen emphatisch schwarz umrandet ist.

Durch das Auge dringen Licht und Bilder in den Körper ein. Und das Auge ist dazu bestimmt, seine Mutter, das Tastempfinden, als primäres Medium für den Kontakt mit der äußeren Welt zu verdrängen. Obwohl es hauptsächlich aufnimmt, ist seine Funktion alles andere als passiv, denn es kann auswählen, was es dem zerebralen Bewußtsein übermitteln will.

Noch immer gibt es den Glauben, daß Kräfte vom Auge ausstrahlen, weshalb man in vielen Kulturen Kindern Amulette zum Schutz vor dem bösen Blick um den Hals hängt. Es war jedoch nicht Aberglaube, der LEONARDO DA VINCI veranlaßte, die betörende Macht der Augen eines Mädchens anzuerkennen. In den Werken großer Schriftsteller und Dichter gibt es unzählige Hinweise auf die vom Auge ausgehende Ausstrahlung. PETRARCA schreibt zum Beispiel »si dolce lumeuscia dagli occhi suoi« (so süß war das Licht, das aus ihren Augen leuchtete).

Der Augenausdruck ist zu einem großen Teil auf die Tätigkeit der das Auge umgebenden Muskeln zurückzuführen. Die faszinierende Wirkung des Auges selbst beruht auf der funkelnden Reflektion des Lichts, der Schönheit seiner Farben und, bei Kindern, im unschuldigen Aussehen der weit offenen Pupille. Aber nicht nur die physischen Eigenschaften des Auges sind wichtig.

Es überrascht daher nicht, daß das Auge in der Kunst, der Psychologie und im menschlichen Leben so viel Aufmerksamkeit erhält.

»Vom frühesten Säuglingsalter an zieht nichts die Aufmerksamkeit des Babys so auf sich wie das menschliche Gesicht; im Gesicht aber sind es die Augen, die das Baby in den Bann schlagen, so daß seine Aktivität nachläßt.« Diese, auf langer Erfahrung auf dem Gebiet der Erforschung der Verhaltensentwicklung von Kleinkindern basierende Beobachtung von DI LEO (1970) und anderen Klinikern ist von HAITH, MOORE und BERGMAN (1977) bestätigt worden. Mit Hilfe des raffinierten Einsatzes von Videokameras und sorgfältiger statistischer Analyse untersuchten diese Autoren, welchen Teil des Gesichts der Mutter und von Fremden sich 24 Säuglinge genau ansahen. Die Säuglinge wurden in drei Altersgruppen aufgeteilt: von drei bis fünf, von sieben und von neun bis elf Wochen. Augenkontakt und -fixierung wurden mit der Fixierung der Nase, des Mundes und des Umrisses (Haaransatz, Wangen, Kinn, Ohren) verglichen. Die Gesichter der Erwachsenen waren unbewegt, bewegt und sprachen schließlich.

Die Ergebnisse sind äußerst interessant, obwohl sie nur das bestätigen, was bereits klinisch bekannt war. Die Reaktionen auf das Gesicht der Mutter und das eines Fremden wiesen keinen signifikanten Unterschied auf. Tatsächlich weiß man, daß Säuglinge das Gesicht der Mutter erst ungefähr mit dem vierten Lebensmonat erkennen. Die meisten Säuglinge der ersten Altersgruppe (57,4 Prozent) wurden vom Umriß angezogen. Im Alter von sieben Wochen aber wurden für 54,8 Prozent, im Alter von neun bis elf Wochen für 48,9 Prozent der Säuglinge die Augen zum attraktivsten Teil des Gesichts. Die Autoren führten die Bevorzugung der Augen auf ihre Bewegung, Farbe und ihren Glanz zurück. Wie läßt es sich aber erklären, daß Mund, Zähne und Lippen, wenn der Erwachsene ein sprechendes Gesicht präsentierte, nicht die Aufmerksamkeit des Säuglings auf sich lenken konnten, vielmehr die Konzentration des Säuglings auf die Augen noch stärker wurde, wenn der Erwachsene zu sprechen begann?

Die Autoren der Studie beziehen ihre Ergebnisse auf die perzeptuelle und soziale Entwicklung des Kindes, wenn sie postulieren, daß im Alter von sieben Wochen »das Gesicht nicht mehr eine bloße Ansammlung von Einzelbestandteilen, sondern ein sinnvolles Ganzes oder eine perzeptuelle Konfiguration geworden ist« und daß von nun an die Augen »in der sozialen Interaktion Signalwert besitzen«.

Daß dem Augenkontakt eine große Bedeutung beim Aufbau einer sozialen Beziehung zwischen Säugling und Pflegeperson zukommt, ist bekannt, ebenso die beunruhigende prognostische Bedeutung, wenn es ständig mißlingt, Augenkontakt

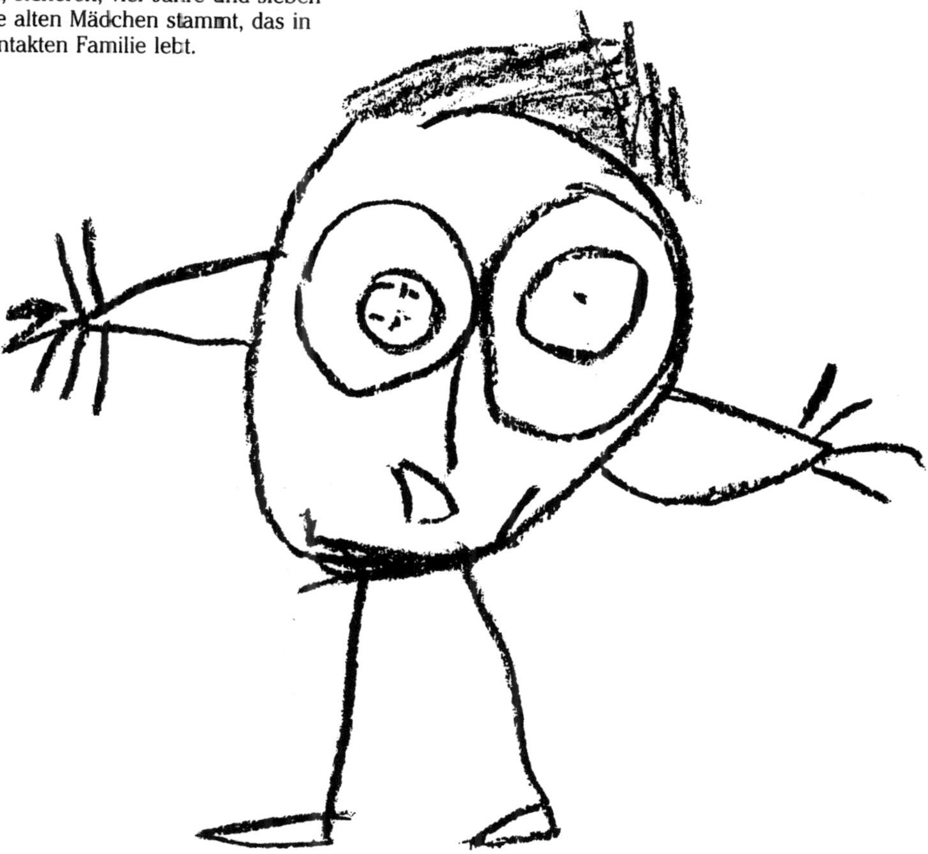

Abbildung 62: In den Zeichnungen von Kleinkindern sieht man oft riesige Augen, wie in dieser Figur, die von einem intelligenten, sicheren, vier Jahre und sieben Monate alten Mädchen stammt, das in einer intakten Familie lebt.

herzustellen oder aufrechtzuerhalten. Es ist wirklich erfreulich, daß ein weiteres klinisches Ergebnis wissenschaftlich bestätigt wurde.

Bereits vor dem zweiten Lebensmonat starrt der Säugling wie versteinert die Augen der Pflegeperson an, während die Arm- und Beinbewegungen zum Stillstand kommen. Ständiges Mißlingen, Augenkontakt herzustellen und aufrechtzuerhalten, ist eines der frühesten Zeichen einer gestörten Psyche.

In den ersten erkennbaren Versuchen des Kindes, die menschliche Figur darzustellen, sind die Augen die ersten und auffallendsten Merkmale, die dem Urkreis des Kopfes hinzugefügt werden. Man hat die Hervorhebung der Augen durch Übergröße in Zeichnungen von mißtrauischen und paranoiden Personen beobachtet, doch beim Kleinkind sind große Augen einfach ein Ausdruck für die Wichtigkeit, die es verständlicherweise diesem wunderbarsten Teil unserer Person beimißt (Abbildung 62).

Die Assoziation der Augen mit sexueller Erregung, Voyeurimus, Schuld- und Schamgefühlen kann in der ungewöhnlichen Darstellung von Augen in Zeichnungen von Jugendlichen zum Ausdruck kommen, die vielleicht Augen ohne Pupillen (blinde Augen), anormal kleine, hinter dunklen Gläsern verborgene Augen zeichnen oder diese ganz und gar weglassen. Schuldgefühle infolge des Inzests veranlaßten Ödipus, seine Augen zu durchbohren, daß sie »nimmer erschauen sollten, was sie kein Recht hatten zu sehen...«

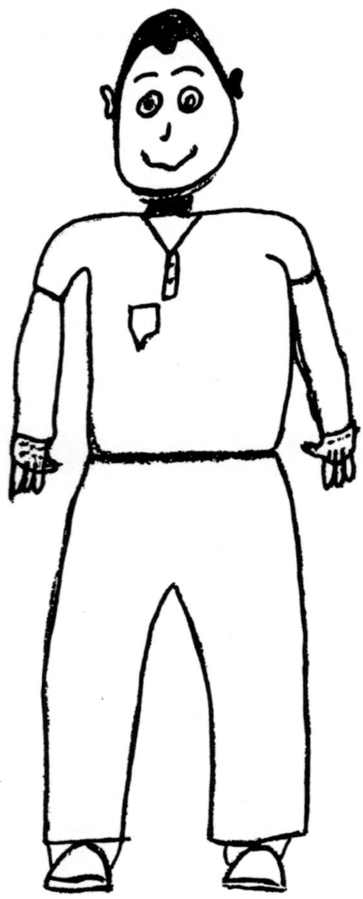

Abbildung 63: Zeichnung eines zwölfjährigen Jungen.

Von heranwachsenden Mädchen gezeichnete weibliche Figuren weisen oft kosmetische Verschönerungen der Augen auf. Von Jungen gezeichnete Augen sind einfacher – schlicht und funktional. Man wird an das Sprichwort erinnert, »L'uomo ha due occhi per vedere, la donna due occhi per essere vista« (Der Mann hat Augen zum Sehen, die Frau zum Ansehen). Abbildung 63 stammt von einem Jungen, Abbildung 64 von einem Mädchen.

Viele von uns fühlen mit Marcel Proust, daß das, was in diesen reflektierenden Scheiben leuchtet, nicht bloß auf ihre materielle Beschaffenheit zurückzuführen ist. Dichter schildern, wie die Liebe durch die Augen eindringt. Die visuelle Wechselwirkung zwischen Personen ist nicht nur eine Sache der Optik.

Abbildung 64: Zeichnung eines elfjährigen Mädchens.

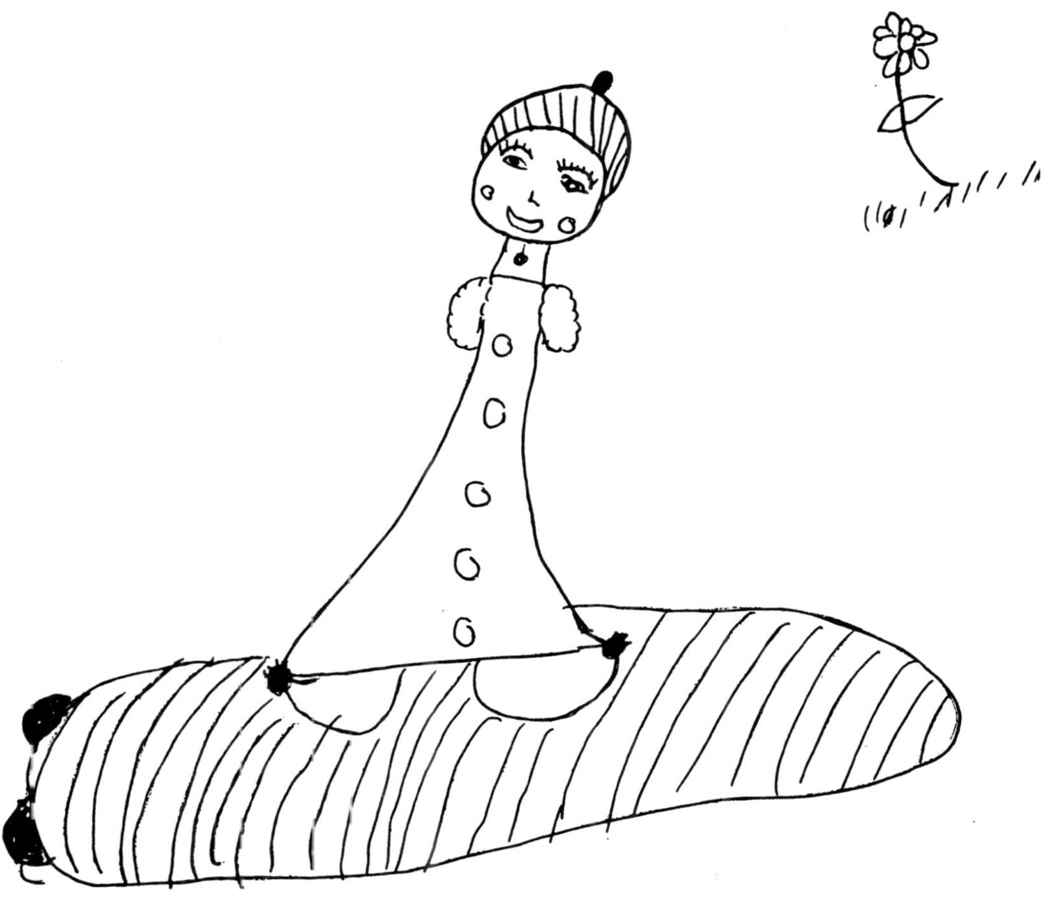

### *Arme und Hände*

Der Tastsinn ist die Mutter der Sinne. Durch den taktilen Reiz an unseren Lippen haben wir den ersten Kontakt zur Welt außerhalb des Mutterleibes erfahren und sind mit dieser Welt in Beziehung getreten. Mit der Zeit werden Hände und Finger die wichtigsten Tastorgane zur direkten Kontaktaufnahme und selbst zur Kommunikation mit Hilfe von Gesten und Zeichen.

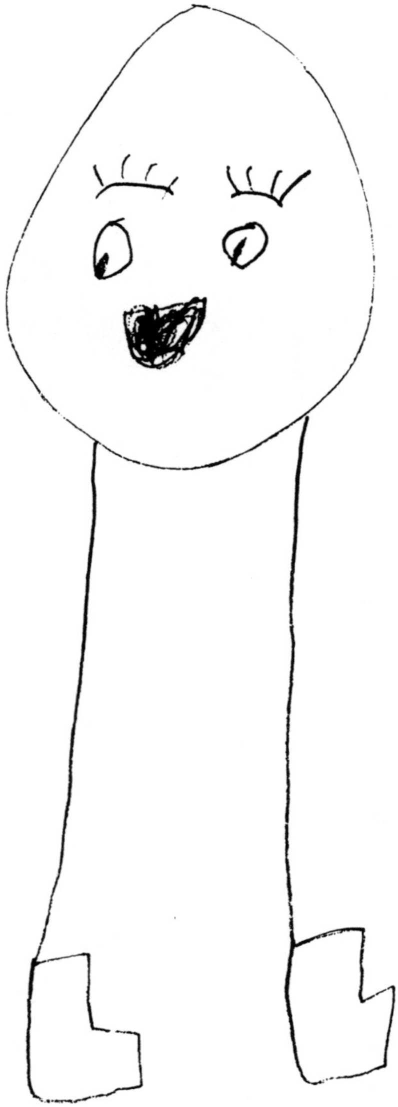

Abbildung 65: Von einem sechs Jahre, acht Monate alten Jungen. Mißtrauen und Untätigkeit.

Durch Berührung können wir Zuneigung oder Strafe empfangen oder austeilen. Arme und Hände segnen oder verdammen, geben oder nehmen. Die Symbolik der oberen Extremitäten kommt oft in Form, Größe oder Nichtvorhandensein dieser im Beziehungsleben so aktiven Körperteile zum Ausdruck. Wenn man deshalb sein Augenmerk auf die Art und Weise richtet, wie Arme, Hände und Finger dargestellt sind, läßt sich manchmal ein Verhalten besser verstehen, das häufig Furcht und Schüchternheit oder Feindseligkeit und Aggression überlagert.

Bevor wir jedoch den Versuch einer Deutung unternehmen können, müssen wir die für die meisten Kinder im Zusammenhang mit der Darstellung der menschlichen Figur typischen Entwicklungsphasen behandeln. Bei einem Kind, das vier Jahre alt ist, kann man nicht erwarten, daß es Arme zeichnet. Erst wenn das Kind über sechs und ganz sicher wenn es zehn Jahre alt ist, werden fehlende Arme bedeutsam. Dasselbe gilt für die Größe der Arme und für den Punkt, an dem sie am Körper angebracht sind. Kinder im Schulalter zeichnen im allgemeinen keine Arme mehr, die aus dem Kopf oder aus den Beinen kommen (es sei denn, die Arme ziehen am Bein).

Abbildung 65 stammt von einem sechs Jahre, acht Monate alten Jungen. Er kommt aus einem zerrütteten Elternhaus. Er wird als introvertiert und mißtrauisch beschrieben, Charakterzüge, die sich in der Abwesenheit von Händen und Armen und in den großen, seitwärts gerichteten Augen widerspiegeln.

In Abbildung 66, einer Zeichnung, die Brenda, ein zehn Jahre und sieben Monate altes Mädchen angefertigt hat, besteht eine eindeutige Beziehung zwischen Brendas Persönlichkeit und ihrer Darstellungsweise. Sie ist ein intelligentes, aber unmotiviertes Kind; kooperativ, aber mit einer Neigung zur Passivität, und zieht das Alleinsein vor. Die Figuren haben weder Arme noch Hände; sie können nichts tun. Das einzige Mal, bei dem Brenda Widerstand leistete, war, als sie gebeten wurde, ihre Familienmitglieder bei einer Tätigkeit zu zeichnen. Sie behauptete, Handlungen nicht darstellen zu können.

Abbildung 66: Von Brenda, zehn Jahre, sieben Monate alt. Statische, passive, stereotype Figuren. Keine Arme. Instabile Füße.

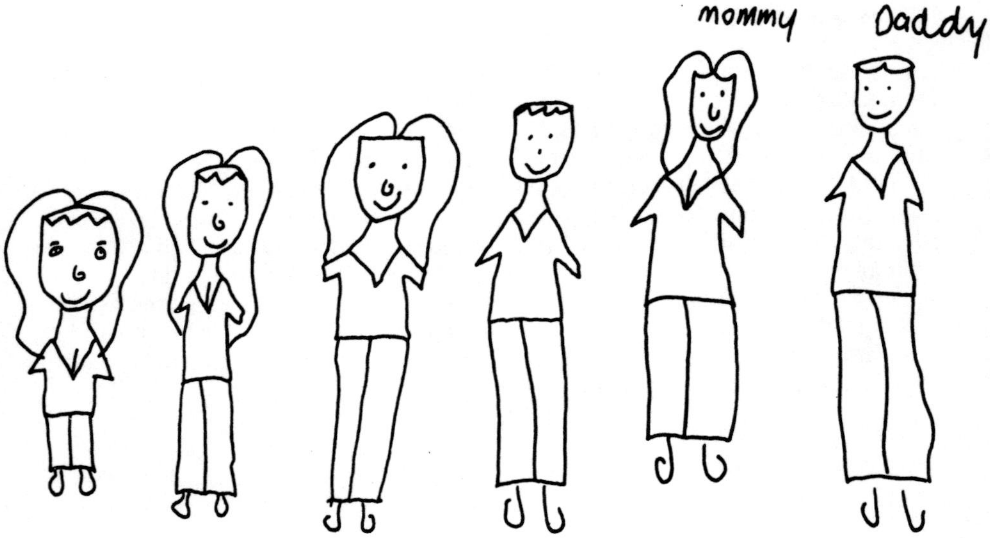

Die Zeichnung, die praktisch mit kontinuierlicher Linie angefertigt wurde, läßt künstlerische Fähigkeit und ästhetisches Empfinden erkennen. Die sorgfältige Ausführung und das genaue Zusammenführen der Linien sind Ausdruck der Kontrolle, die ein wesentliches Merkmal von Brendas Persönlichkeit ist. Die rigide Haltung ihrer Figuren läßt sich, obwohl sie alle lächeln, als Abwehr deuten.

Ihre mangelnde Motivation kann auf ihre zerrütteten Familienverhältnisse zurückgeführt werden.

## *Das Ohr*

Ohren können in Zeichnungen weggelassen, groß gezeichnet oder durch starken Druck des Zeichenstifts hervorgehoben werden. Welche Bedeutung kann man solchen Unterschieden beimessen? Da sie Hörorgan sind, könnte man erwarten, daß gerade Personen, die schwerhörig sind, auditorische Halluzinationen haben oder unter Beachtungswahn leiden, ihrer Darstellung besondere Aufmerksamkeit widmen.

In meiner langjährigen Tätigkeit als Berater an einer Schule für Gehörlose konnte ich keine besondere Betonung der Ohren in Zeichnungen von Hörbehinderten beobachten. Einige zeichneten sich mit Hörgeräten. Was die Darstellung der Ohren betrifft, ließen sich die meisten Zeichnungen nicht von Zeichnungen von Normalhörigen unterscheiden.

Verschiedene Forscher, vor allem Machover, Hammer und Griffith und Peyman, haben auffallend gezeichnete Ohren als Ausdruck paranoiden, mißtrauischen Verhaltens oder halluzinatorischer Störungen interpretiert. Die genannten Forscher stellten jedoch lediglich dann eine positive Korrelation zwischen der Hervorhebung der Ohren und einem Beachtungswahn fest, wenn sie sich auf Verhaltenskriterien, nicht psychiatrische Bezeichnungen stützten. (Daß große Ohren eines der den Buddha kennzeichnenden Symbole (laksana) sind, wurde in Kapitel 1 erwähnt.)

Kinder im Vorschulalter zeichnen menschliche Figuren typischerweise ohne Ohren, was einfach darauf zurückzuführen ist, daß das in Entwicklung befindliche Bildkonzept noch unreif ist. Es kommt zwar manchmal vor, daß ein Kind die gezeichnete Figur mit seinem eigenen Gebrechen ausstattet, doch sehr viel häufiger zeichnet es ein Wunsch- oder Idealbild, z. B. neigt eine fettleibige Person dazu, eine schlanke Silhouette zu zeichnen.

### *Anatomische Konzepte*

Der Zeichne-das-Innere-des-Körpers-Test ermöglicht eine Beurteilung, wie die Versuchsperson gesunde und kranke Organsysteme wahrnimmt (BRUMSBACK, 1977).

Kinder im Schulalter heben in ihren Zeichnungen meist Herz und Gehirn hervor. Andere Organsysteme tauchen später auf. Jungen neigen eher als Mädchen dazu, in ihren Zeichnungen Knochenbau, Muskulatur und Urogenitalsystem zu betonen. Neuromuskuläre oder Herzerkrankungen können von einigen Patienten offen oder symbolisch dargestellt werden.

Allgemein ist die Vorstellung des Kindes vom inneren Aufbau des Körpers stark von dem beeinflußt, was es in der Schule lernt, wodurch der Wert dieses Tests beschränkt ist.

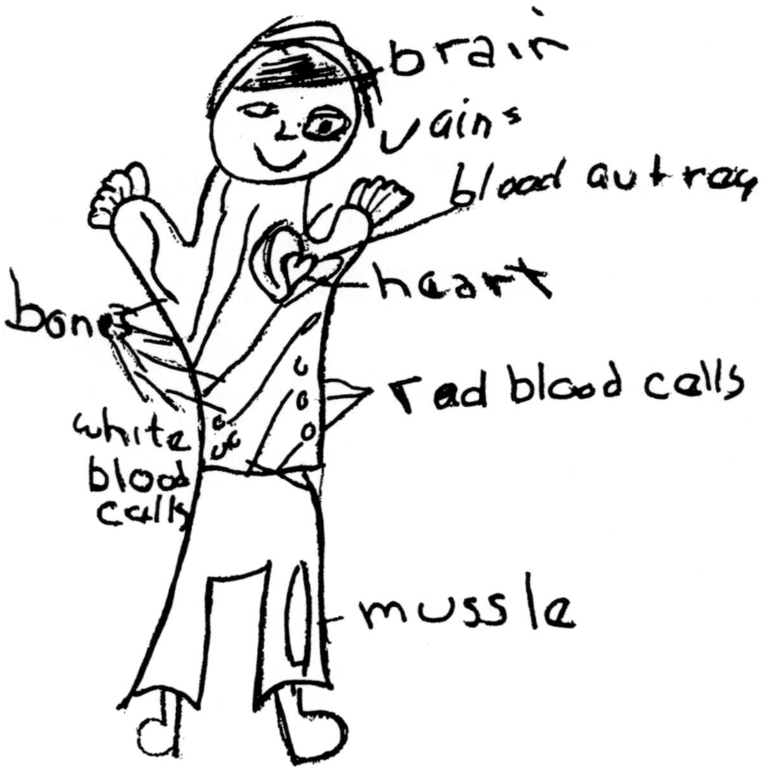


Abbildung 67: Die menschliche Anatomie nach Linda, 15 Jahre. Linda ist gerade in die zehnte Klasse übergewechselt.

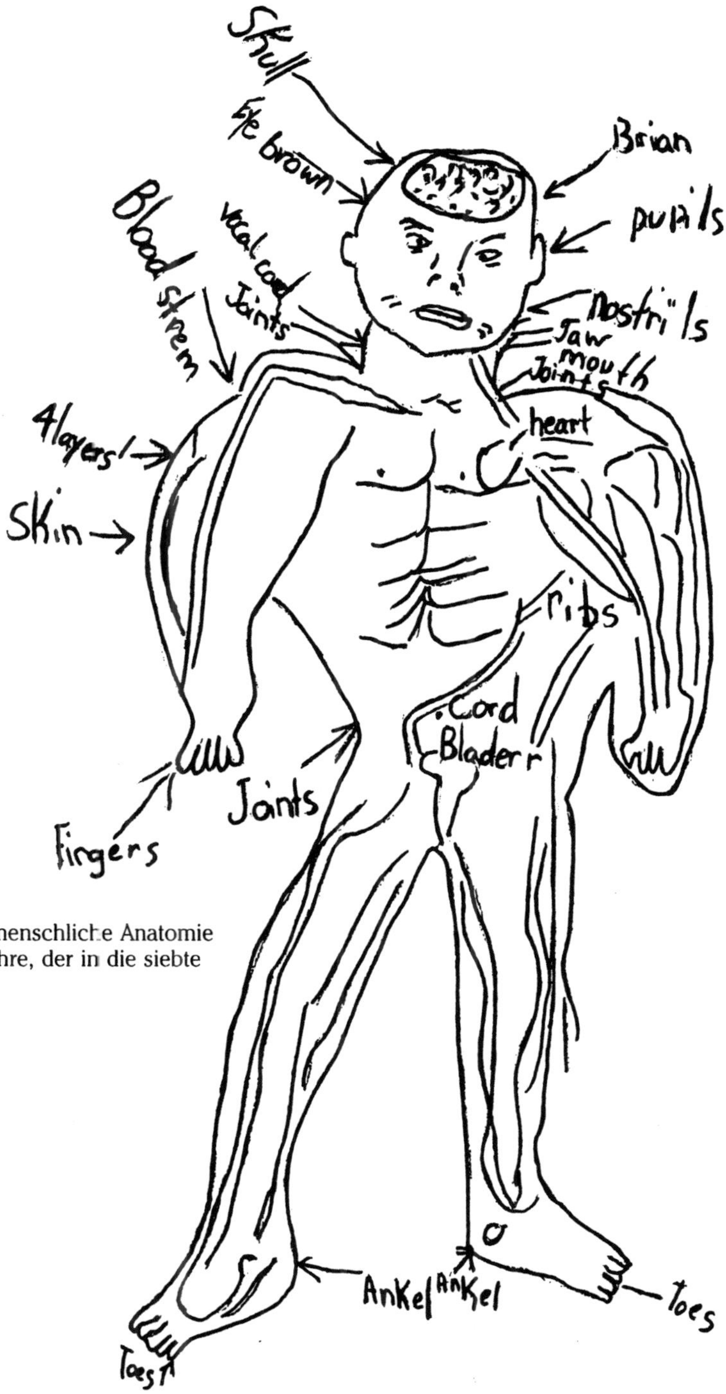


Abbildung 68: Die menschliche Anatomie nach Eugene, 13 Jahre, der in die siebte Klasse kommt.

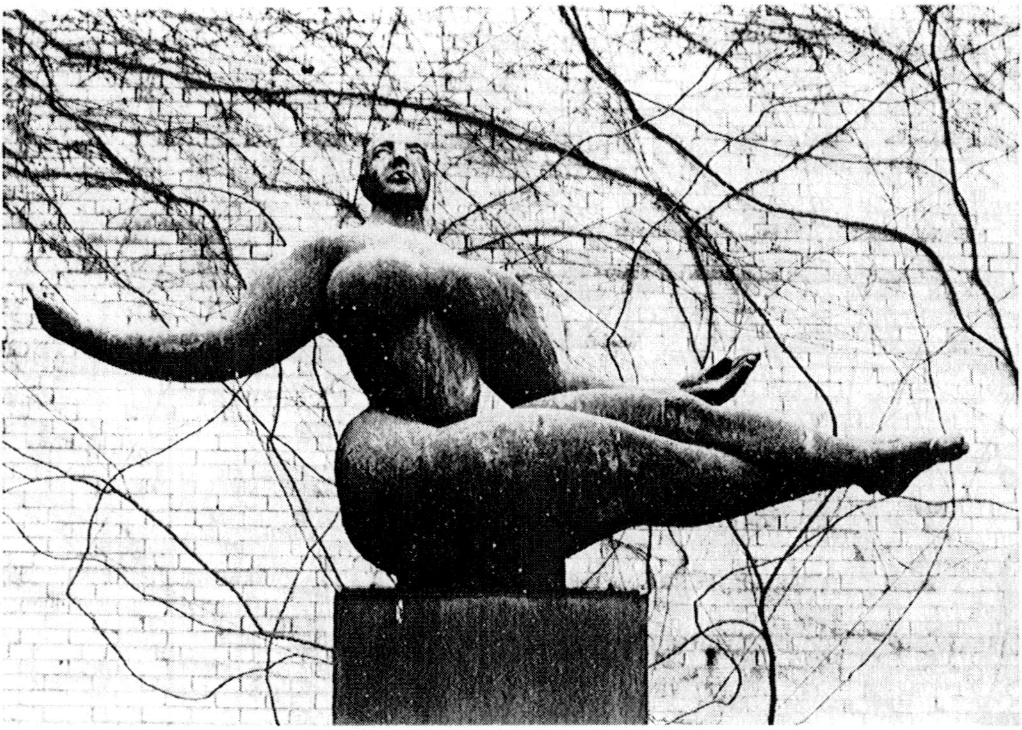

Bildtafel 1: Gaston Lachaise. Schwebende Figur (1927). Bronze (1935 gegossen). 51 3/4" 8'.
Sammlung, The Museum of Modern Art, New York.
Anonymes Geschenk zum Gedenken des Künstlers.

# *Kapitel 9*

# *Geschlechtsunterschiede und Geschlechtsrollen in der westlichen Gesellschaft aus der Sicht von Kindern*

### *Die frühe Darstellung der Geschlechtsunterschiede*

Es ist bekannt, daß die ersten Versuche, die Vorschulkinder unternehmen, um den Unterschied zwischen männlich und weiblich darzustellen, darin bestehen, die weibliche Figur mit langen Haaren auszustatten. Dieses Faktum gilt heute wie in der Vergangenheit, obwohl heute die Frisuren austauschbar erscheinen.

Als ich einmal im Garten des Museums für Moderne Kunst in New York die Skulpturen bewunderte, zog ein etwa vierjähriges Kind meine Aufmerksamkeit auf sich, das ein erstaunliches Interesse an moderner Kunst, besonders an einem Werk von Gaston Lachaise, zeigte. Es drehte sich zu seiner Mutter um, zeigte auf die Figur und sagte: »Mama, guck dir diesen Mann an« (Bildtafel 1).

Die Figur, die mit übergroßen sekundären weiblichen Geschlechtsmerkmalen ausgestattet ist, hat sehr kurze Haare auf dem Kopf. Ich weiß nicht, welchen IQ das Kind hatte, es war aber ziemlich lebendig und sprachgewandt und machte auf mich nicht den Eindruck eines in seiner Entwicklung zurückgebliebenen Kindes.

Kinder statten weit über das Vorschulalter hinaus weibliche Figuren mit mehr Haaren aus, ganz abgesehen von der erotischen Symbolik, die dem Haar in Zeichnungen von Jugendlichen und Erwachsenen zukommt.

### *Geschlechtsunterschiede aus der Sicht von Schulkindern*

In Abbildung 71 hat ein zehnjähriges Mädchen als Reaktion auf den »Zeichne-eine-Person«-Test ihr eigenes Geschlecht dargestellt. Haare, Augendetails, Mundgestaltung, Busen und Kleidung zeigen in typischer Weise an, daß sie sich ihres Geschlechts und der Geschlechtsrolle bewußt ist.

Im Gegensatz hierzu zeigt Abbildung 72, die Zeichnung eines zehnjährigen Jungen, deutlich die Interessen und Ambitionen von Jungen, die ihre traditionelle Rolle übernehmen. (Dieser Junge ist Linkshänder, deshalb hat er den linken Arm als Wurfarm dargestellt. Arme und Hände sind betont, die Haare kurz, Augen und Mund nicht verschönert. Die Bewegung ist auf den Ball übertragen.)

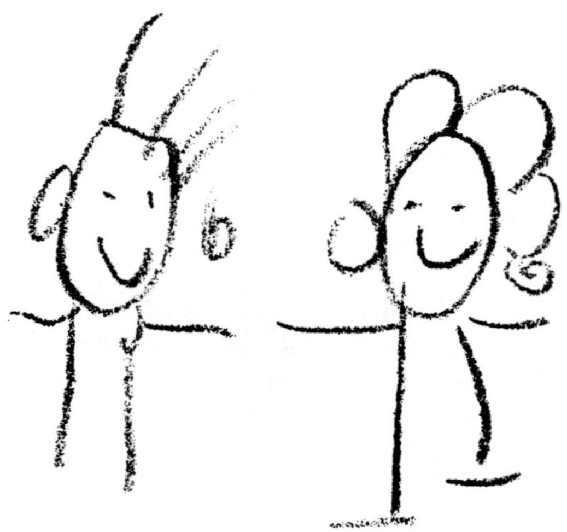

Abbildung 69 (oben): »Mein Vater und meine Mutter« von einem sechs Jahre, vier Monate alten Jungen.

Abbildung 70 (rechts): Zeichnung der Familie von einem sieben Jahre, zehn Monate alten Jungen mit Lesestörung. Die Figur ohne Arme stellt seinen permissiven Vater dar. Männliche und weibliche Figuren sind durch ihre Haare unterschieden.

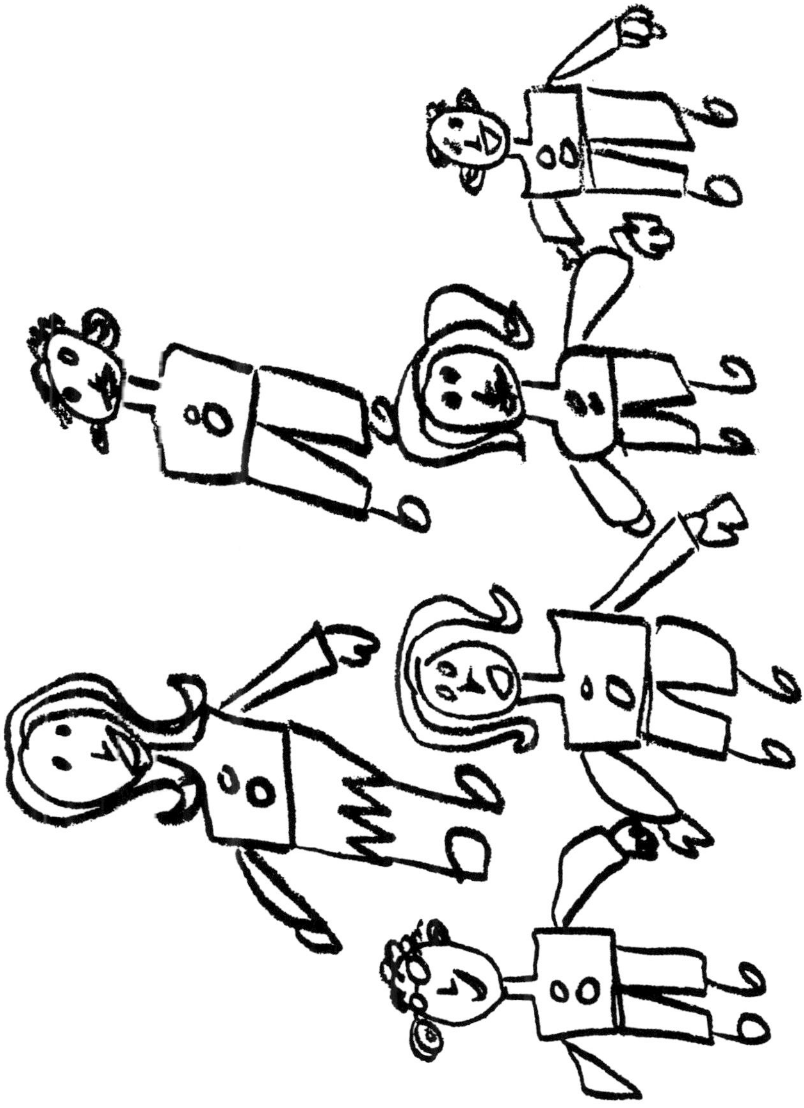

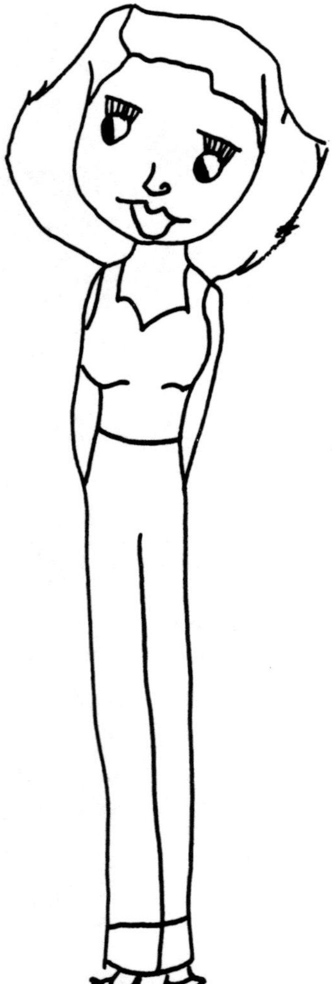

Abbildung 71: Zeichnung eines zehnjährigen Mädchens lateinamerikanischer Abstammung. Die weibliche Figur trägt Hosen und Schuhe mit hohen Absätzen. Haarpracht, lange Wimpern, sinnliche Lippen und wohlgerundeter Busen deuten auf eine starke Identifikation mit der Mutter hin. Die hinter dem Rücken versteckten Hände lassen auf altersbedingtes mangelndes Vertrauen im Umgang mit anderen Menschen schließen.

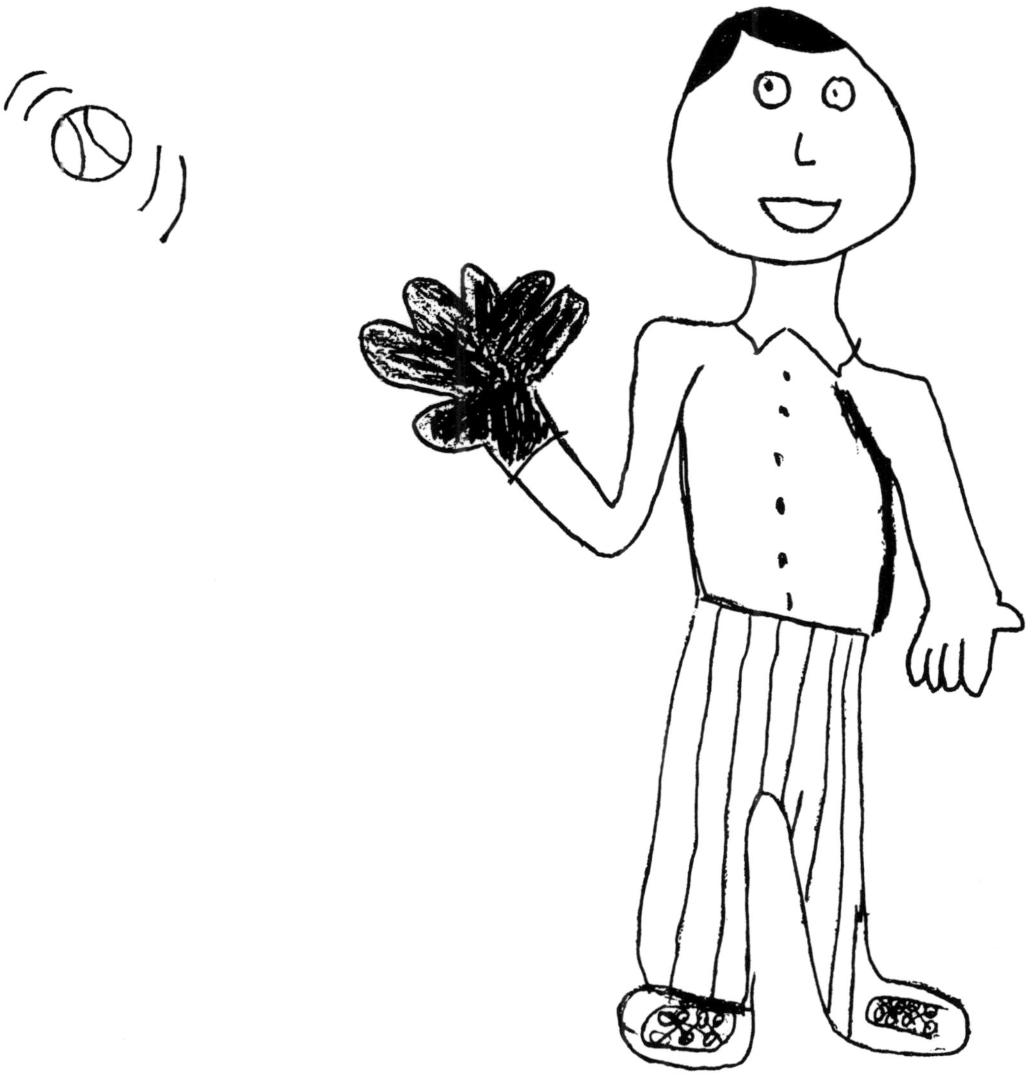

Abbildung 72: Von einem zehnjährigen Jungen lateinamerikanischer Abstammung gezeichnet.

### ***Das Kind in der Latenzphase wird älter***

»Tränen hatten meine Brust noch nicht berührt, noch meinen Schlaf gestört, und was ich nicht in mir fühlte, erschien mir bei anderen wie ein Wunder... doch dann wurde ich älter und wußte.« *Francesco Petrarca*

Abbildung 73, die Zeichnung eines zehnjährigen Jungen, zeigt Kinder: eines mit einem Fahrrad, ein anderes, wie es sich die Nachrichten im Fernsehen ansieht. Die Zeichnung enthält auch Bilder von Kindern an den Zimmerwänden: zwei Kinder streiten sich in einem schief an der Wand hängenden Bild, und im »Liebeszimmer« hängt ein Bild, das den Künstler zeigt, wie er den Arm auf seine beiden Lieblingsschwestern legt. In diesem Raum befindet sich auch eine erleuchtete Glühbirne (Symbol der Wärme), und auf einem Liebessessel küssen sich zwei Erwachsene, über deren Kopf jeweils ein Herz gezeichnet ist.

Abbildung 73: Zeichnung eines zehnjährigen Jungen.

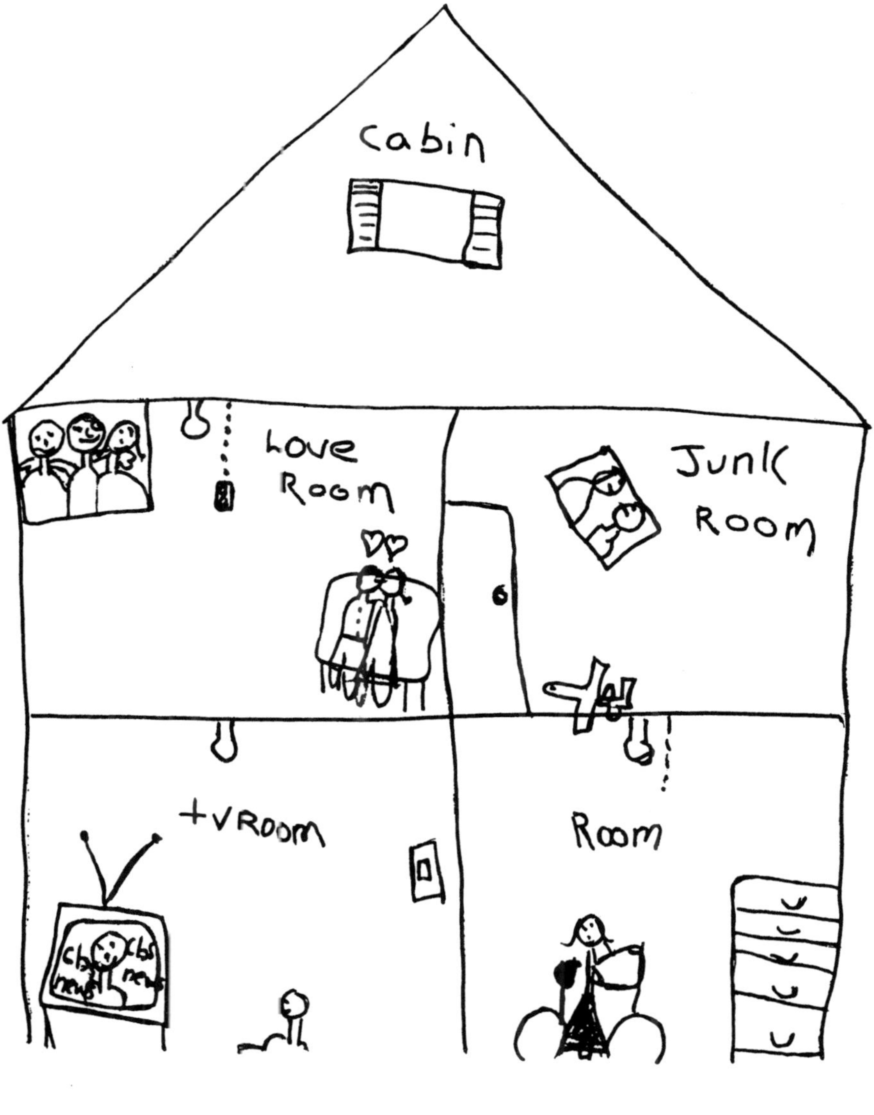
cabin
Love Room
Junk Room
tv Room
cbs news
cbs news
Room

## *Geschlechtsrollen in der westlichen Gesellschaft*

Trotz aller Bemühungen um soziale Gerechtigkeit besteht die traditionelle Unterscheidung der Geschlechtsrollen zumindest als Grundströmung bis heute fort. In Kinderzeichnungen ist die Trennung der Geschlechtsrollen augenfällig. Zu jung und freimütig, um ihre Einstellungen und Gefühle zu verbergen, zeigen Kinder offen, wie sie beeinflußt worden sind, das zu akzeptieren, was für das jeweilige Geschlecht als richtig gilt.

Ein Blick in die Vergangenheit – in der Hoffnung, nicht ihre Fehler zu wiederholen – wird die tief verankerte Überzeugung, daß der Geschlechtsunterschied beinahe ein Gattungsunterschied ist, zu Tage befördern. Die das Leben in der Antike kennzeichnende Trennung der Geschlechter ist zu bekannt, als daß sie hier noch einmal dargelegt werden müßte. Unserer Zeit näher sind Äußerungen, die das Fortbestehen dieser Einstellungen in der Renaissance belegen. Leon Battista Albertis *I Libri della Famiglia* stellt in dieser Hinsicht die reichste Informationsquelle dar.

Alberti schreibt, daß ein weiser Vater sich nicht um Dinge bekümmert, die in den Bereich der Frau fallen; daß Kinder (er spricht immer von Jungen) von allen weiblichen Tätigkeiten abgesondert werden sollen; daß es die Aufgabe der Frau ist, zu bewahren, was der Mann nach Hause bringt. Hinsichtlich der Wahl einer Ehefrau rät er jungen Männern, lange nach dem 25. Lebensjahr zu heiraten und ein junges Mädchen zu wählen, weil dieses leichter die Gewohnheiten des Ehemanns zu akzeptieren lernt. Vorzugsweise sollte sie viele Brüder haben, weil sie dann wahrscheinlich wie ihre Mutter viele Söhne gebären wird. Zweck der Ehe ist es, vor allem den Vater in seinen Söhnen zu verewigen sowie eine stets treue und gehorsame Gefährtin zu haben. Die Frau soll über den Haushalt bestimmen, aber keine Einsicht in Familienunterlagen und -bücher erhalten. Da sie bescheiden und anspruchslos ist, interessiert sie sich nur für das, was in ihren Aufgabenbereich fällt.

Wenn das Kind seine Familie in Aktion zeichnet (B-F-Z) – jedes Familienmitglied tut etwas –, stellt es Mutter und Tochter oft bei Hausarbeiten (Kochen, Saubermachen, Tischdecken) dar, während der Vater »würdevolleren« Tätigkeiten wie Zeitunglesen, Fernsehen, Trinken, Rauchen nachgeht. Nur gelegentlich tut er etwas Nützliches, etwa einen Nagel einschlagen oder am Auto herumbasteln. Der Bruder spielt gewöhnlich Ball oder macht Schulaufgaben. Diesen Stereotypen begegnet man sowohl in Zeichnungen von Mädchen als auch von Jungen.

Die männlichen und weiblichen Familienmitgliedern zugewiesenen Rollen bestehen trotz der Tatsache, daß die Mutter vielleicht arbeiten geht und der moderne Vater sich aktiv am Essenkochen und Sauberhalten der Wohnung beteiligt, in den Köpfen der Kinder fort.

Besonders Jungen zeichnen ihre Schwestern, nicht aber sich selbst, bei der Hausarbeit, vielleicht weil sie Spott befürchten, wahrscheinlich aber um zu zeigen, daß gewöhnliche Hausarbeit Aufgabe der Frauen, während Sport und intellektuelle Tätigkeiten eher Sache der Männer ist.

Ich möchte jedoch daran erinnern, daß in den Zeichnungen von Kindern während der Latenz die Symbolik im Vordergrund stehen mag und dann die Essen kochende und servierende Mutter die Liebe spendende Mutter symbolisiert.

Außerdem ist es interessant, daß Zeichnungen von amerikanischen Kindern aus den 80er Jahren eine stärker werdende Tendenz offenbaren, Unterschiede, die Frauen von Männern trennen, zu verwischen. Die dargestellten Geschlechter unterscheiden sich im allgemeinen durch ihre Kleidung. Frauen werden beim Sport und bei Freizeitaktivitäten gezeichnet. Haare sind weiterhin ein wichtiges Unterscheidungsmerkmal – trotz der in der modernen Kunst dargestellten Einheitsfrisur.

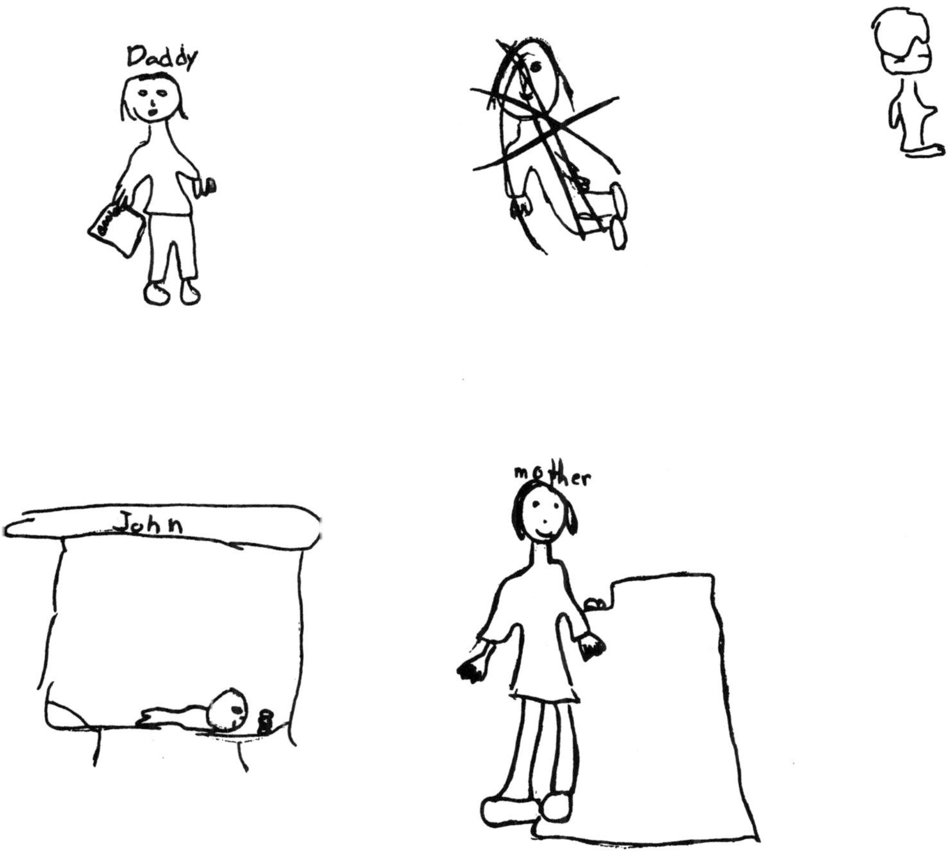


Abbildung 74: Zeichnung eines elfjährigen Mädchens. »Papa liest ein Buch, Mutti ist in der Küche.«

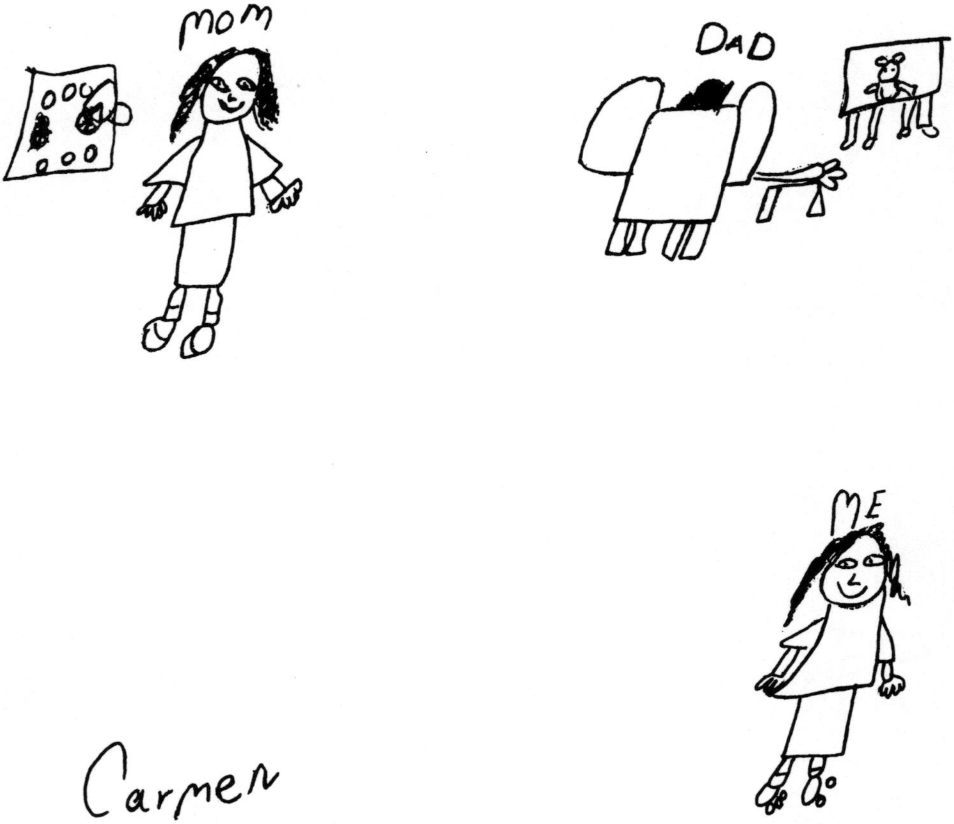


Abbildung 75 (oben): Von einem zehn Jahre, zwei Monate alten Mädchen gezeichnete Familie (B-F-Z). »Mutter kocht Reis.« »Papa sieht fern, ruht seinen Fuß aus.« »Das bin ich, draußen, beim Rollschuhlaufen.«

Abbildung 76 (rechts): Zeichnung eines zehn Jahre, drei Monate alten Mädchens.

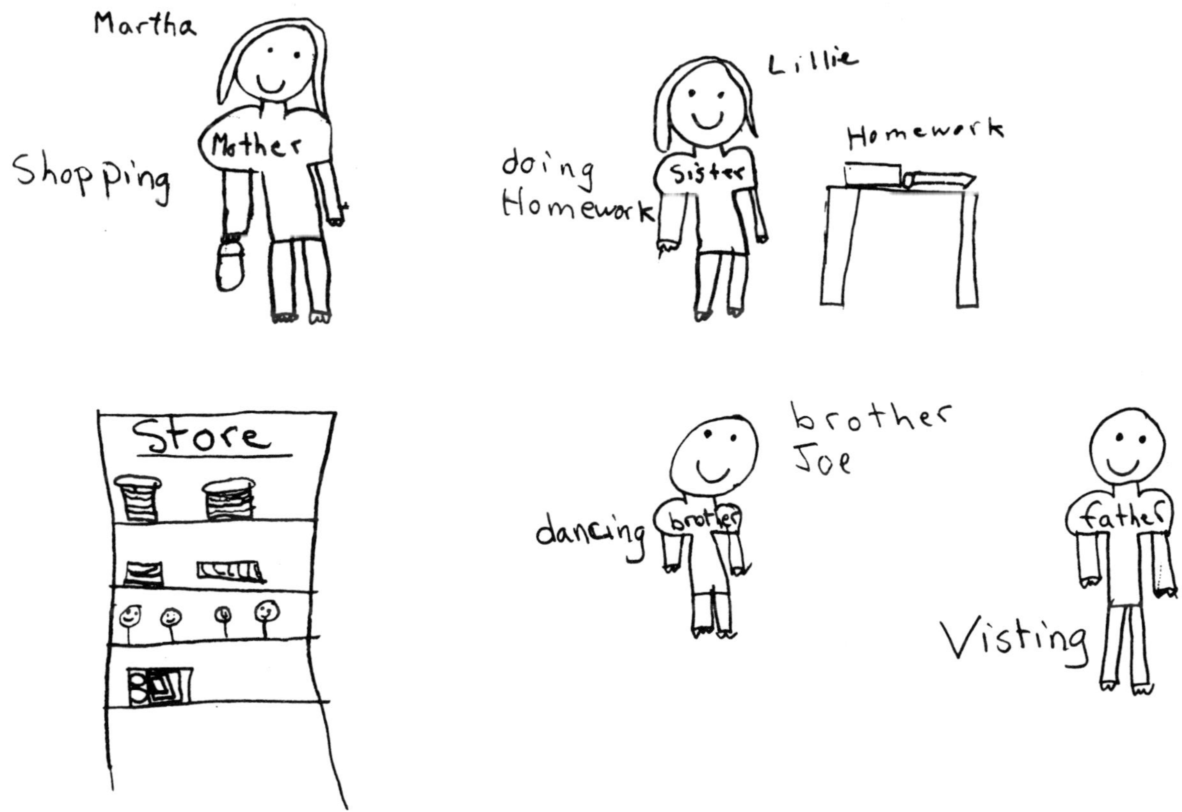
Martha
Mother
Shopping
Store
Lillie
Sister
doing Homework
Homework
brother Joe
brother
dancing
father
Visting

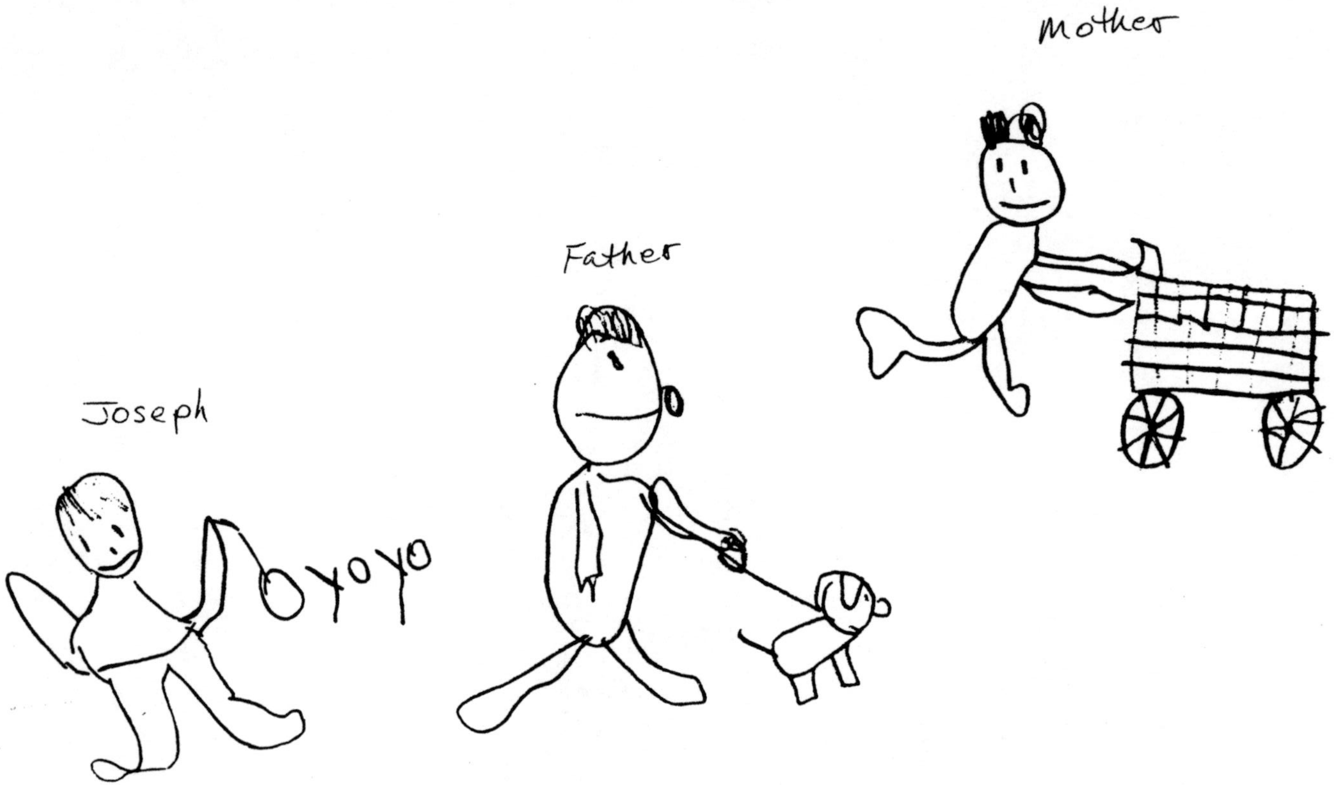
Mother
Father
Joseph
yoyo

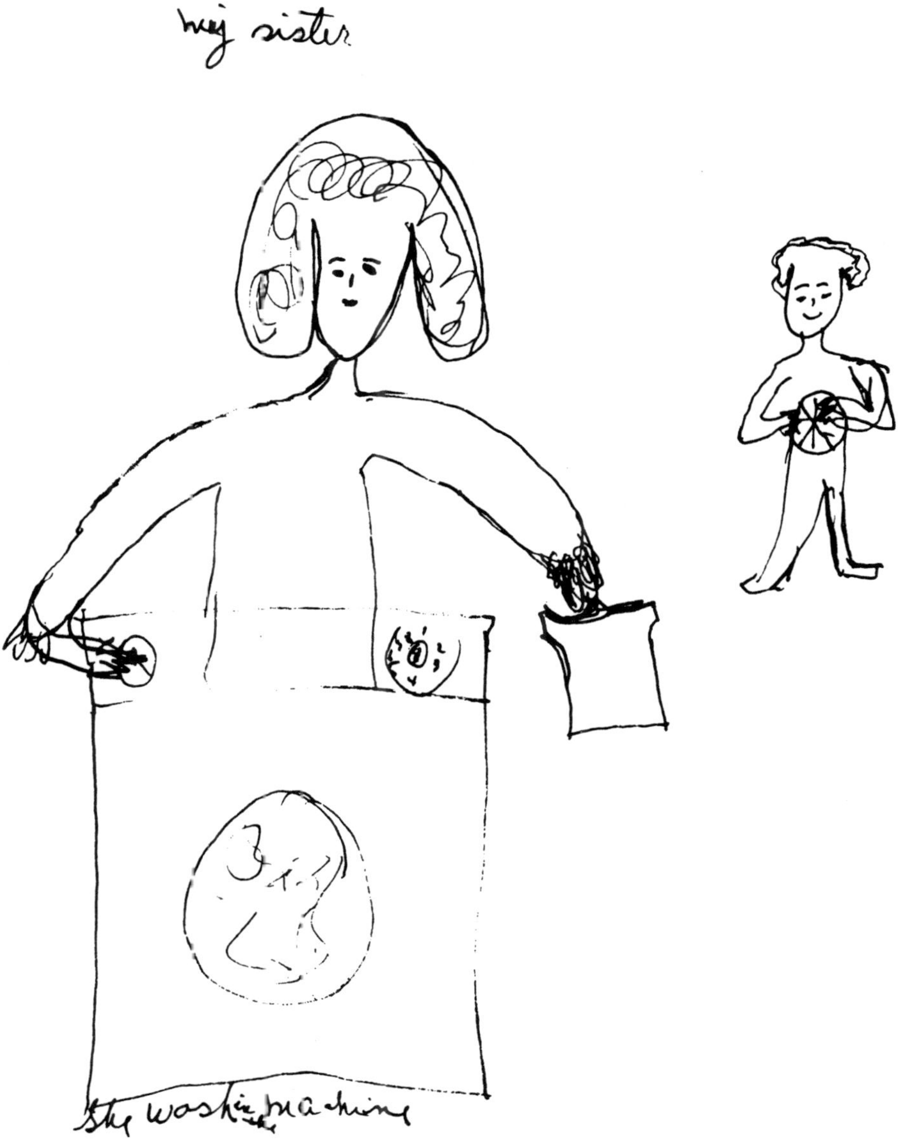


Abbildung 77 (links): Zeichnung eines achtjährigen Jungen. Er spielt mit einem Jo-Jo. Vater geht mit dem Hund spazieren. Mutter stellt mit ihrem Einkaufswagen Nahrung (Liebe) zur Verfügung.

Abbildung 78 (oben): Zeichnung einer 23jährigen, geistig zurückgebliebenen Frau. Während die Frau wäscht, spielt der Mann mit dem Ball.

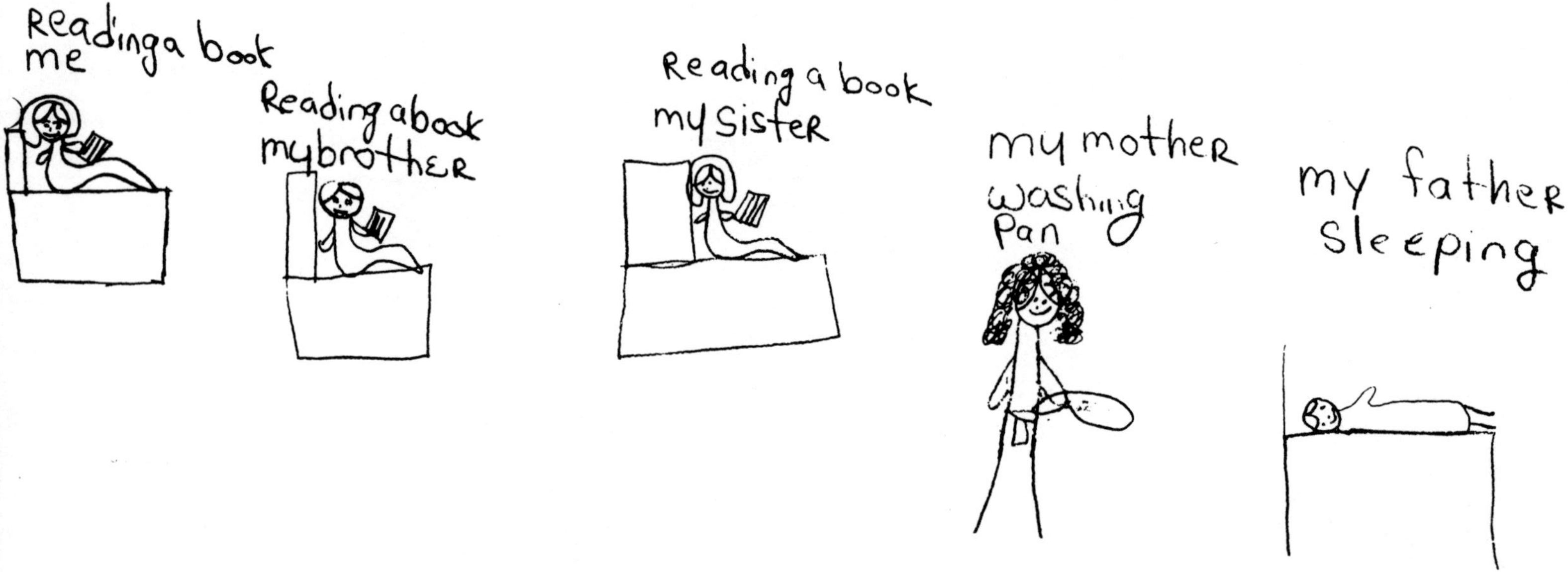
Readinga book
me
Reading abook
mybrother
Reading a book
my Sister
my mother
washing
Pan
my father
Sleeping

## *Emanzipation*

In Kinderzeichnungen lassen sich Anfänge einer Veränderung hinsichtlich der Wahrnehmung von Geschlechtsrollen erkennen. Frauen werden bei der Übernahme von Tätigkeiten dargestellt, die traditionell für Männer reserviert waren. In Abbildung 80 fliegt die Mutter ein Flugzeug. In Abbildung 81 ruht sich die Mutter aus.

Die meisten Frauen werden in Hosen dargestellt.

Ich besitze keine einzige Zeichnung, in der Männer Kleider tragen.

Ich wollte schon sagen, daß ich in Kinderzeichnungen niemals einen Mann gesehen habe, der das Essen auftrug, Geschirr spülte oder die Zimmer saubermachte. Ein einziges Mal wurde ein Vater bei einer Tätigkeit gezeigt, die man als Hausarbeit auffassen könnte: er hämmerte einen Nagel in die Wand. Doch dann trat das Unerwartete ein. Albert, elf Jahre, neun Monate alt, fertigte eine B-F-Z an, in der die Mutter ausruht, während der Vater kocht. Der Vater ist der einzige, der arbeitet. Die Schwester sieht mit ihrem Freund per Fernbedienung fern (Abbildung 83). Albert sagte zu seiner Zeichnung: »Vater kocht ein Hühnchen. Er hat eine Machete, um zu zeigen, daß er es getötet hat.«

Abbildung 79 (links): Zeichnung eines elfjährigen Mädchens. Vater schläft. Die Kinder lesen. Mutter ist die einzige, die arbeitet.

Abbildung 80 (nächste Seite links): Von einem neun Jahre, fünf Monate alten Jungen. Die Mutter fliegt ein Flugzeug, in dem seine Schwester Passagier ist. Der Vater steht neben dem Auto.

Abbildung 81 (nächste Seite rechts): Zeichnung eines neun Jahre, zehn Monate alten Mädchens.

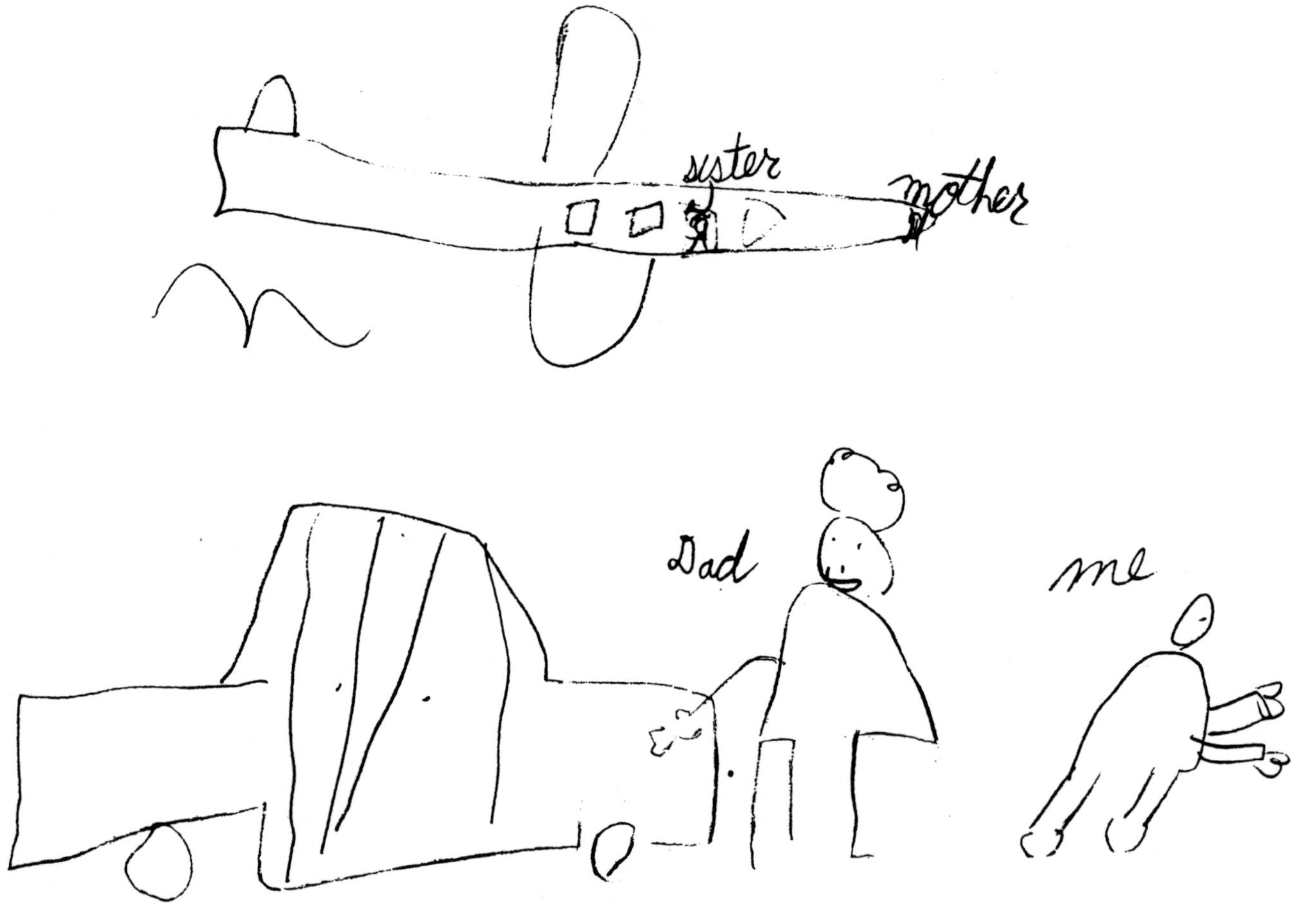
sister
mother
Dad
me

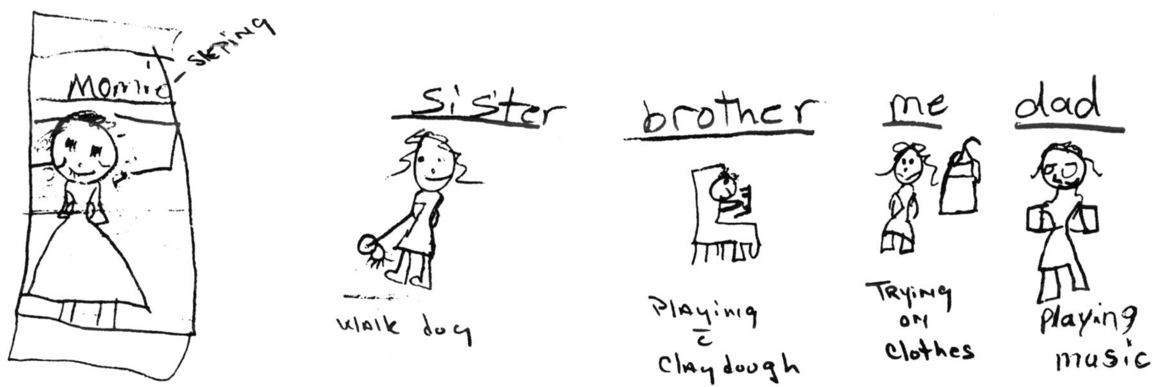

Mommie
sleping
sister
walk dog
brother
Playing
c
claydough
me
Trying
on
clothes
dad
Playing
music

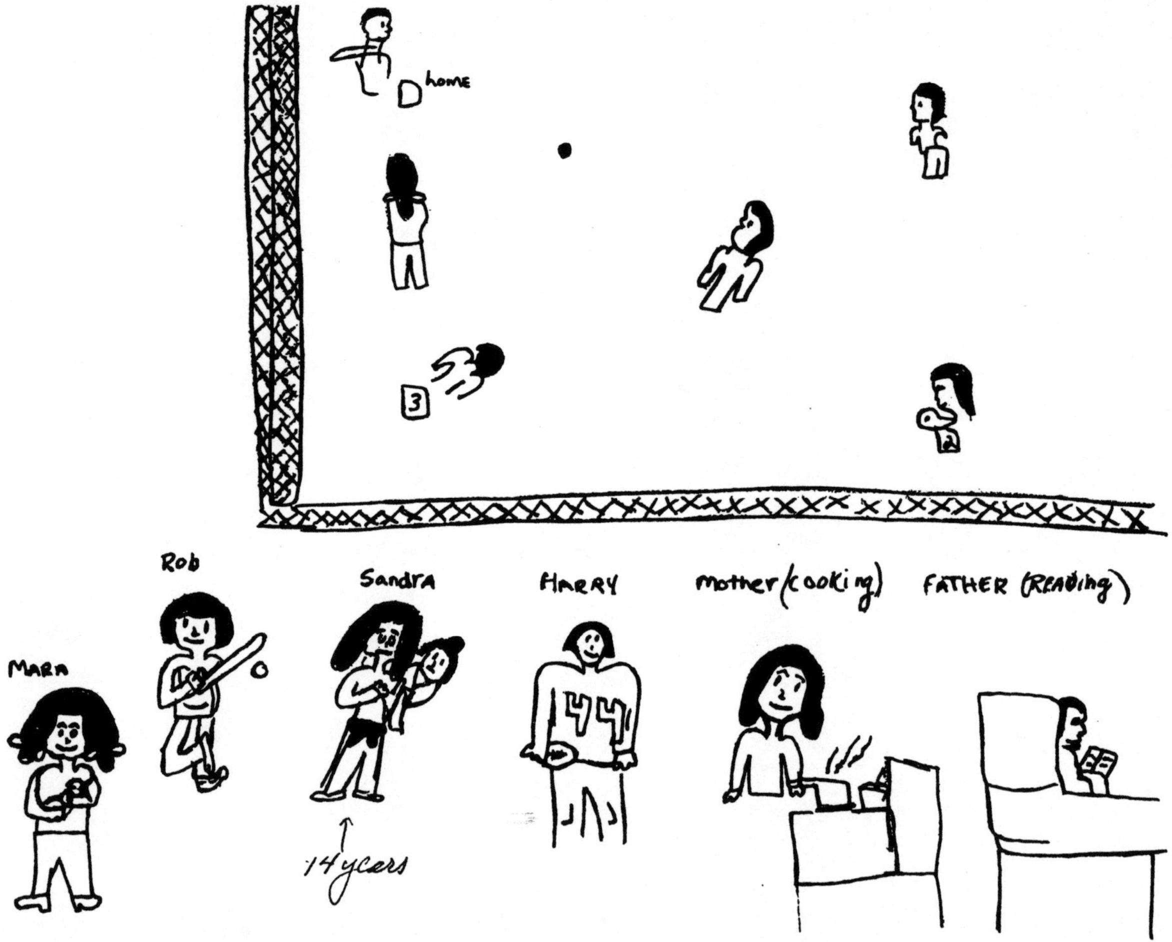
home
3
Mara
Rob
Sandra
14 years
HARRY
44
mother (cooking)
FATHER (Reading)

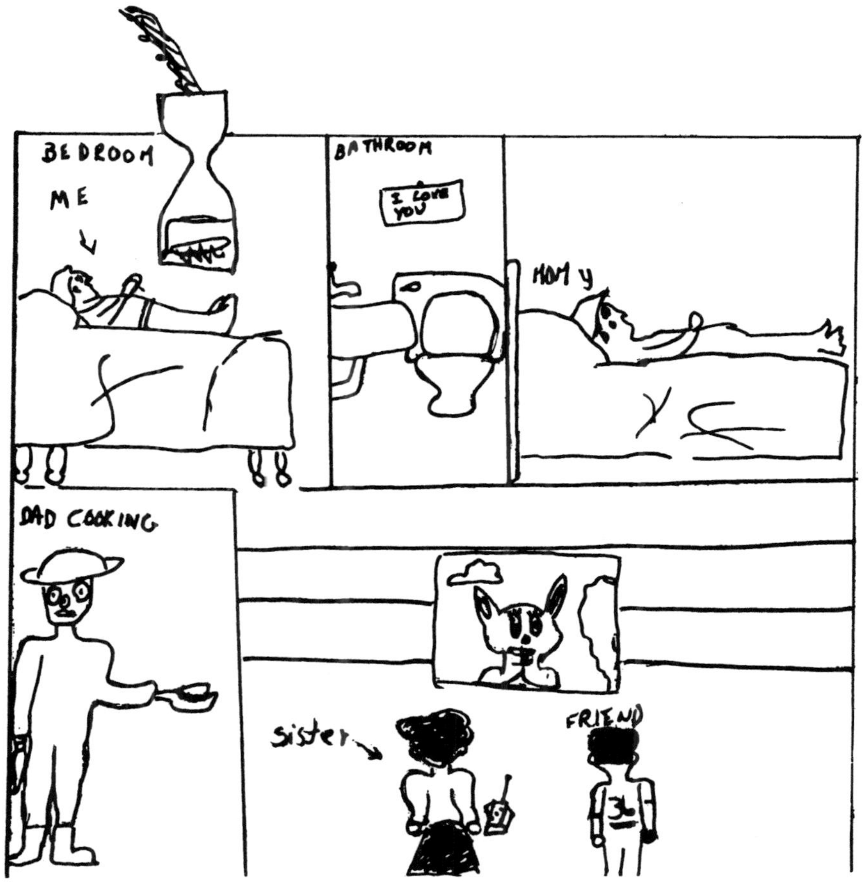


Abbildung 82 (links): Auflehnung gegen stereotype Geschlechtsrollen kennzeichnet diese Zeichnung der vierzehnjährigen Sandra. Obwohl sie ihre Mutter beim Kochen und ihren Vater beim Lesen gezeichnet hat, hat sie sich mit Karate-Gürtel dargestellt, wie sie gerade jemanden über die Schulter wirft. Sie teilt die Sportbegeisterung ihres Bruders und hat ihrem Bild eine Baseball-Mannschaft hinzugefügt. Zwar hat sie die Eltern mit den traditionellen Rollen identifiziert, sie selbst hat aber andere Neigungen. Ihre Schwester Mara spielt zwar mit einer Puppe, sie ist aber auch erst drei.

Abbildung 83 (oben): Von Albert, elf Jahre, neun Monate. Schwester und Freund sehen fern. Das ist die einzige Zeichnung in meiner Sammlung, in der der Vater kocht.

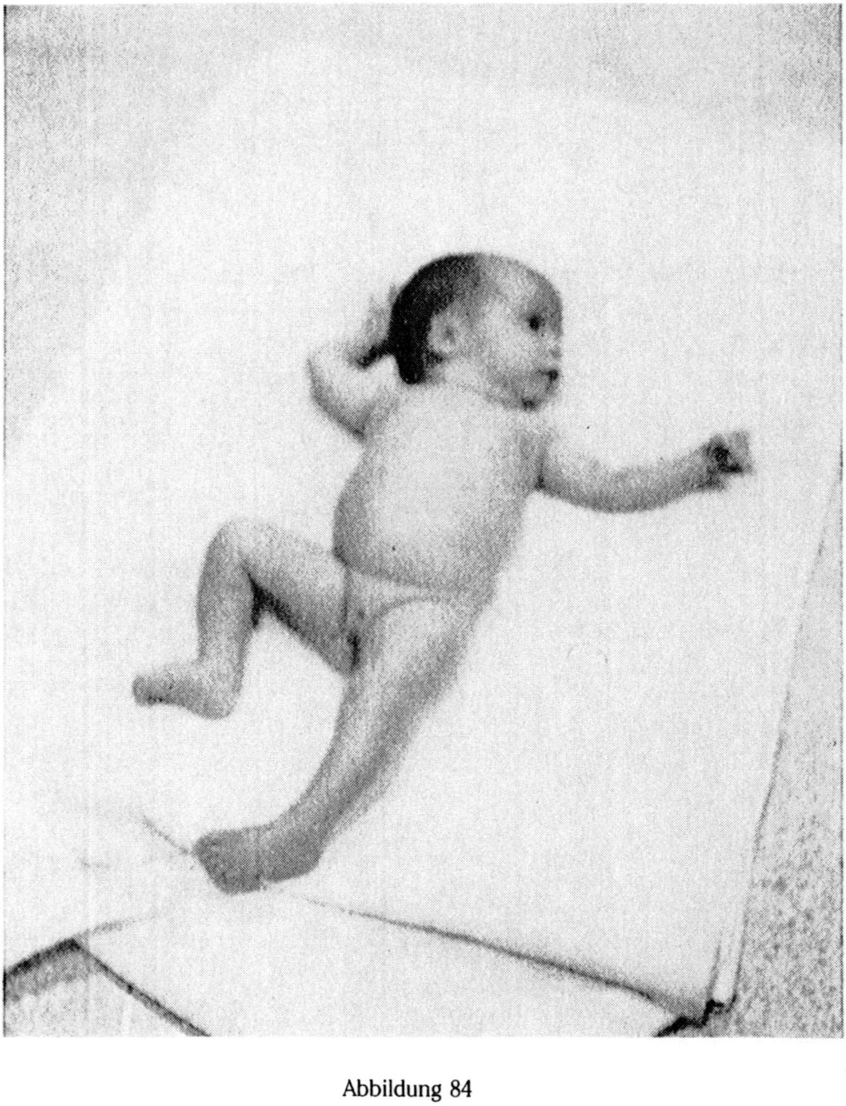

Abbildung 84

# Kapitel 10

# Die Auswirkungen der Lateralität auf Zeichnungen

### Frühe Anzeichen für die Bevorzugung einer Hand

Während der ersten drei Monate nach der Geburt werden Säuglinge, die auf dem Rücken liegen, eine als tonischer Halsreflex bezeichnete asymmetrische Haltung einnehmen. Der Kopf ist nach einer Seite gedreht, auf dieser Seite ist der Arm ausgestreckt, während der andere dicht zur Schulter gebeugt ist, so daß die Haltung einer Fecht-Stellung ähnelt. Diese Haltung bewirkt, daß der Blick zur ausgestreckten Hand geführt und der Weg für die Koordination von Auge und Hand geebnet wird (GESELL und AMATRUDA, 1941).

Wie dieser normalentwickelte, zwölf Wochen alte Säugling (Abbildung 84) zeigen viele Säuglinge eine konsequente »Bevorzugung« der rechten oder linken Seite bei diesem frühen, auffälligen Haltungsreflex.

### Auge und Hand

Mit der Bevorzugung einer Hand ist die Bevorzugung eines Auges verbunden, so daß bei den meisten Personen Hand und Auge einer Körperseite zu größerer Effizienz zusammenwirken. Diese Homolateralität von Hand und Auge (bei einigen Menschen führt das Auge die Hand) ist auf die Dominanz einer der beiden seitlich gegenüberliegenden Bewegungszentren im Gehirn zurückzuführen. Diese kontralaterale Bewegungskontrolle ist das Ergebnis einer Kreuzung der Bewegungsbahnen an der Gehirnbasis, so daß das linke Bewegungszentrum die Bewegungen der rechten Körperseite kontrolliert und umgekehrt. Die Trennung der beiden Gehirnhälften ist jedoch unvollständig, sonst würden wir als zwei getrennte Handlungssysteme funktionieren.

Die Abhängigkeit der Rechts- oder Linkshändigkeit von entsprechenden Leitungen der linken oder rechten Gehirnhälfte weist daraufhin, daß der Versuch unsinnig ist, Linkshändigkeit in Rechtshändigkeit umwandeln zu wollen. Wie andere strukturelle und physiologische Körpermerkmale ist die zerebrale Dominanz genetisch bedingt.

In einer Randbemerkung möchte ich auf etwas hinweisen, das TREVOR-ROPER einen »reinrassigen psychoanalytischen Ansatz« nennt. Dieser Ansatz würde ein Schielen als Folge der Notwendigkeit deuten, daß ein Baby seine Augen auf die Brust der Mutter konzentrieren muß. In den ersten drei Lebensmonaten ist ein vorübergehendes Schielen bei Säuglingen häufig zu beobachten – auch bei solchen, die nie an der Brust einer Frau gelegen haben. In meinen 35 Jahren am New Yorker Foundling Hospital habe ich eine Unzahl von mutterlosen Säuglingen beobachten können, die alle vorübergehend schielten.

### *Rechts-, Linkshändigkeit und Profilausrichtung*

Die überwiegende Mehrzahl aller Menschen ist rechtshändig. Bei einigen Linkshändern läßt sich eine Familienanlage zur Linkshändigkeit nachweisen, bei anderen nicht. In der Vergangenheit hat man Druck auf Linkshänder ausgeübt, damit sie sich Rechtshändigkeit angewöhnen. Eine in den USA verwandte Methode war etwa die Kalligraphie-Methode von PALMER, bei der Kreise im Uhrzeigersinn gezeichnet werden müssen, was für Linkshänder eine unnatürliche Bewegung ist – für diese Übung müssen sie deshalb die rechte Hand verwenden. (Wenn man ein Kind auffordert, mit beiden Händen simultane Kreisbewegungen auszuführen, wird man sofort sehen, daß sich die rechte Hand im Uhrzeigersinn, die Linke dagegen entgegen dem Uhrzeigersinn bewegt.)

Die heutige Kindergeneration, der es erspart geblieben ist, ihrer genetisch bedingten natürlichen Neigung entgegenzuwirken, hat sich ihre anlagebedingte Linkshändigkeit bewahrt. Dennoch ist Linkshändigkeit überraschend selten und liegt ungefähr bei zehn Prozent.

Welchen Einfluß hat das auf das Zeichnen? Wir wollen uns zunächst mit der Richtungsorientierung befassen. Hierbei ist es wichtig, einerseits zwischen kinästhetischen Zeichnungen (Kritzelbildern), die für die früheste Phase typisch sind, in der das zwei- oder dreijährige Kind Kreise und ein Liniengewirr zeichnet, wobei sich das Auge über das freut, was die Hand macht, und andererseits dem darstellenden Zeichnen späterer Zeit, bei dem die Hand dem Auge gehorcht, zu unterscheiden.

Beim kinästhetischen Zeichnen hängt die Richtung der Kreise von der benutzten Hand ab. Die rechte Hand, die ihrer natürlichen Anlage folgt, wird sich im Uhrzeigersinn drehen, die Linke entgegen dem Uhrzeigersinn. Der Beobachter kann das feststellen, wenn er der Bewegung zuschaut, aber auch wenn er ihre Spur auf dem Papier untersucht: der Druck auf den Zeichenstift läßt in der Regel nach, wenn die Kreise geschlossen werden. Das Auge folgt der Hand.

Wird das Kind reifer, verstärkt sich der Darstellungscharakter der Zeichnungen. Nun führt das Auge die Hand. Dieser Wechsel zeigt sich besonders deutlich, wenn Kinder Profile zeichnen. Beim Zeichnen eines Profils bewegt sich die rechte Hand entgegen dem Uhrzeigersinn von oben nach unten, weil nur so genau verfolgt werden kann, was gezeichnet wird und was bereits gezeichnet worden ist. Die linke Hand wird das Profil auch von oben nach unten zeichnen, aber im Uhrzeigersinn, weil nur so die Sicht auf das, was gezeichnet wurde und wird, unverstellt ist.

In beiden Fällen ist die natürliche Ausrichtung, die während der kinästhetischen Phase vorherrschte, als das Auge der Hand folgte, nun umgekehrt, da beim darstellenden Zeichnen das Auge die Hand führt. Deshalb weisen von der rechten Hand gezeichnete Profile nach links, von der Linken gezeichnete nach rechts. Das erklärt, warum 80 bis 90 Prozent aller gezeichneten Profile nach links blicken.

Meines Erachtens ist bei der Profilausrichtung Rechts- bzw. Linkshändigkeit entscheidend.

### *Die Feststellung der Rechts- bzw. Linkshändigkeit aufgrund von Zeichnungen*

Bei einigen Kindern ist die Lateralität bereits im Alter von sechs Monaten zu erkennen, wenn sie beginnen, regelmäßig mit einer Hand nach etwas zu greifen, eine Tendenz, die auf eine spätere Rechts- oder Linkshändigkeit hindeutet. Der Autor dieses Buches konnte in einigen Fällen von der frühen Kindheit über die Adoleszenz bis hin zum Erwachsenenalter das konsistente Auftreten zunächst des tonischen Halsreflexes, der Bevorzugung der linken Hand mit sechs Monaten, des linkshändigen Kritzelns mit 15 Monaten und schließlich eines eindeutigen Vorherrschens der linken Hand bei allen feinmotorischen Tätigkeiten beobachten. Das war zwar nur bei einer kleinen Zahl von Tausenden von Kindern, die über einen langen Zeitraum beobachtet wurden, der Fall, aber sehr auffällig. Die meisten Kinder zeigen ein solches Maß an Übereinstimmung erst im Alter von fünf Jahren.

Wenn Kinder, gewöhnlich etwa mit 15 Monaten, mit Kritzeln anfangen, kann man an der Zeichnung erkennen, ob sie mit der rechten oder der linken Hand angefertigt wurde (Abbildung 85 und 86). Die Neigung der Linien verweist auf die benutzte Hand.

#### *Die Beständigkeit der manuellen Lateralität*

Die Abbildungen 87 bis 91 umfassen eine Reihe von Zeichnungen, die von einem Mädchen mit ungewöhnlicher Intelligenz stammen. Die Linkshändigkeit war bereits im frühen Säuglingsalter erkennbar und blieb bis ins Erwachsenenalter unerschütterlich. Die hier wiedergegebenen Beispiele reichen von einem frühen Kritzelbild, das im Alter von 19 Monaten angefertigt wurde, über Zeichnungen aus dem Kindergarten bis zu einer aus den ersten Schulklassen und sind durch intensive graphische Aktivität gekennzeichnet.

Gezeigt werden:

linkshändiges Kritzelbild – im Alter von 19 Monaten
menschliche Figur – im Alter von drei Jahren, fünf Monaten
Umkehrung von Buchstaben – im Alter von vier Jahren, drei Monaten
Umkehrung einiger Zahlen – im Alter von vier Jahren, zehn Monaten
Zeichnung des Vaters – im Alter von sieben Jahren. Nach rechts gerichtetes Profil ist die typische Ausrichtung für Linkshänder.

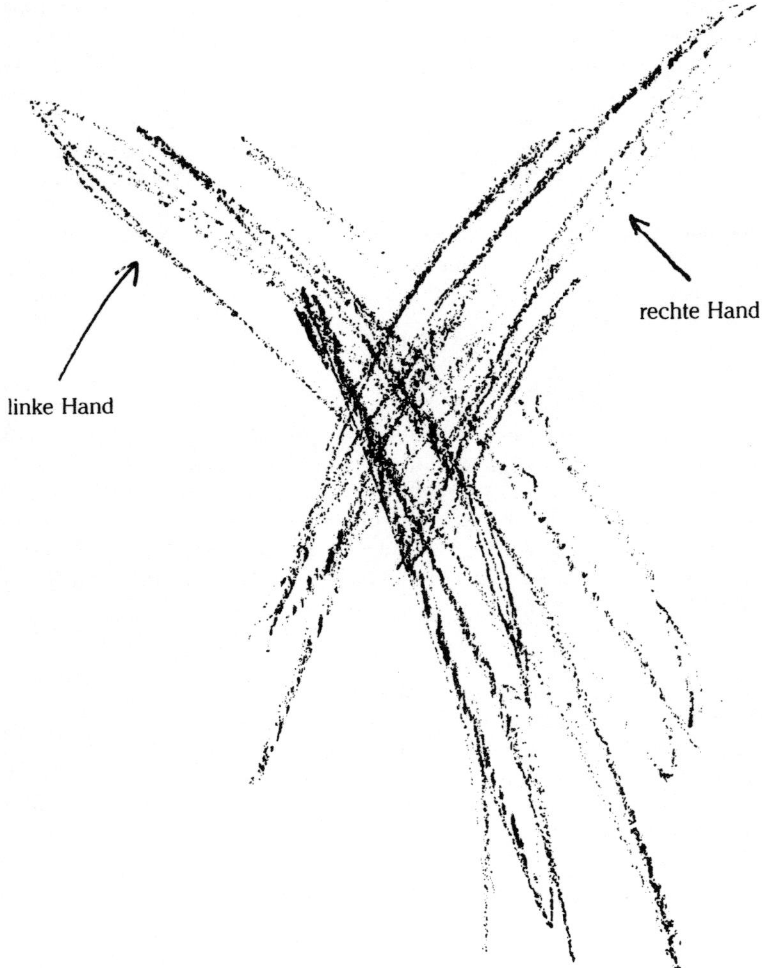


Abbildung 85: Von der linken Hand gezeichnet – von der rechten Hand gezeichnet.

Abbildung 86: Kinästhetische Zeichnung eines 23 Monate alten Mädchens. Zuerst zeichnete es mit der rechten Hand, wechselte dann aber zur Linken über. Die Neigung der Linie zeigt an, welche Hand benutzt wurde.

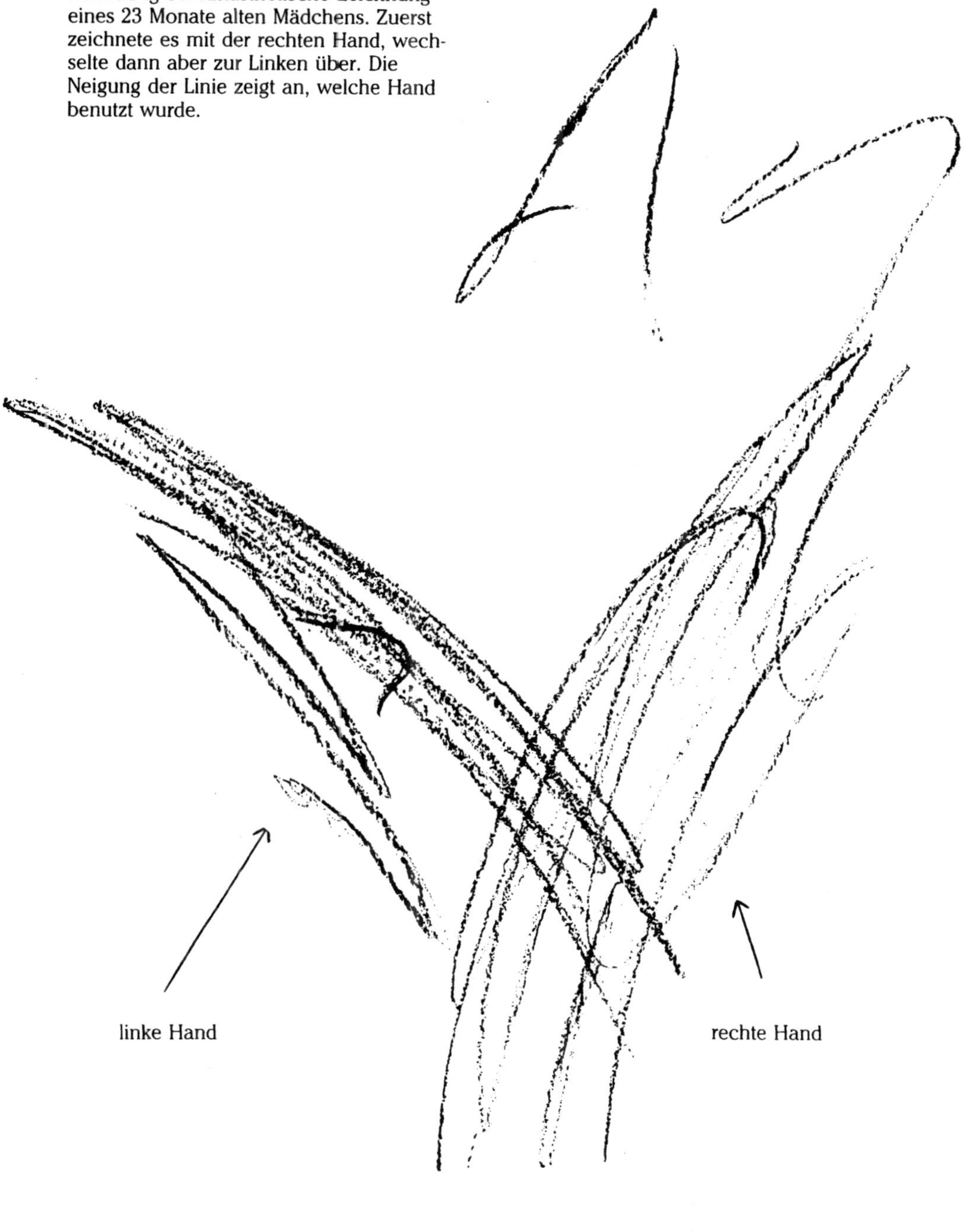

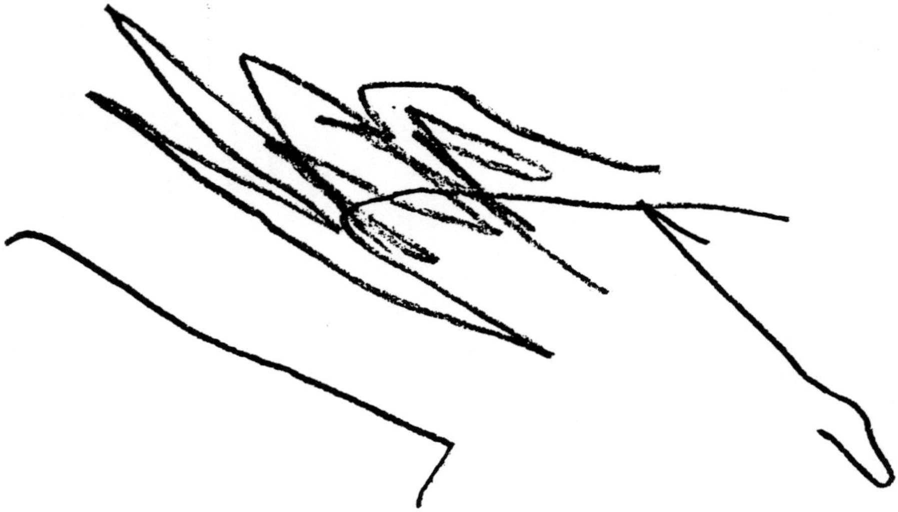

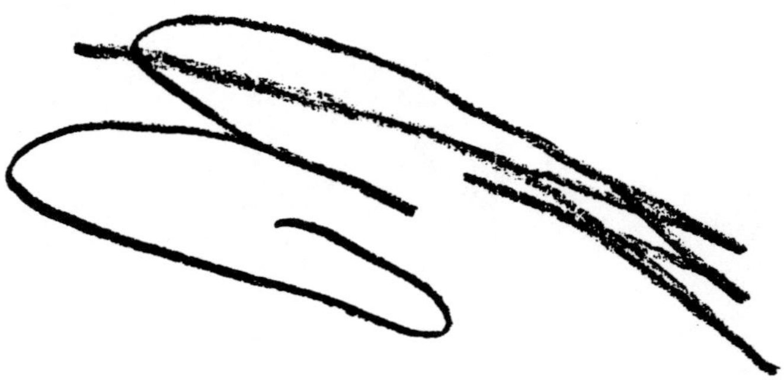

Abbildung 87 (oben): Von J. A. im Alter von 19 Monaten gezeichnet. Die Richtung der spontanen Kritzeleien weist darauf hin, daß sie mit der linken Hand ausgeführt wurden.

Abbildung 88 (rechts): Von J. A., einem intelligenten, drei Jahre und fünf Monate alten Mädchen, gezeichnete menschliche Figur. Die Zeichnung wurde mit der linken Hand ausgeführt. Der den Kopf darstellende Kreis wurde entgegen dem Uhrzeigersinn gezeichnet; Druck auf dem Zeichenstift war zu Beginn stärker und ließ mit der Vervollständigung des Kreises nach.

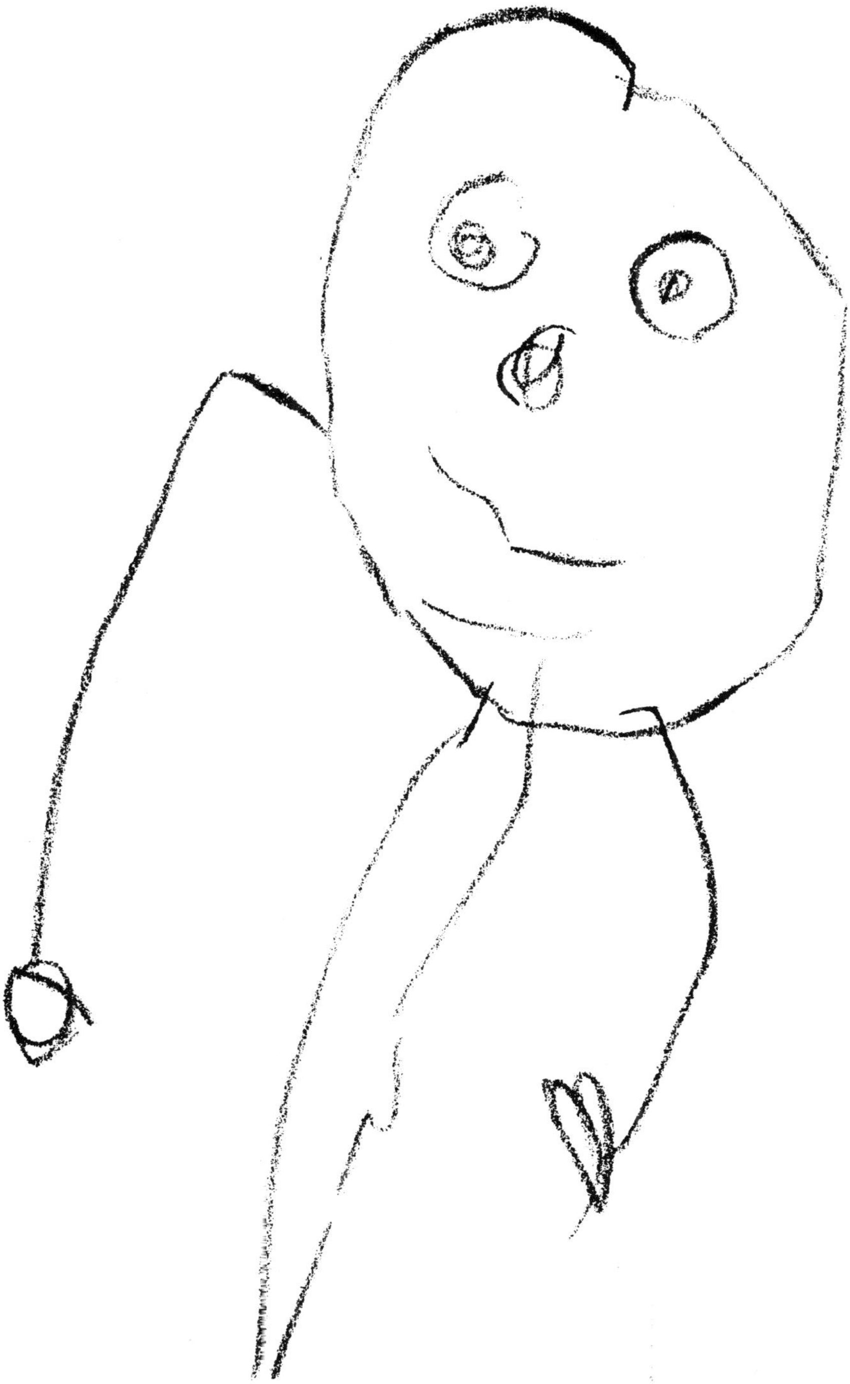

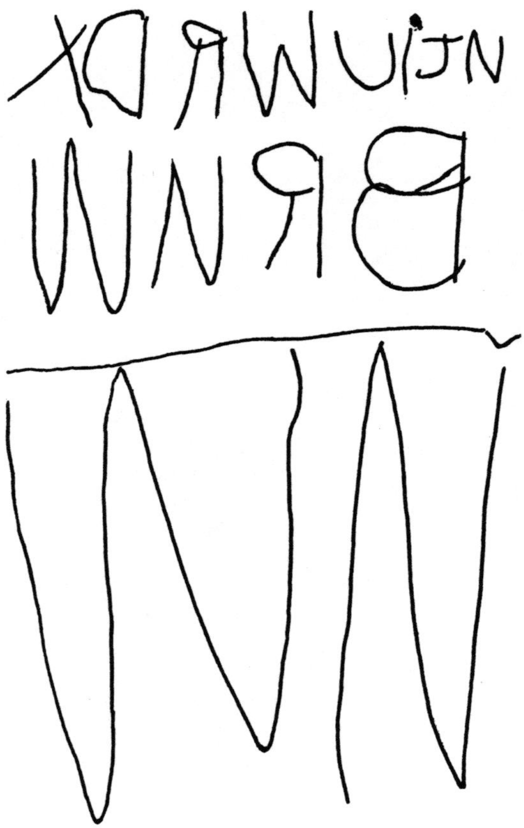

Abbildung 89 (oben): Von J. A. gezeichnet, die nun vier Jahre, drei Monate alt ist. Sie beginnt zu schreiben – und zwar von rechts nach links. Die Buchstaben B, R, D und J sind umgedreht. Zahlen und Buchstaben, die einen Bogen enthalten, werden am häufigsten umgedreht: 2, 3, 6, 9, B, D, R, J, P.

Abbildung 90 (rechts): Von J. A. im Alter von vier Jahren, zehn Monaten gezeichnet. Eindeutig linkshändiges Mädchen. Überragende Intelligenz.

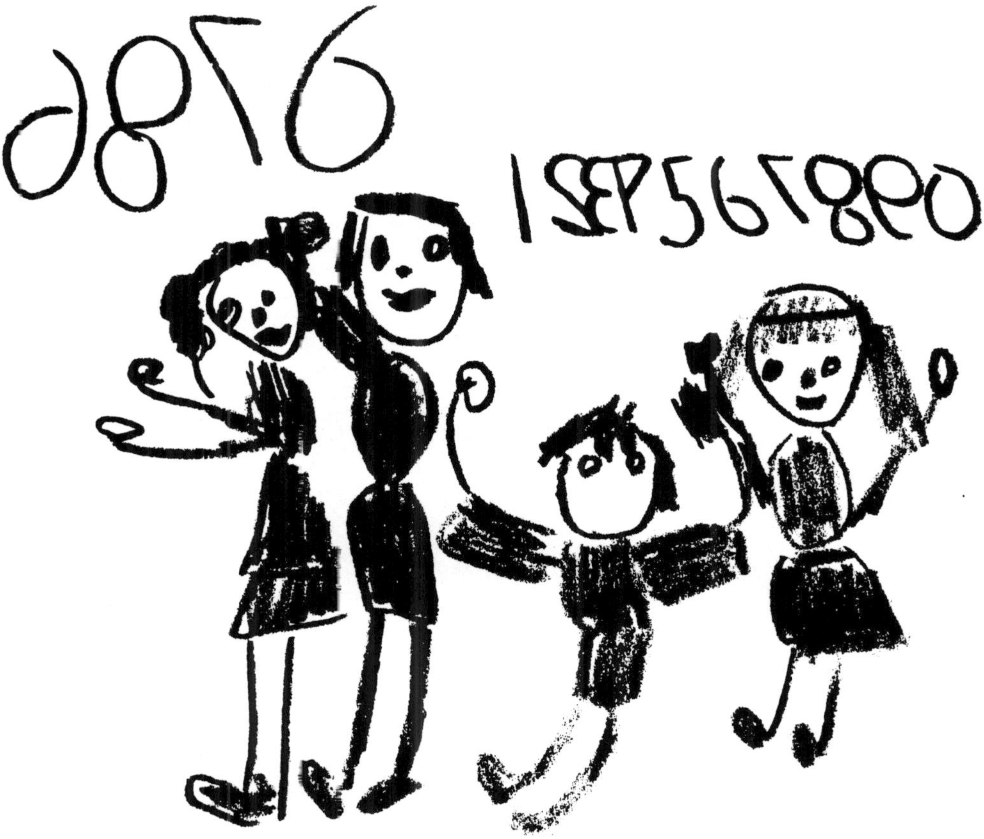

### *Die Umkehrung von Buchstaben und Zahlen*

Als das Kind, dessen Zeichnungen wir gerade gesehen haben (Abbildungen 87 und 88), in den Kindergarten ging, zeichneten sich seine ersten Schreibversuche dadurch aus, daß es viele Buchstaben und Zahlen verdrehte (Abbildung 89 und 90). Ein wohlmeinender, aber nicht informierter Lehrer war darüber bestürzt und mußte beruhigt werden, daß dies kein Zeichen für eine Gehirnstörung war. Viele linkshändige Kinder drehen, wenn sie Schreiben lernen, die Buchstaben um. Der Lehrer erhielt den Rat, nichts dagegen zu unternehmen. Das Mädchen korrigierte seine Zahlen und Buchstaben zur rechten Zeit und entwickelte, nebenbei bemerkt, eine sehr schöne linkshändige Schrift.

Leonardo da Vinci schrieb, malte und zeichnete mit der linken Hand. Da er ein Genie und meisterhafter Künstler war, konnte er den Menschen in beispielloser Meisterschaft in unendlich vielen Haltungen und Ausrichtungen darstellen. Interessant ist aber, daß seine Köpfe in schnell gezeichneten Skizzen überwiegend nach rechts blicken (Bildtafel II).

Abbildung 91: Zeichnung von J.A. im Alter von sieben Jahren. Der Kopf ist im Profil gezeichnet und weist nach rechts, eine Ausrichtung, die für Profilzeichnungen von linkshändigen Kindern typisch ist. (Diese Zeichnung ist *Young Children and Their Drawings* von J. H. Di Leo, Brunner/Mazel 1970, entnommen.)Das Wort VATER ist nun ohne die ihre früheren Schreibversuche kennzeichnende Umkehrung der Buchstaben geschrieben.

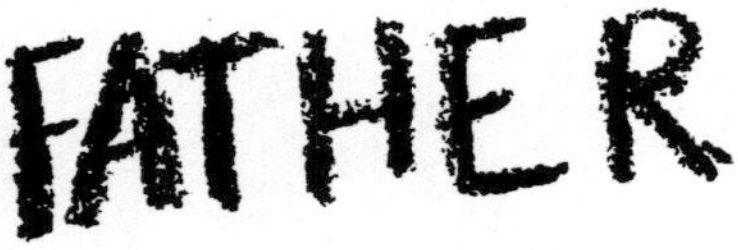


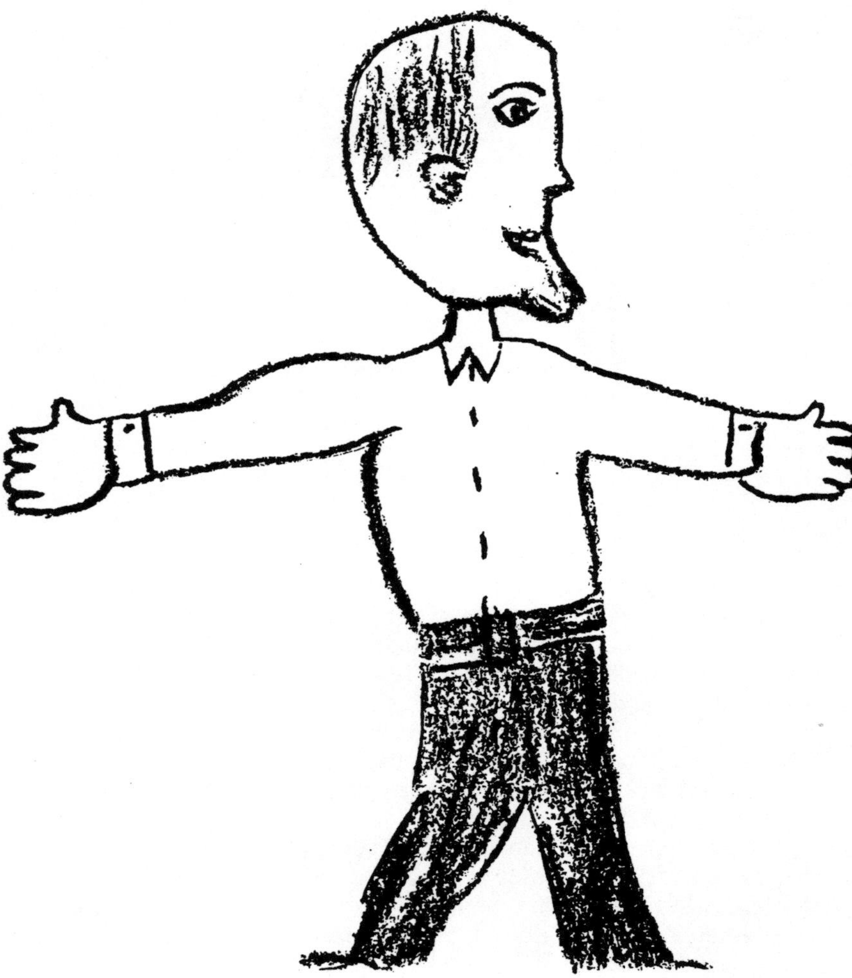

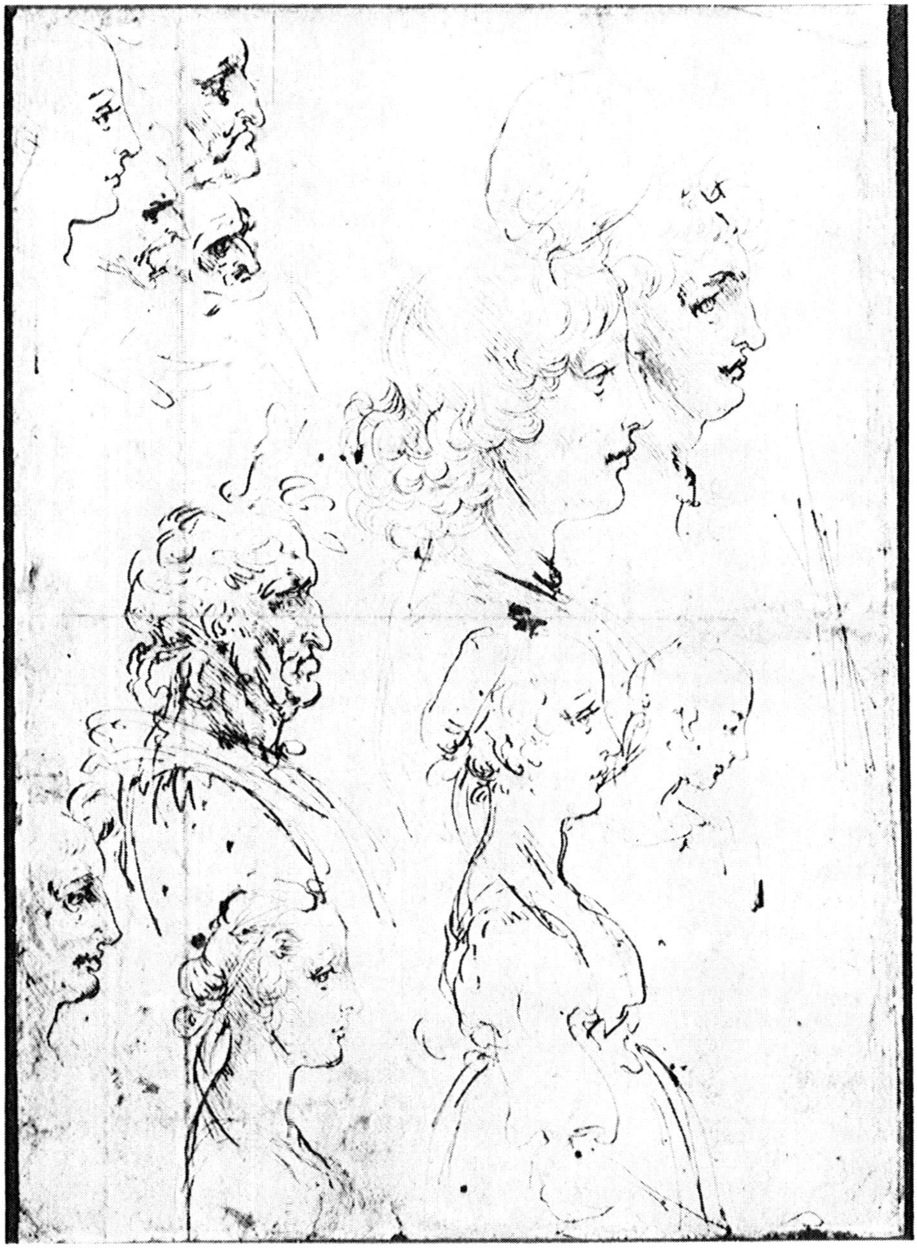

Bildtafel II: Leonardo da Vinci. Kopfstudien. Royal Library, Windsor Castle.
Copyright reserved.

Linkshändige, ihrer natürlichen Neigung folgende Kinder zeichnen nach rechts blickende Profile.

Auch rechtshändige Kinder können, wenn sie Schreiben lernen, Schwierigkeiten mit der Rechts-Links-Orientierung haben. Terry, ein intelligenter, rechtshändiger, fünf Jahre und acht Monate alter Junge, zeichnete an zwei aufeinanderfolgenden Tagen menschliche Figuren. In seiner ersten Zeichnung schrieb er seinen Namen in Druckschrift von rechts nach links und drehte dabei die Buchstaben um (Abbildung 92). Am folgenden Tag zeichnete er seine Mutter und schrieb ihren Namen in Druckschrift von links nach rechts, wobei er die Buchstaben richtig ausrichtete (Abbildung 93). Ich habe bewußt keinerlei Bemerkung zu der Buchstabenumkehrung gemacht. Die richtige Schreibweise erfolgte spontan. Terry ist unsicher, in welche Richtung er schreiben soll. Er ist ein intelligentes Kind ohne jedes Anzeichen für eine Gehirnstörung.

Schließlich ist das Lesen und Schreiben von links nach rechts nicht natürlicher als von rechts nach links. Es ist eine Konvention, die gelehrt und erlernt werden muß. Ein Kind, das Hebräisch oder Arabisch lernt, muß lernen, wie man eine Seite von rechts nach links überfliegt.

Für die Tatsache, daß die meisten Kinder eine Figur mit dem Profil nach links zeichnen werden, gibt es viele Erklärungen. Die Leserichtung von links nach rechts wurde bereits erwähnt. Ein weiterer Faktor mag sein, daß man sehen will, was man zeichnet, und nicht die Zeichnung mit der Hand verdecken will. Meiner Meinung nach ist Rechts- bzw. Linkshändigkeit ausschlaggebend für die Profilorientierung.

Die Richtungsorientierung von Zeichnungen ist sowohl in den USA wie in andern Ländern, vor allem von GESELL u. a. (1974) und ZAZZO (1950), umfassend untersucht worden.

### *Rechts-links*

Im Alter von sechs Jahren können Kinder die rechte von der linken Hand unterscheiden. Sie erkennen die eine oder die andere durch das Vorhandensein eines Rings oder eines Muttermals. Fordert man sie aber auf, die rechte oder linke Hand einer ihnen gegenübersitzenden Person zu identifizieren, werden sie auf die Hand zeigen, die ihrer eigenen rechten oder linken Hand gegenüber ist.

Die Fähigkeit, sich in die Lage des anderen zu versetzen – zum »Rollenspiel« also – entwickelt sich nicht vor dem siebten oder achten Lebensjahr. Vorher sind Kinder egozentrisch und nicht imstande: Transformationen vorzunehmen; mit dem Unterschied von Denken und Bild umzugehen; oder Erhaltungs- oder Umkehrungskonzepte zu erlernen. Die Dinge werden so genommen, wie sie erscheinen; das Spiegelbild nicht als Umkehrung erkannt.

Die gleiche Unfähigkeit, die rechte von der linken Seite einer gegenüber sitzenden Person zu unterscheiden, zeigt sich, wenn man dem Kind ein Bild von einer Person vorlegt, auch wenn das Kind die Person selbst gezeichnet hat.

Visueller Realismus tritt in Zeichnungen gewöhnlich nicht vor dem siebten oder achten Lebensjahr auf. Das Kind kann dann die rechte von der linken Seite einer abgebildeten Person ebenso unterscheiden wie von einer Person, die ihm gegenüber sitzt, oder seines eigenen Spiegelbilds.

Schätzungen, wie viele Linkshänder es unter Kindern gibt, schwanken zwischen fünf und zehn Prozent – heute mit einer Tendenz zur höheren Zahl, da mehr Kindern die unsinnige Einflußnahme erspart bleibt, ihrer natürlichen Neigung, mit der linken Hand zu schreiben, entgegenzuwirken.

Die Bevorzugung der Hand wird zweifellos vom Gehirn gesteuert, dennoch besteht eine Möglichkeit, daß äußere Einflüsse dazu beigetragen haben, daß Rechtshänder so stark überwiegen. Evolution, natürliche Auslese und Vorurteile gegen Linkshänder werden in der Literatur als mitwirkende Ursachen angeführt. Das wirft selbstverständlich erneut das lang begrabene Problem der Vererbung erworbener Eigenschaften auf und setzt voraus, daß zu Beginn Beidseitigkeit vorherrschte.

Äußerlich sind wir symmetrisch gebaut, doch unser Inneres ist überraschend asymmetrisch. Herzrechtslage ist ein seltenes Phänomen; derartige Organumkehrungen lassen sich lediglich als entwicklungsbedingte, die Funktion der Organe stark beeinträchtigende Abweichungen von der Regel erklären. Das ist bei Linkshändigkeit nicht der Fall. Linkshänder sind in ihrer Funktionsweise nicht beeinträchtigt. Ich brauche nicht die große Zahl hervorragender Personen zu nennen, die sich auf den verschiedensten Gebieten menschlichen Strebens hervortaten, obwohl sie die Welt mit dem linken Auge wahrnahmen und sich ihr mit der linken Hand und dem linken Fuß näherten. Von LEONARDO DA VINCI bis CHARLIE CHAPLIN ist die Liste der Namen wirklich beeindruckend.

Eine unter Eskimos durchgeführte Erhebung, von der DAWSON (1977) berichtet, zeigt, daß die Inzidenz der Linkshändigkeit in dieser ethnischen Gruppe signifikant höher ist als in anderen Gruppen. Der Unterschied wird auf die von permissiven Einstellungen geprägten Kindererziehungspraktiken in der Eskimo-Kultur zurückgeführt. Druck zur Unterwürfigkeit ist minimal, außerdem stellt die Bevorzugung einer Hand in Bevölkerungsgruppen, die vom Jagen und Fischen leben, kein Problem dar. Die angeführte Inzidenz von 11,3 Prozent Linkshändern bei den Eskimos steht in scharfem Kontrast zu den 1,5 Prozent Linkshändern in einer agrarischen chinesischen Bevölkerungsgruppe, die vom Druck zur Konformität bestimmt ist.

### *Die Spezialisierung der Gehirnhälften*

Auf der Ebene der Gehirnhälften ist das menschliche Gehirn sowohl hinsichtlich der Funktion als auch der Struktur asymmetrisch. Diese Dualität ist jedoch alles andere als absolut. OPPENHEIMER (1977) wies darauf hin, daß es angemessener ist, von einer überwiegenden als von einer dominanten Gehirnhälfte zu sprechen. Die Ungleichheit der Gehirnhälften konnte – sowohl was den sprachlichen Ausdruck als auch was die räumliche Funktion betrifft – eindeutig nachgewiesen werden.

Die beiden Gehirnhälften funktionieren nicht unabhängig voneinander; sie sind aufgrund der 200 Millionen Fasern des Corpus callosum und aufgrund der symmetrischen, vereinheitlichenden Strukturen des Subkortex-Systems, die in die beiden Gehirnhälften ausstrahlen, integriert. Jede der beiden Seiten ist zur anderen komplementär.

Mit Hilfe von pathologischen, chirurgischen und Verfahren, die sich elektrischer Reize bedienen, läßt sich die Teilung des Gehirns nachweisen. Die so gewonnenen Ergebnisse legen auch die Möglichkeit eines geteilten Bewußtseins nahe.

Aus prognostischer Sicht ist es ermutigend zu wissen, daß die Beschädigung einer der beiden Gehirnhälften bei kleinen Kindern nicht wie bei Erwachsenen oder

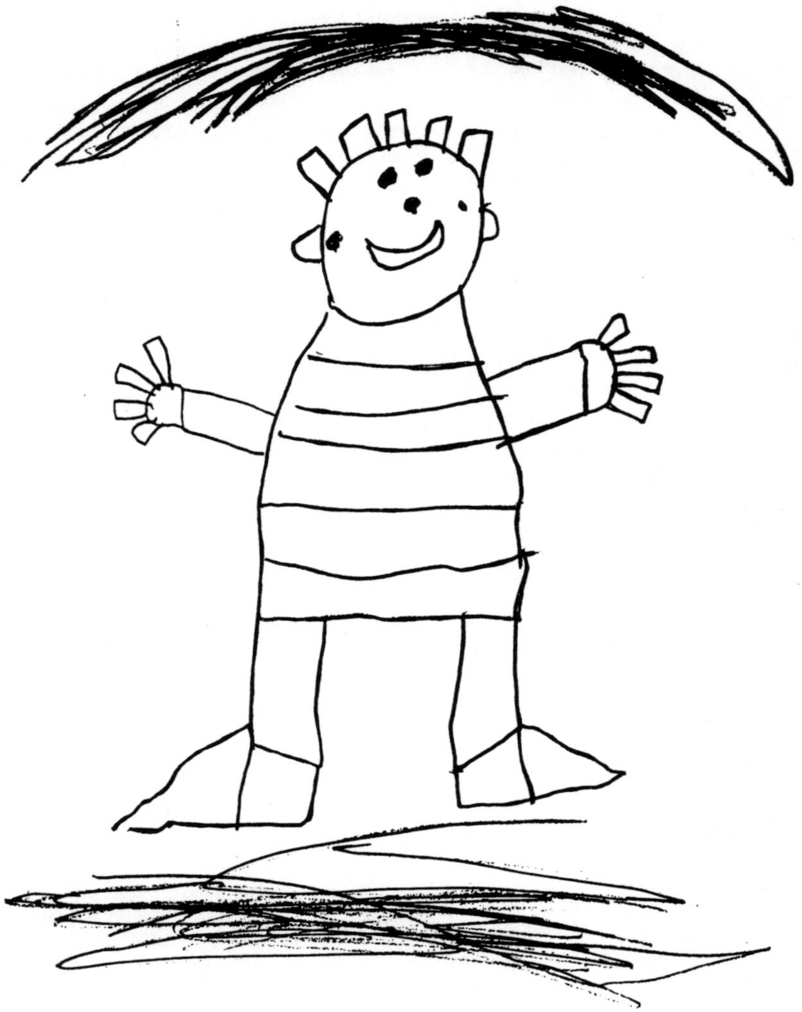

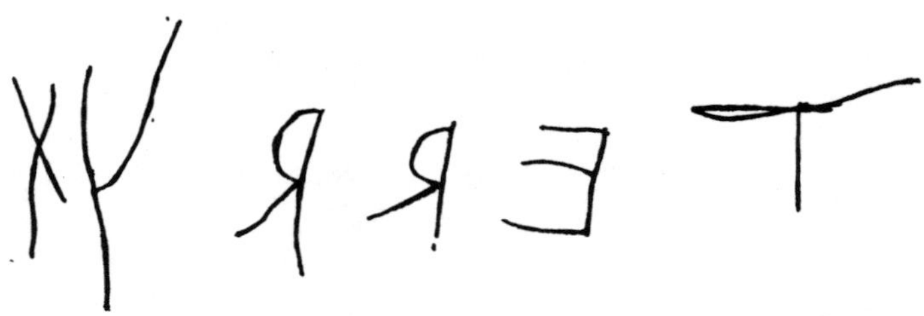

Abbildung 92 (oben): Zeichnung des fünf Jahre, acht Monate alten Terry.

Abbildung 93 (rechts): Zeichnung von Terry am folgenden Tag.

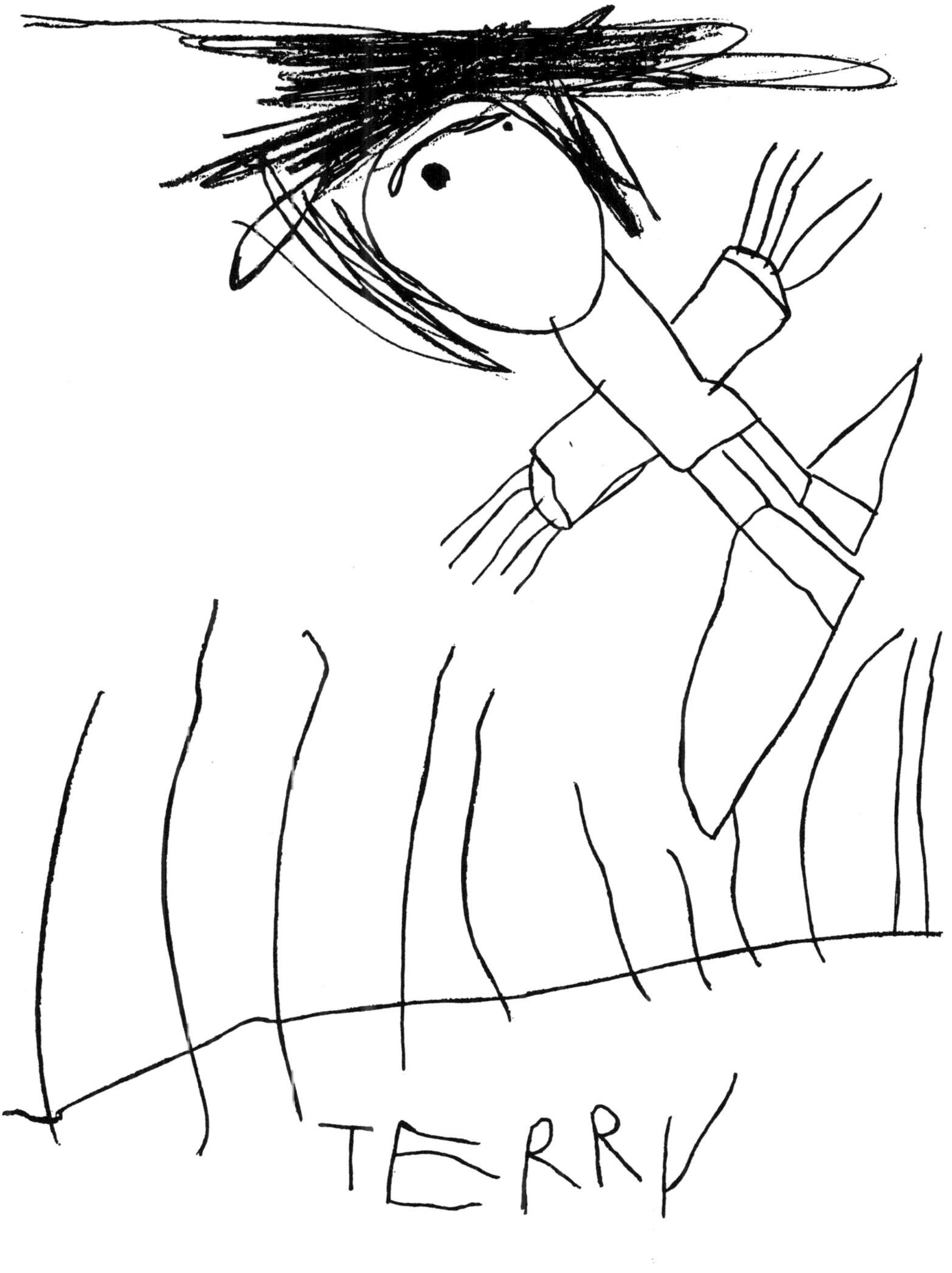
TERRY

auch Kindern über fünf Jahren zu einem dauerhaften Verlust der Sprache oder der Körperkontrolle führt, da bei ihnen noch keine feste Funktionslokalisierung stattgefunden hat. Beim Kleinkind kann man daher eine Übernahme der Funktion der beschädigten durch die intakte Gehirnhälfte erwarten.

## *Die Bevorzugung einer Hand und kognitiver Stil*

Der kognitive Stil bezieht sich auf die Struktur, nicht den Inhalt des Denkens. Der Begriff bezeichnet die Art und Weise, wie Individuen Informationen begrifflich organisieren und verarbeiten.

Im neunzehnten Jahrhundert gelang mit der zentralen Entdeckung von BROCA (1861), daß eine Verletzung der dritten frontalen Gehirnwindung der linken Hemisphäre mit der Unfähigkeit zum artikulierten Sprechen einhergeht, während inneres Sprechen unbeeinflußt bleibt, der Nachweis der funktionalen Asymmetrie des menschlichen Gehirns. Noch wichtiger als diese Tatsache ist, daß es viele Belege dafür gibt, daß die Spezialisierung der Gehirnhälften die Art und Weise, wie wir die Umwelt interpretieren – unseren kognitiven Stil – beeinflußt.

Ergebnisse von gehirnoperierten Patienten weisen darauf hin, daß die rechte Hemisphäre auf ganzheitliche, intuitive Weise denkt und auf räumliche Funktionen spezialisiert ist. Die linke Hemisphäre denkt überwiegend analytisch, logisch und ist außerdem auf sprachliche Fähigkeiten spezialisiert.

Da die Bevorzugung einer Hand von der entgegengesetzten Gehirnhälfte gesteuert wird, hat man die Hypothese aufgestellt, daß eine Beziehung zwischen der Bevorzugung einer Hand und dem der entsprechenden Gehirnhälfte eigentümlichen kognitiven Stil nachweisbar sein könnte. Denken Linkshänder eher ganzheitlich und intuitiv und sind sie, was räumliche Funktionen betrifft, besser als Rechtshänder? Denken Rechtshänder logischer und haben sie bessere sprachliche Fähigkeiten als Linkshänder? Die Studie von LEVY (1977) ist eine der wichtigsten auf diesem Gebiet. LEVY bestätigt, daß die rechte oder stumme Hemisphäre auf räumliche Funktionen, die linke oder sprechende Hemisphäre dagegen auf sprachliche Funktionen spezialisiert ist. Er hält die für Menschen typische Funktionslateralisierung für eine evolutionäre Entwicklung, die bei subhumanen Spezies nicht aufgetreten ist, und für einen wichtigen Faktor, der die höhere, das menschliche Gehirn kennzeichnende intellektuelle Funktion beeinflußt hat.

Die funktionale Asymmetrie des menschlichen Gehirns vergrößert sein kognitives Potential ganz enorm. Die reziproke Bereicherung durch die unterschiedliche Aktivität der beiden Gehirnhälften fördert eine integrierte Anpassungsreaktion.

LEVY (1969) weist darauf hin, daß sich der Vorteil der funktionalen Lateralisierung verringert, wenn, wie im Falle von Linkshändern, sprachlicher Ausdruck von der rechten, ursprünglich stummen Hemisphäre mitübernommen wird, was dazu führt, daß ein Teil der für die rechte Hemisphäre eigentümlichen, spezialisierten räumlichen Funktionen geopfert werden. Weitere Forschung zielt auf die Beantwortung der Frage, ob die Bevorzugung der rechten bzw. der linken Hand eine unterschiedliche Gehirnorganisation impliziert.

### *Wahrnehmung und kognitiver Stil*

Ein Ansatz zur Erforschung des kognitiven Stils ist die Einschätzung der Feldabhängigkeit/-unabhängigkeit (WITKIN u.a., 1954). Je nachdem wie Versuchspersonen, Wahrnehmungsaufgaben lösend, Informationen organisieren und verarbeiten, werden sie als frei oder eingeschränkt beurteilt.

Der Stab-und-Rahmen- (S-R-T) und der Eingebettete-Figuren-Test (E-F-T) gehören in diesem Zusammenhang zu den wichtigsten Tests. Feldunabhängige Versuchspersonen können eine Figur besser vom Hintergrund unterscheiden und eine Vertikale trotz ablenkender Reize wahrnehmen. Feldabhängige Versuchspersonen lassen sich von irrelevanten, stark beeinflussenden Stimuli des Kontexts in ihrer selektiven Aufmerksamkeit ablenken.

Da der kognitive Stil die Art und Weise, wie wir uns selbst und die äußere Welt wahrnehmen, beeinflußt, kommt er in sozialen ebenso wie in intellektuellen Einstellungen und Verhaltensweisen zum Ausdruck.

### *Kognitiver Stil und Körperbild in Zeichnungen der menschlichen Figur*

Die Erforschung der Art und Weise, wie wir Informationen organisieren, hat eine Beziehung zwischen kognitivem Stil und Persönlichkeit offenbart. Feldabhängigkeit und Feldunabhängigkeit sind Aspekte dieser Beziehung. Von der Hypothese ausgehend, daß die Wahrnehmung einen wesentlichen Einfluß auf die Persönlichkeit hat, haben WITKIN und Mitarbeiter (1962) Zeichnungen der menschlichen Figur untersucht, die junge Erwachsene und Kinder im Schulalter anfertigten. Ihre Ergebnisse lassen einen Zusammenhang zwischen der Fähigkeit, Gegenstände unabhängig von ihrem Kontext zu erleben, und dem Konzept des sich in Zeichnungen ausdrückenden Körperbildes erkennen.

Zunächst wurden die Zeichnungen nach einer von MACHOVER entwickelten Skala – im Grunde einer projektiven Technik, die sich unmittelbar auf Angst- und Selbstbewußtseinsäußerungen bezog – bewertet. Zusätzlich benutzte man eine von dem Psychologen H. MARLENS entwickelte Skala, um spezielle Merkmale festzustellen, die eine Gesamtdeutung der Figur im Sinne von einfach oder verfeinert zuließ. Diese, auf in den Zeichnungen beobachtbaren Einzelheiten beruhende Skala ähnelt in vielerlei Hinsicht der GOODENOUGH-HARRIS-Skala, die zur Einschätzung der intellektuellen Reife verwendet wird.

Wie erwartet, korrelierte das mit Hilfe dieser Skalen bewertete Konzept des Körperbildes positiv mit der Stärke der mit dem S-R-T und E-F-T gemessenen Feldunabhängigkeit. Die Untersuchung stützt die Vorstellung, daß zwischen der Art und Weise, wie wir uns selbst und wie wir die äußere Welt wahrnehmen, Übereinstimmung besteht.

Gestützt auf Forschungsergebnisse von Anatomen, Neurologen, Psychiatern, Psychologen und anderen Forschern und Klinikern, lassen sich die folgenden Zusammenhänge als fortlaufende Reihe auffassen:

1. Zerebrale Lateralisierung mit der Tendenz, räumlich, global und intuitiv (rechte Hemisphäre) wahrzunehmen; oder analytisch, logisch und sprachgewandt (linke Hemisphäre) = kognitiver Stil.
2. Beziehung zwischen kognitivem Stil und Selbstkonzept ebenso wie dem Konzept der Außenwelt.

3. Selbstkonzept in bezug zur Außenwelt verknüpft mit der Persönlichkeit.
4. Das in Zeichnungen reflektierte Körperbild ist ein hilfreiches Medium für Persönlichkeitsausdruck.

Schließlich läßt sich eine Beziehung zwischen Struktur und Funktion – zwischen zerebraler Lateralisierung und Persönlichkeit – erkennen.

Die Neigung, eher global und intuitiv als logisch und analytisch wahrzunehmen, gilt sowohl für den Interpreten wie für die Versuchsperson. Beide Ansätze tragen zu einer validen Deutung bei.

Die derzeit verfügbaren Forschungsergebnisse können folgendermaßen zusammengefaßt werden:

1. Die Bevorzugung einer Hand ist genetisch bedingt. Sie ist Ausdruck der zerebralen Lateralisierung.
2. Die Bevorzugung einer Hand zeigt sich bereits im Säuglingsalter. Sie kann in den frühesten Kritzelbildern sowie in darstellenden Kinderzeichnungen nachgewiesen werden.
3. Rechtshändigkeit erklärt die auffallende Tatsache, daß die überwiegende Mehrheit aller Profildarstellungen nach links ausgerichtet sind.
4. Bei nachlassendem Konformitätsdruck wird Linkshändigkeit der Tendenz nach häufiger vorkommen.
5. Die Spezialisierung der Gehirnhälften bietet wesentliche Vorteile gegenüber dem symmetrischen subhumanen Gehirn.
6. Obwohl die Bevorzugung einer Hand und der kognitive Stil Ausdruck der Spezialisierung der Gehirnhälften sind, ist die Frage, wie das eine mit dem anderen verknüpft ist, noch immer für weitere Forschung offen.
7. Daß die Wahrnehmung im Zusammenhang mit dem kognitiven Stil eine wichtige Rolle spielt, erweist sich bei der Einschätzung der Feldabhängigkeit bzw. -unabhängigkeit.
8. Zwischen dem in Zeichnungen zum Ausdruck kommenden Körperbild und Feldunabhängigkeit besteht eine positive Beziehung.

# Kapitel 11

# Baumzeichnungen und Persönlichkeitsmerkmale

### *Allgemeine Überlegungen*

Jugendliche und Erwachsene leisten der Aufforderung, eine Person zu zeichnen, manchmal Widerstand oder kritzeln schnell irgendeine Figur, nur um es hinter sich zu bringen. Ein solches Bild eignet sich kaum für eine diagnostische Deutung.

Mit dem Problem offener Weigerung oder halbherzigen Mitmachens konfrontiert, wird der Therapeut andere Wege suchen. Eine mögliche Alternative ist die Aufforderung, einen Baum zu zeichnen, die eher als die so offensichtlich prüfende, sehr persönliche Situation des »Zeichne-eine-Person«-Tests auf eine positive Reaktion stoßen wird. Der Schutzpanzer der Privatheit, der Jugendlichen so wichtig ist, bleibt scheinbar intakt.

Eine umfangreiche, Anwendung und Wert des Baumtests gewidmete Literatur geht von der Annahme aus, daß die Art und Weise, wie eine Person einen Baum und seine Teile zeichnet, zum großen Teil eine Projektion der Persönlichkeit ist. In Europa kommt der Baumtest oft zur Anwendung (Koch, 1949), während Baumzeichnungen in den USA einen wichtigen Bestandteil des Haus-Baum-Person-Tests bilden (Buck, 1948). Die psychologische Bedeutung, die diese Autoren der Auslassung oder überstarken Betonung von Wurzeln, Stamm und Krone beimessen, konnte durch statistische Analyse nicht erhärtet werden.

Muschoot und Demeyer (1974) unternahmen eine Studie, deren Ziel es war, das der Deutung inhärente subjektive Element zu reduzieren. Anhand von Zeichnungen von je 200 Mädchen und ebenso vielen Jungen im Alter von fünf bis 17 Jahren führten sie eine normative Untersuchung durch. Dieser Entwicklungsansatz deckt normales und abweichendes Verhalten auf. Die statistische Analyse bestätigt viele der Ergebnisse von Koch, wenn auch nicht die Signifikanz seiner besonderen Zeichen. Wie ich seit meinen ersten Veröffentlichungen immer wieder, auch in diesem Buch, betone, ist eine Entwicklungsperspektive unbedingt notwendig, wenn man vermeiden will, Auslassungen und Besonderheiten, die einfach Ausdruck von Unreife sind, als Abweichung zu deuten.

### *Die Symbolik des Ganzen und seiner Teile*

Hammer (1969), der das Zeichnen einer Person mit dem Zeichnen eines Baumes verglich, stellte fest, daß diese beiden Techniken unterschiedliche Ebenen der Persönlichkeit erschließen. Er ist der Auffassung, daß der Baum grundlegendere, tiefere Schichten der Persönlichkeit erschließt, und durch die farbige Baumzeichnung eine noch tiefere Schicht der Persönlichkeit zugänglich wird. (Er verwendet die Begriffe »achromatisch« für Bleistiftzeichnungen und »chromatisch« für Buntstiftzeichnungen.)

Ein eindrucksvolles Werk aus jüngerer Zeit stammt von BOLANDER (1977), der jede nur vorstellbare Baumform und -eigenschaft bildlich wiedergibt und daraufhin untersucht, was sie über die Persönlichkeit desjenigen, der die Zeichnung angefertigt hat, aussagen könnte.

Ich werde nicht versuchen, diese umfassenden Werke zusammenzufassen. Vielmehr werde ich einige, mit kurzen Kommentaren versehene Beispiele von Baumzeichnungen anführen. Der Leser sei auf die Originaluntersuchungen der in dieser Einführung erwähnten Autoren verwiesen.

Die projektive Verwendung von Baumzeichnungen beruht auf der Annahme, daß sie unbewußte Selbstporträts sind. Die drei Hauptbereiche des Baums stellen, wie man glaubt, die drei Hauptbereiche der Persönlichkeit dar: der Stamm – das emotionale Leben; die Wurzeln – das triebhafte Leben; und die Krone – das intellektuelle und soziale Leben. Diese Annahmen werden von klinischen Ergebnissen gestützt (z. B. BOLANDER, 1977 und BUCK, 1974).

### *Baumzeichnungen von Kindern*

In Baumzeichnungen von Kindern drückt sich das überwiegend emotionale Leben in einem großen Stamm aus. Zusammen mit Personen, Häusern, Tieren und der Sonne kommen Bäume in spontanen Kinderzeichnungen häufig vor. Der Stamm wird typischerweise bis zum Alter von sieben Jahren betont (PIAGETS vorbegrifflicher Phase).

Nach allgemeiner Deutung (KOCH, BOLANDER) symbolisiert der Stamm den emotionalen Bereich, und da Kinder in den ersten Jahren ihres Lebens emotionale Wesen sind, projizieren sie diesen Aspekt ihrer Persönlichkeit, indem sie den Stamm betonen.

Abbildungen 94 und 95 veranschaulichen die Hervorhebung des Stammes in den Zeichnungen von kleinen Kindern. Ein als umgänglich beschriebenes Kind hat seiner Zeichnung Personen und die Sonne hinzugefügt. Das andere Kind hat zwar auch die Sonne gezeichnet, der Himmel ist aber dunkel, und es gibt keine Menschen im Bild; das Mädchen wird als depressiv beschrieben. Abbildung 96, die Zeichnung eines siebenjährigen Jungen, zeigt auch einen großen Stamm und eine lachende, strahlende Sonne.

Abbildung 94: Von einem siebenjährigen Mädchen. Betonung des Stamms.

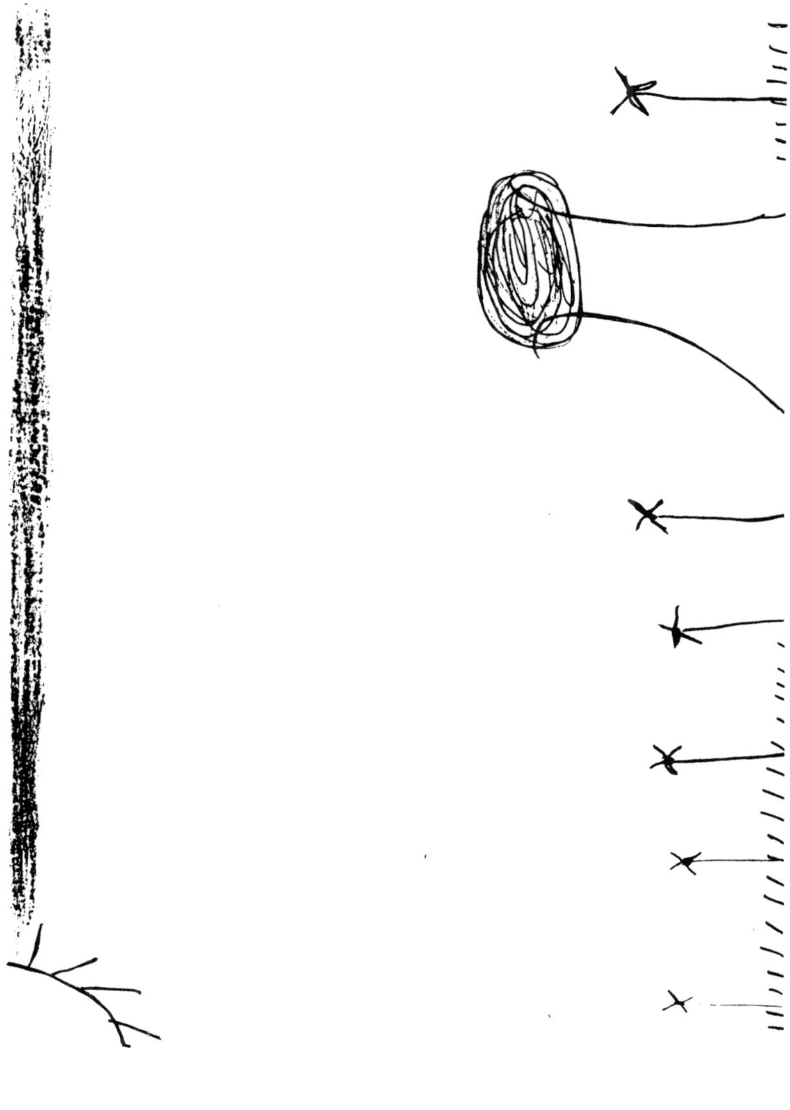

Abbildung 95 (unten): Von Helen, sechs Jahre, sechs Monate alt. Betonung des Stamms.

Abbildung 96 (rechts): Zeichnung eines siebenjährigen Jungen.

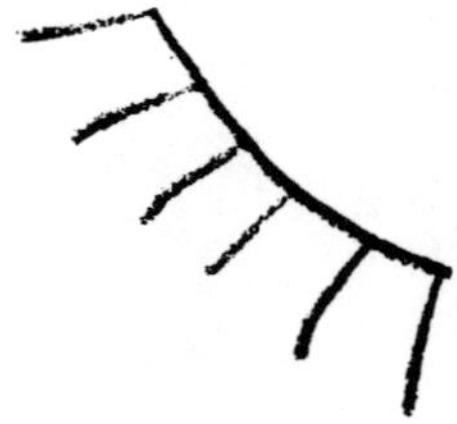

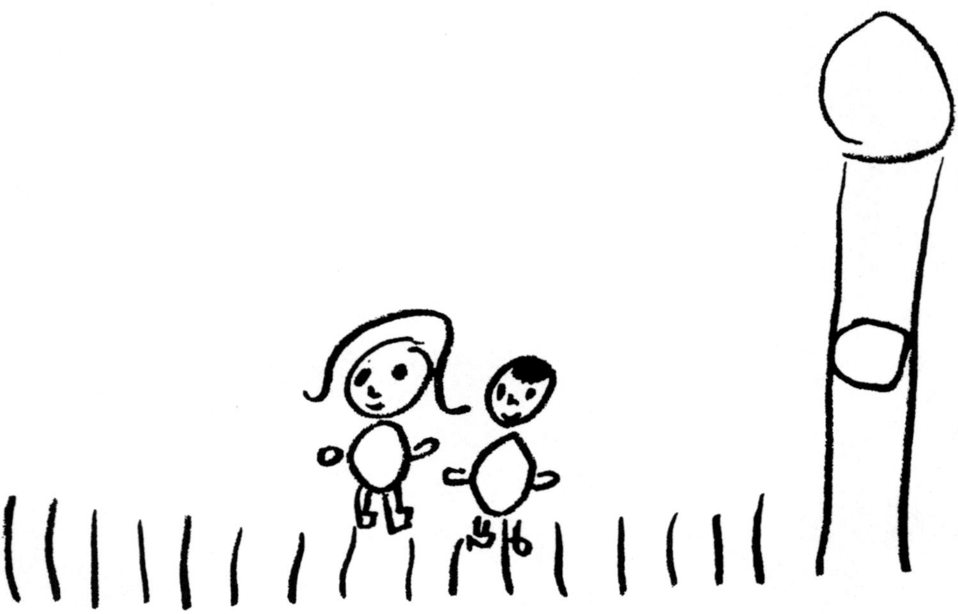

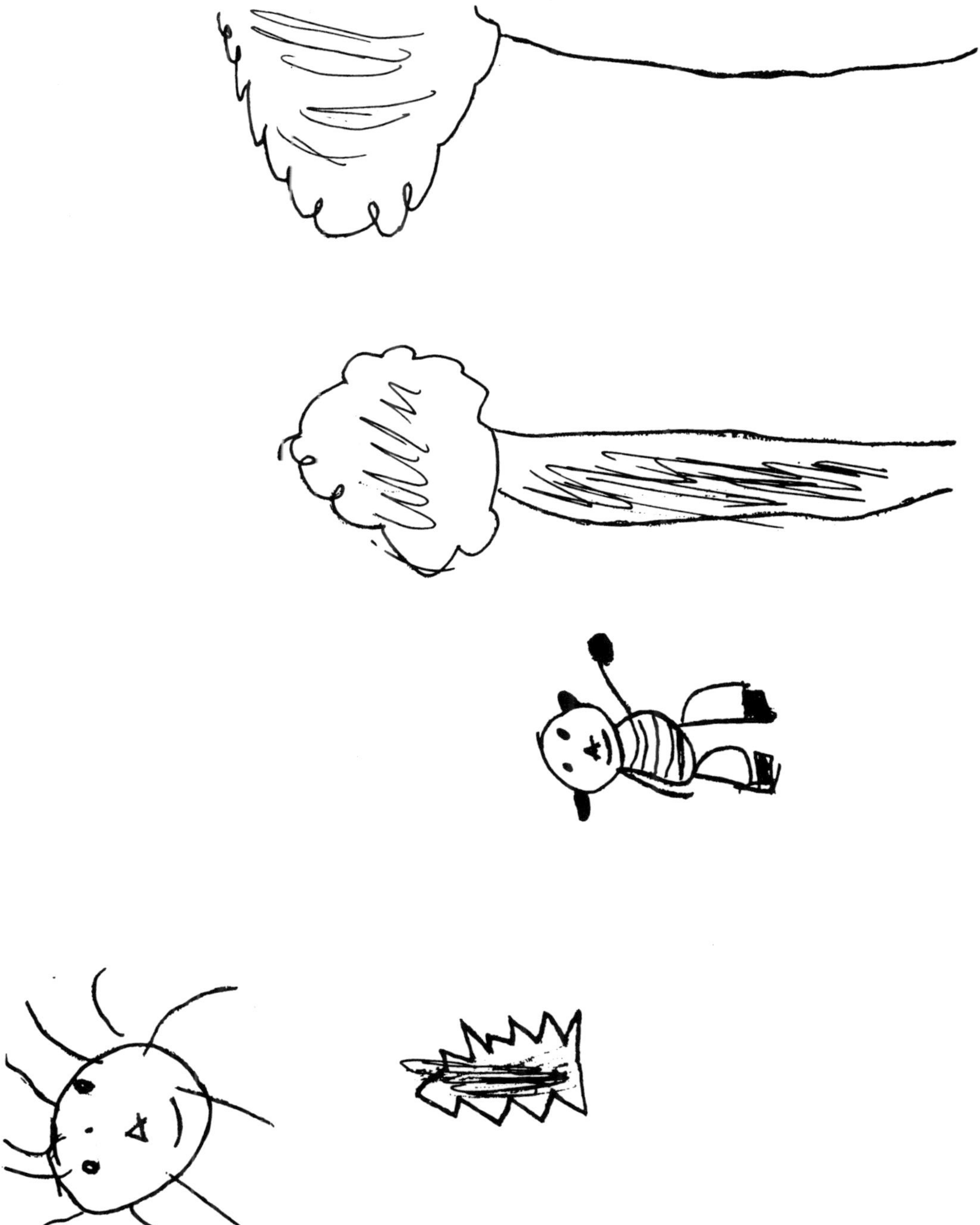

Abbildung 97: Zeichnung eines unglücklichen, in sich gekehrten, zehn Jahre und elf Monaten alten Jungen. Opfer einer zerrütteten Familie. Der Baum ist stark schattiert, oben und unten abgeschnitten, was auf die Unterdrückung von Triebenergie und soziale Isolation (eingeschlossene Krone) hinweist. Das große Astloch läßt auf ein traumatisches Ereignis schließen; die starke Schattierung auf Angst. Der breite Stamm ist Ausdruck der intensiven emotionalen Reaktion auf seine Familienmisere. Die Äpfel symbolisieren vielleicht Kinder (er hat eine starke Bindung an seine vielen Geschwister).

Nach MUSCHOOT und DEMEYER zeichnen Siebenjährige am häufigsten Früchte, die typischerweise nicht am Baum befestigt sind. Im Alter von zwölf Jahren sind die Früchte im allgemeinen, wie in dieser Zeichnung, durch einen Stiel mit dem Baum verbunden. Früchte in Zeichnungen von Kindern, die älter als vierzehn Jahre alt sind, werden als Anzeichen für Kindlichkeit beurteilt.

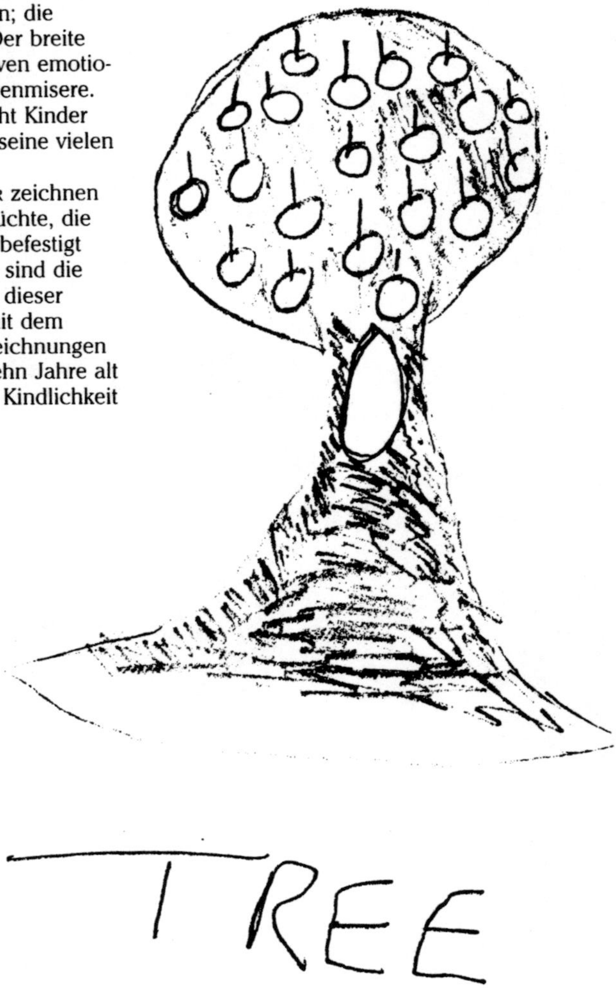


Abbildung 98 (rechts): Von einem zehn Jahre, zehn Monate alten Mädchen. Ein Häschen lugt aus einem Astloch.

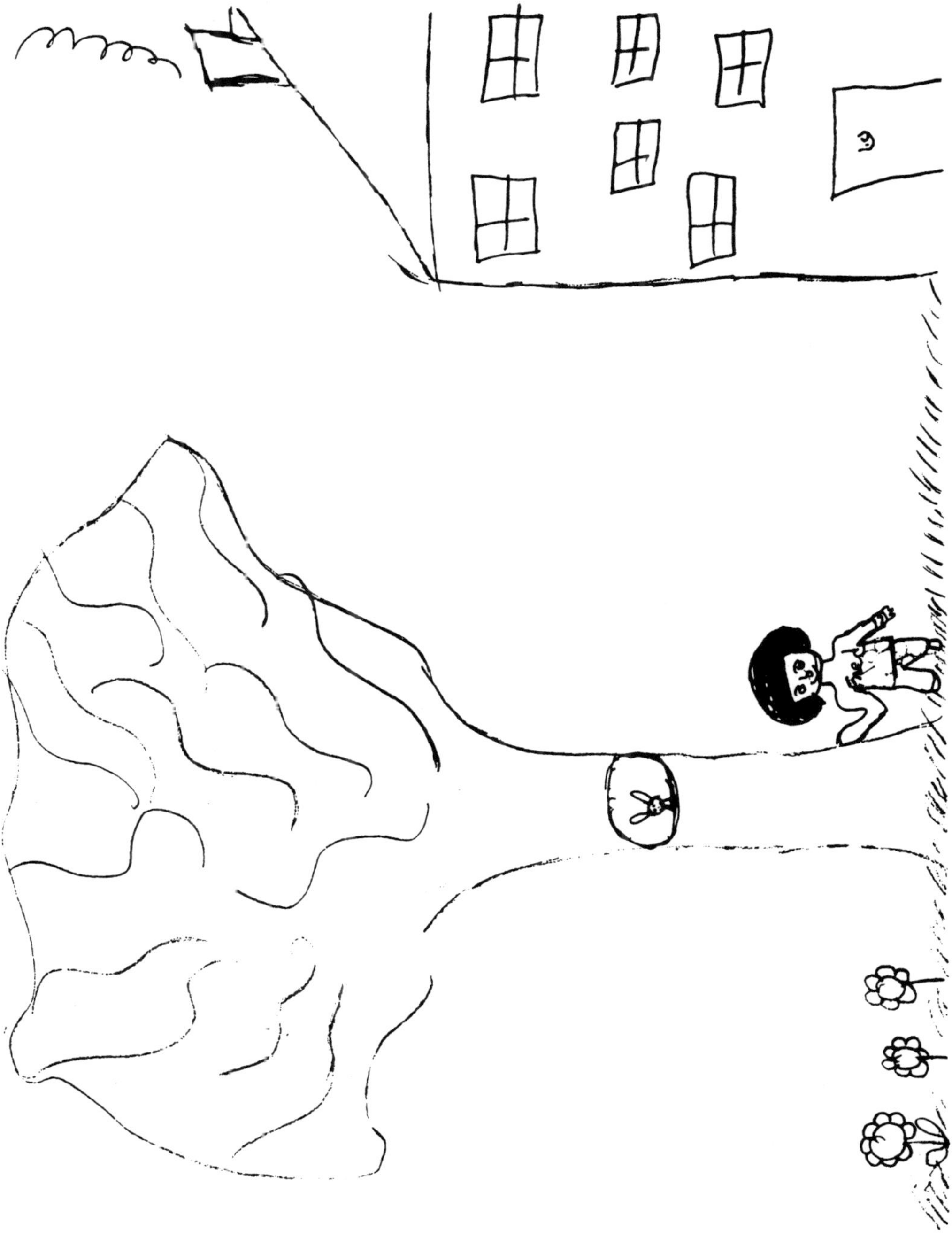

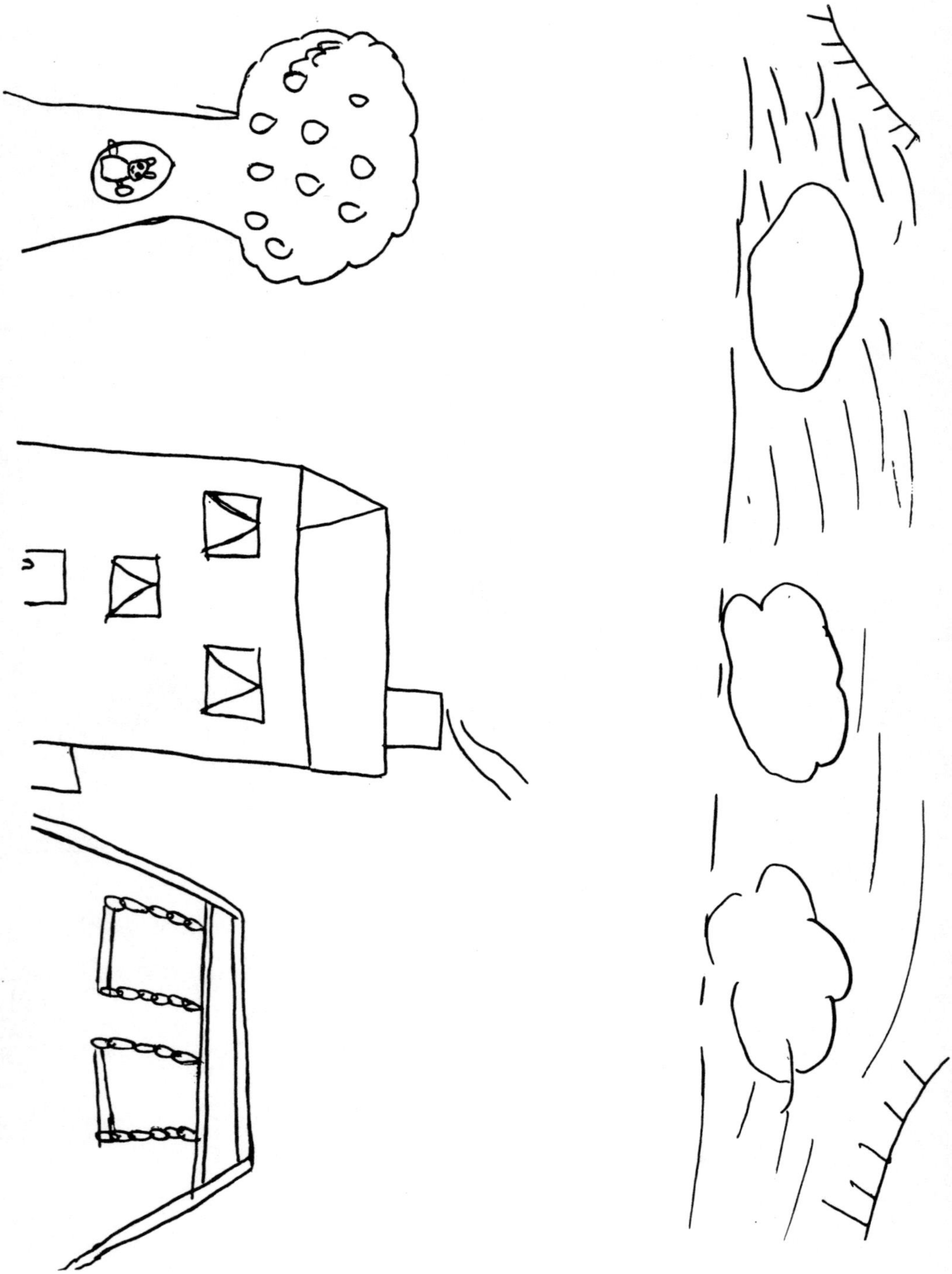

### *Tiere in Astlöchern*

Dieser amüsante Bestandteil kommt in Zeichnungen von Kindern im Schulalter vor, die Außenszenen wiedergeben.

Abbildung 98 stammt von einem zehn Jahre, zehn Monate alten Mädchen und stellt, wie sie sagt, ein Häschen in seinem Bau dar. Abbildung 99, die Zeichnung eines zwölfjährigen Mädchens, zeigt ein Eichhörnchen.

Beide Mädchen leben zu Hause bei ihren Eltern. Die jüngere geht in die fünfte, die andere in die siebte Klasse. Beide befinden sich in der Vorpubertät. Sie erscheinen gutangepaßt. Weder zu Hause noch in der Schule lassen sie ungewöhnliche Verhaltensschwierigkeiten erkennen. Beide Zeichnungen sind spontan entstanden.

Bei präadoleszenten Kindern kann ich in diesem Detail keine andere Bedeutung als den Ausdruck einer lebhaften Phantasie erkennen.

Abbildung 99: Zeichnung eines zwölfjährigen Mädchens. Ein Eichhörnchen lugt aus einem Astloch.

# Kapitel 12

# In Zeichnungen zum Ausdruck kommende emotionale Störungen

### *Zeichnungen von Personen, die von kulturellen Zwängen relativ frei sind*

Es gibt drei Gruppen von Menschen, deren Kunst man, wenn auch nicht völlig, so doch als größtenteils frei von kultureller Prägung auffassen kann:

1. kleine Kinder, die noch an der Sicht des unschuldigen Auges festhalten;
2. geistig Behinderte, die zur Aneignung der Kultur nicht imstande sind;
3. die sogenannten Wahnsinnigen, weil sie unsere Realität ablehnen. (Die Kunst dieser Gruppe mag die reinste Form des Selbstausdrucks sein.)

Geist und Gefühl werden dann am unverfälschtesten projiziert, wenn äußere Einflüsse keine Konformität erzwingen. Frei von kulturellen Zwängen drücken Zeichnungen die Individualität des Zeichners wirksamer aus und sind deshalb für den Diagnostiker und Therapeuten von besonderem Interesse.

Die künstlerischen Äußerungen dieser drei Gruppen sagen mehr über die Künstler als über den dargestellten Gegenstand aus. Wirft man aber die drei Gruppen in einen Topf, so macht man sich einer zu starken Simplifizierung schuldig und gelangt zu Fehleinschätzungen. Ein zurückgebliebenes zehnjähriges Kind, dessen Intelligenz dem Niveau eines Fünfjährigen entspricht, ist, was Denken und Persönlichkeit betrifft, nicht mit einem normalen Fünfjährigen zu vergleichen. Der regredierte Erwachsene, der sich wie ein Kind benimmt, ist nicht mit einem Kind vergleichbar, das sich seinem Alter gemäß verhält. Wenn aber diejenigen, die die Bilder zeichnen, so verschieden sind, wie kann dann in ihren Bildern mehr als eine illusorische Ähnlichkeit zum Ausdruck kommen?

Auf einer quantitativen Skala mögen die drei Gruppen den gleichen Wert erreichen, Unterschiede werden jedoch deutlich, wenn man die Qualität ihrer Erzeugnisse betrachtet.

### *Zeichnungen von zurückgebliebenen Kindern*

Abbildung 100, die Zeichnung eines zurückgebliebenen siebenjährigen Jungen, offenbart völliges Fehlen von Voraussicht und Planung. Nur eine Hand paßt in den zur Verfügung stehenden Raum. Der Junge hat die Hand mit einer Überzahl an Fingern ausgestattet, während er andere Teile, die normalen Kindern früher in den Sinn kommen, z.B. Mund, Haare und Füße, ausgelassen hat.

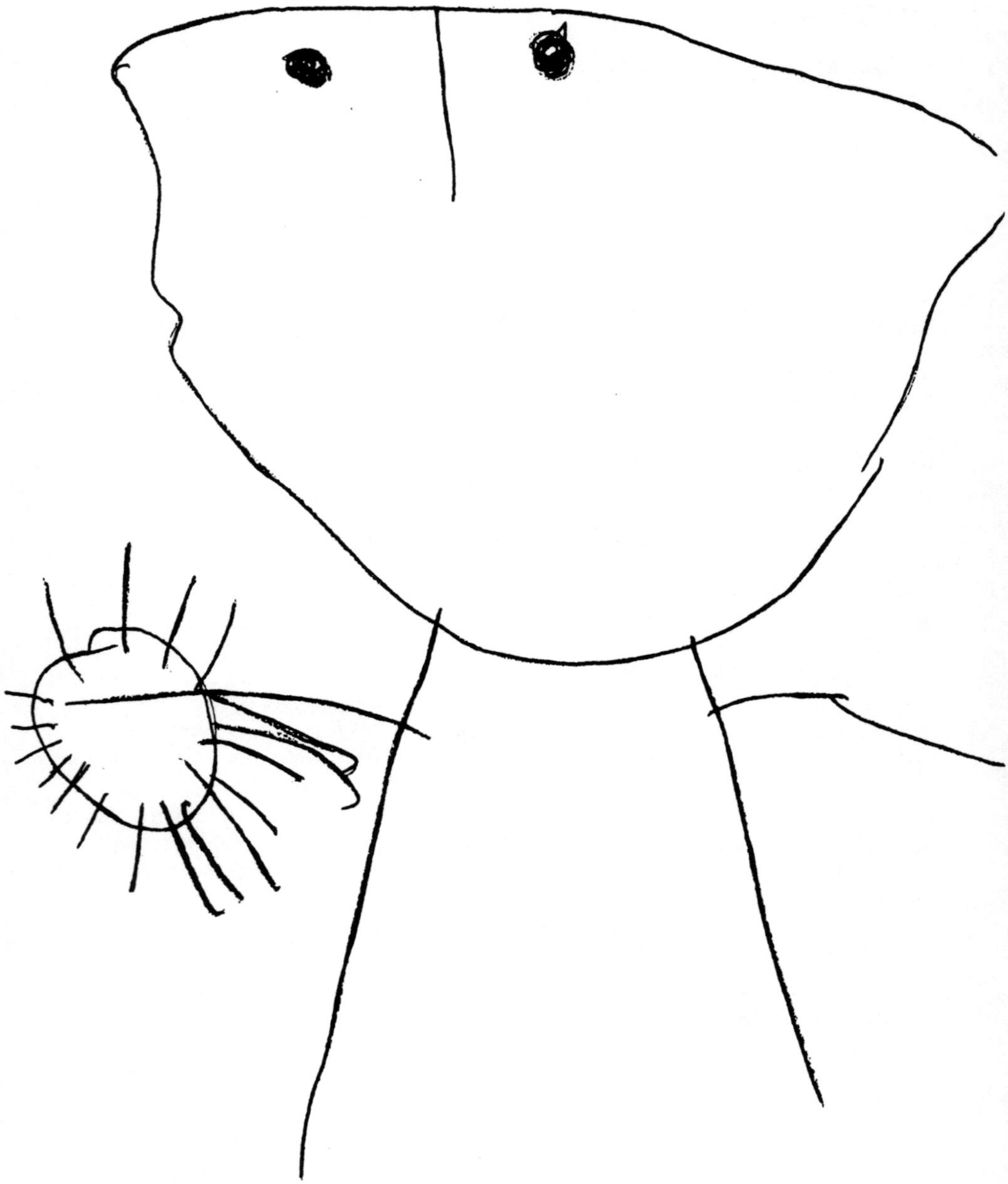

Mit quantitativen Tests gemessen, drückt die Zeichnung ein geistiges Alter von vier Jahren und neun Monaten aus. Die Zeichnung unterscheidet sich jedoch ganz wesentlich von der eines normalen Kindes dieses Alters. Abildung 101 stammt von einem normalen, vier Jahre, sieben Monate alten Kind. Der Unterschied ist vor allem qualitativer Art. Ein normales siebenjähriges Kind zeichnet sich nicht in eine Ecke wie dieses zurückgebliebene Kind, das ohne vorherige Überlegung, wie die Figur zur vom Zeichenpapier gebildeten Umwelt in Beziehung gesetzt werden soll, zu zeichnen beginnt.

Das zurückgebliebene Kind entspricht nicht dem jüngeren Kind; der Unterschied ist nicht nur gradueller, sondern qualitativer Art. Obwohl sich qualitative Unterschiede nicht in Zahlen ausdrücken lassen, sind sie real und wirklich vorhanden. Vielleicht kann man nicht alles messen. Wie dem auch sein mag, ein ganzheitlicher Ansatz liefert gültigere Informationen als ein atomistisches, Einzelheit für Einzelheit beurteilendes Vorgehen.

### *Zeichnungen emotional gestörter Kinder*

Sieht man sich Abbildung 102, die Zeichnung eines sieben Jahre, sieben Monate alten Jungen an, ist man vom Eindruck der Furcht, den die erhobenen Augenbrauen und der verkleinerte, rechtwinklige Mund erwecken, sowie von der Wahl der Wirbelsäule als dem hervorstechenden Element in der Gestaltung des Körperbildes überrascht. In meinem Gespräch mit dem Kind und seinen Eltern konnte ich keinen Grund für dieses ungewöhnliche Interesse an der Wirbelsäule ausfindig machen. Der Junge litt weder an Spina bifida noch hatte er jemals einen Chiropraktiker aufsuchen müssen.

Diese Zeichnung unterscheidet sich von Zeichnungen anderer Kinder des gleichen Alters durch ihre Qualität, nicht durch die Anzahl von Teilen. Der Junge war emotional gestört. Er war einen Monat im Krankenhaus, um wegen Anorexie behandelt zu werden. (Der Gesichtsausdruck seiner Figur erinnert an EDVARD MUNCHS erschreckende Darstellung der Furcht in dem Bild mit dem Titel »Der Schrei«.)

Abildung 100: Zeichnung eines geistig zurückgebliebenen siebenjährigen Jungen. Eine Behandlung der Phenylketonurie wurde erst spät, im Alter von 29 Monaten, begonnen. Man erkannte die Störung erst, als sie auch bei einem jüngeren Geschwister auftrat.

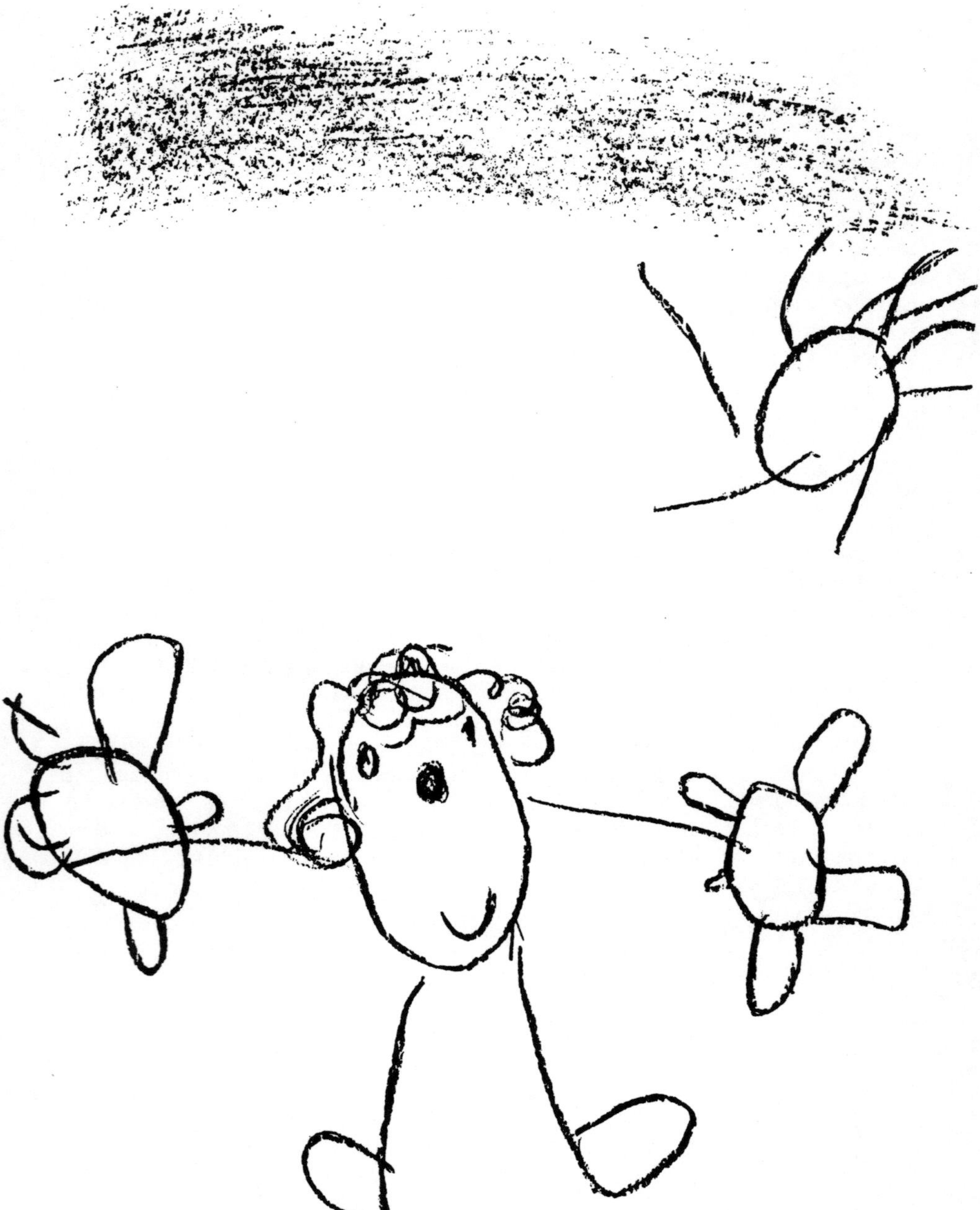

Abbildung 101 (oben): Alter: vier Jahre, sieben Monate. Allgemeine Intelligenz, die für 99 Prozent der Kinder dieses Alters charakteristisch ist.

Abbildung 102 (rechts): Von einem sieben Jahre, sieben Monate alten Jungen. Krankenhausbehandlung wegen Anorexie.

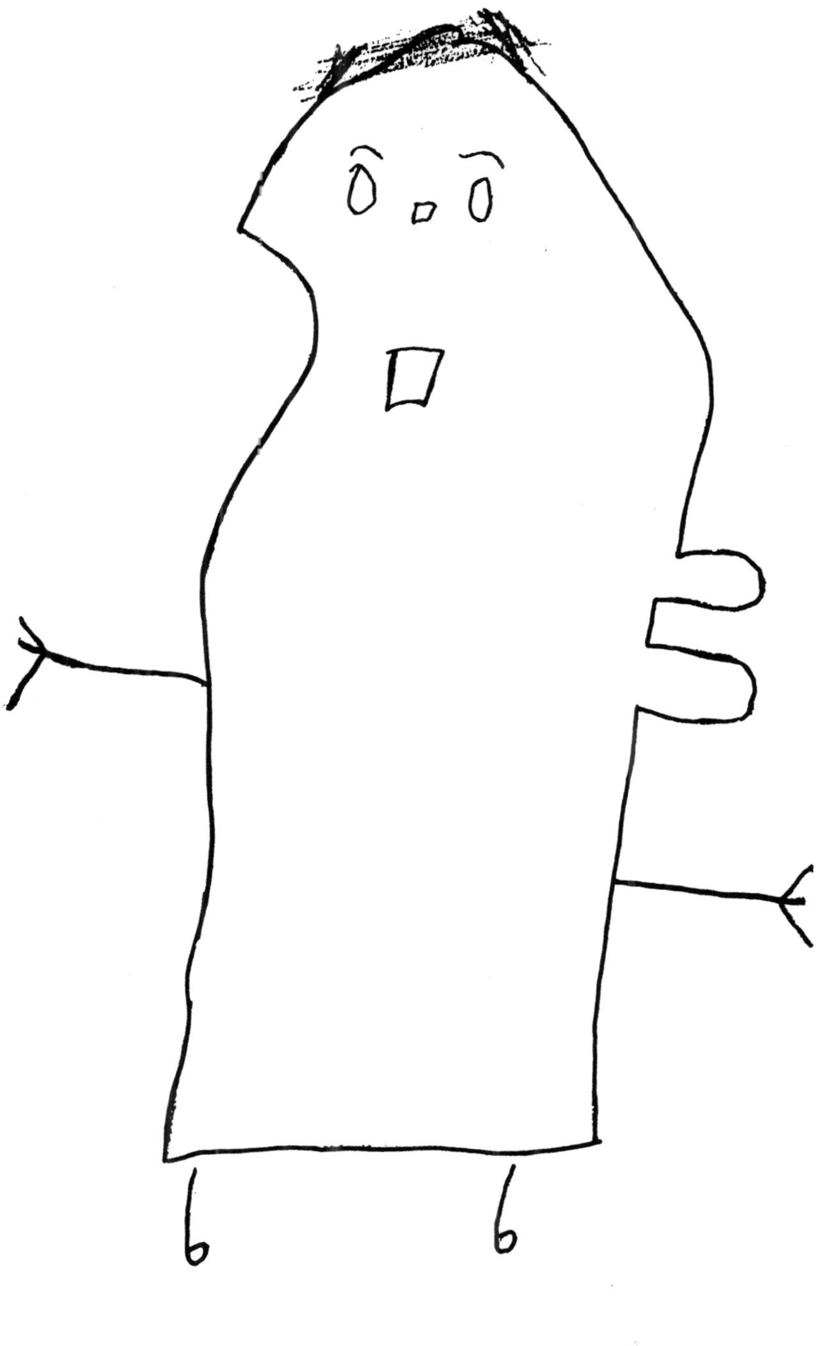

Die folgenden drei Zeichnungen (Abbildungen 104, 105 und 106) stammen von einem Jungen aus einer zerrütteten Familie. Er wird in einem Behandlungszentrum, in dem er gleichzeitig auch wohnt, therapiert. Die in bestimmten Zeitabständen angefertigten Zeichnungen stellen ein ungewöhnliches, immer wiederkehrendes Thema dar, nämlich, wie der Junge sagt, seine Eltern, die »etwas« in den Mülleimer werfen.

Der Psychiater des Kindes glaubt, daß dieses »Etwas« sein Gefühl des Abgelehntseins symbolisiert – daß er das ist, was weggeworfen wird. Die Wiederkehr des Themas zeigt, wie tief das Gefühl in die Psyche des Jungen eingegraben ist. Die Zeichnungen wurden im Alter von sieben Jahren und einem Monat, sieben Jahren und vier Monaten sowie acht Jahren angefertigt.

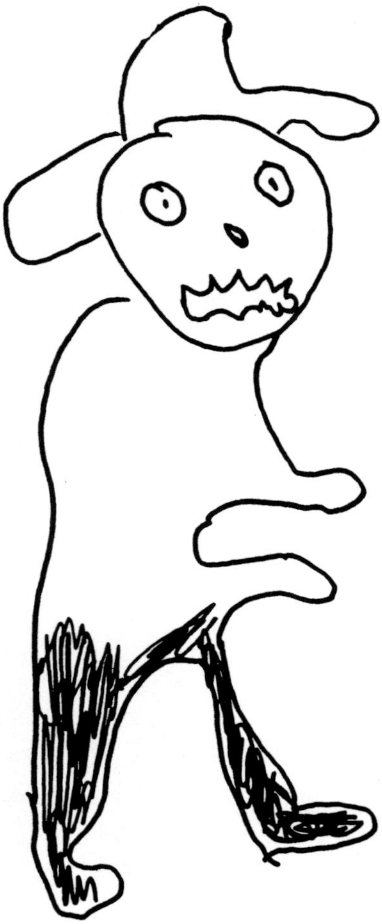

Abbildung 103: Menschenzeichnung eines sieben Jahre, neun Monate alten Jungen. Man beachte den grimmigen Gesichtsausdruck. Der Lehrer meint, der Junge sei auf die Welt böse.

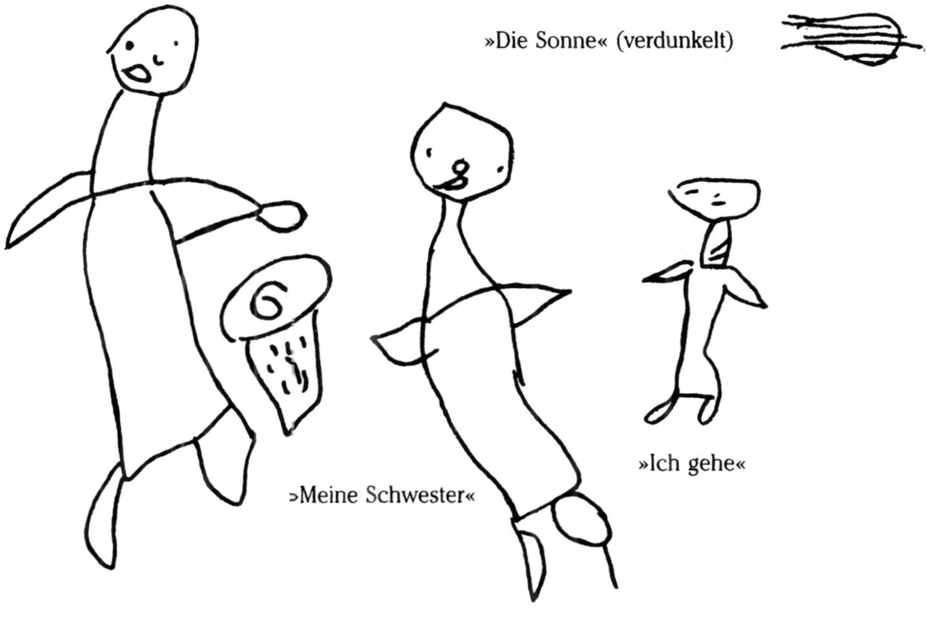


Abbildung 104: B-F-Z von R.B., einem sieben Jahre und einen Monat alten Jungen. »Meine Mutter wirft etwas in den Müll.« Therapeut: »Was wirft sie weg?« Kind (zögert): »Papier.«

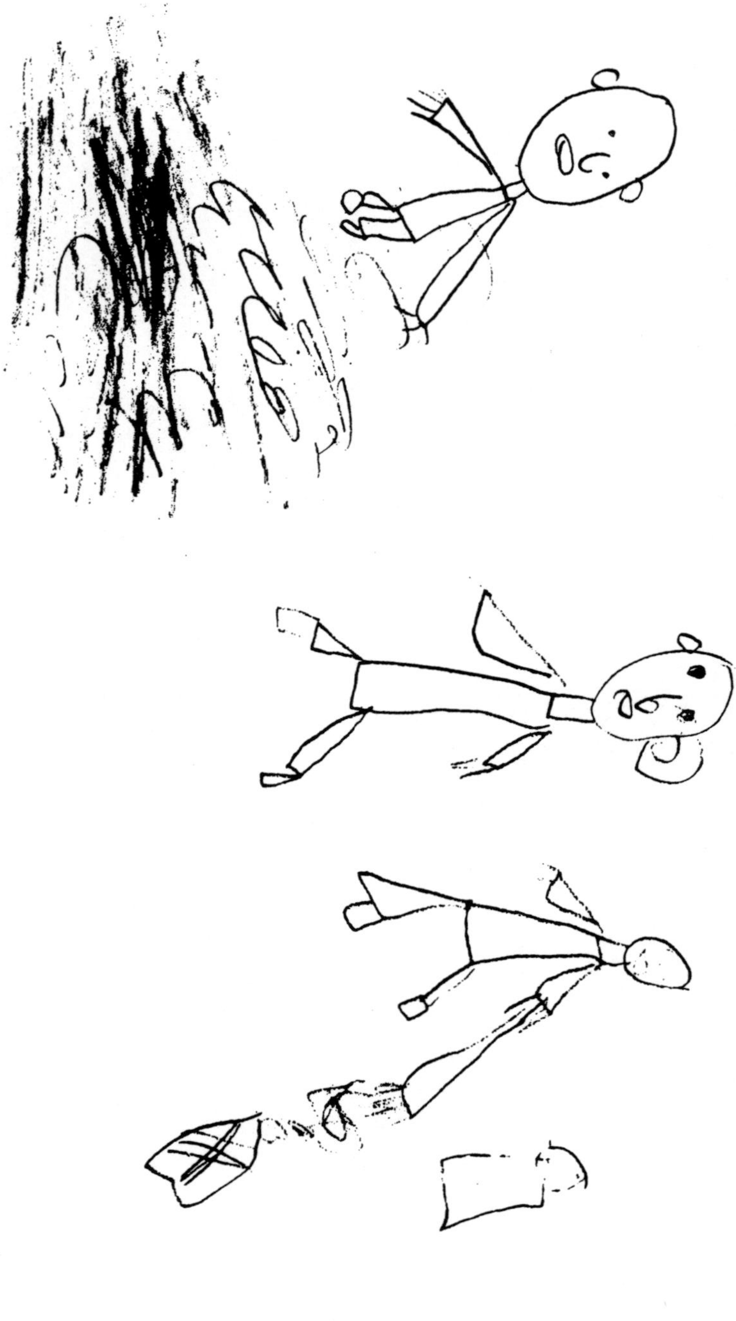

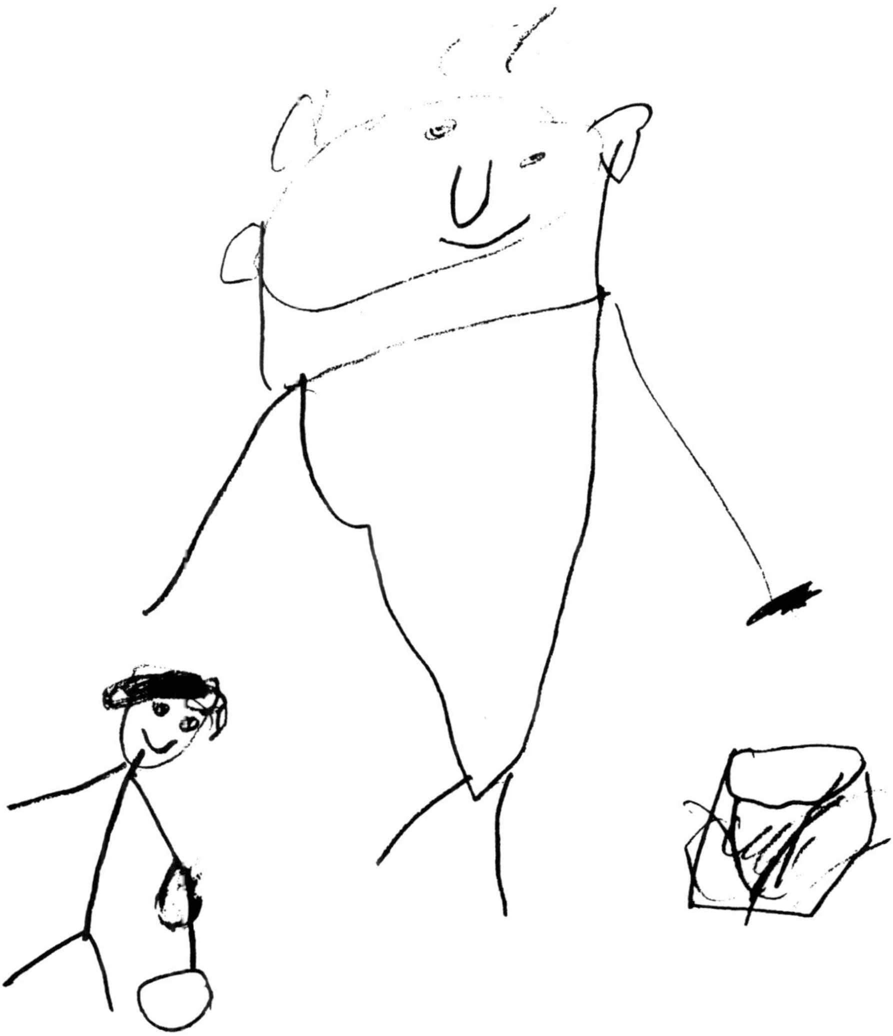

Abbildung 105 (links): Er selbst, weit weg von den Eltern; Mutter; Vater, der etwas in den Mülleimer wirft. B-F-Z von R.B. im Alter von sieben Jahren, vier Monaten.

Abbildung 106 (oben): Mutter, die etwas in den Mülleimer wirft; Schwester, die Jo-Jo spielt. B-F-Z von R.B. im Alter von acht Jahren.

*Eros und Thanatos*

Die folgenden drei Zeichnungen (Abbildungen 107, 108, 109) stammen von einem neun Jahre, neun Monate alten Jungen. Die Familienatmosphäre zeichnet sich durch hohe Spannung aus. Männliche Gewalt und weibliche Erduldung alternieren mit offen praktiziertem Geschlechtsverkehr der Eltern.

Die Zeichnungen offenbaren, auf welche Weise der Junge die Geschlechtsrollen wahrnimmt und wie er auf die bedauerliche Situation reagiert. Seine Wut kommt im Selbstporträt im Gesichtsausdruck, Aggression in der Hervorhebung der Zähne und Beachtungswahn in den riesigen Ohren zum Ausdruck. Der Gesamteindruck vermittelt Feindseligkeit.

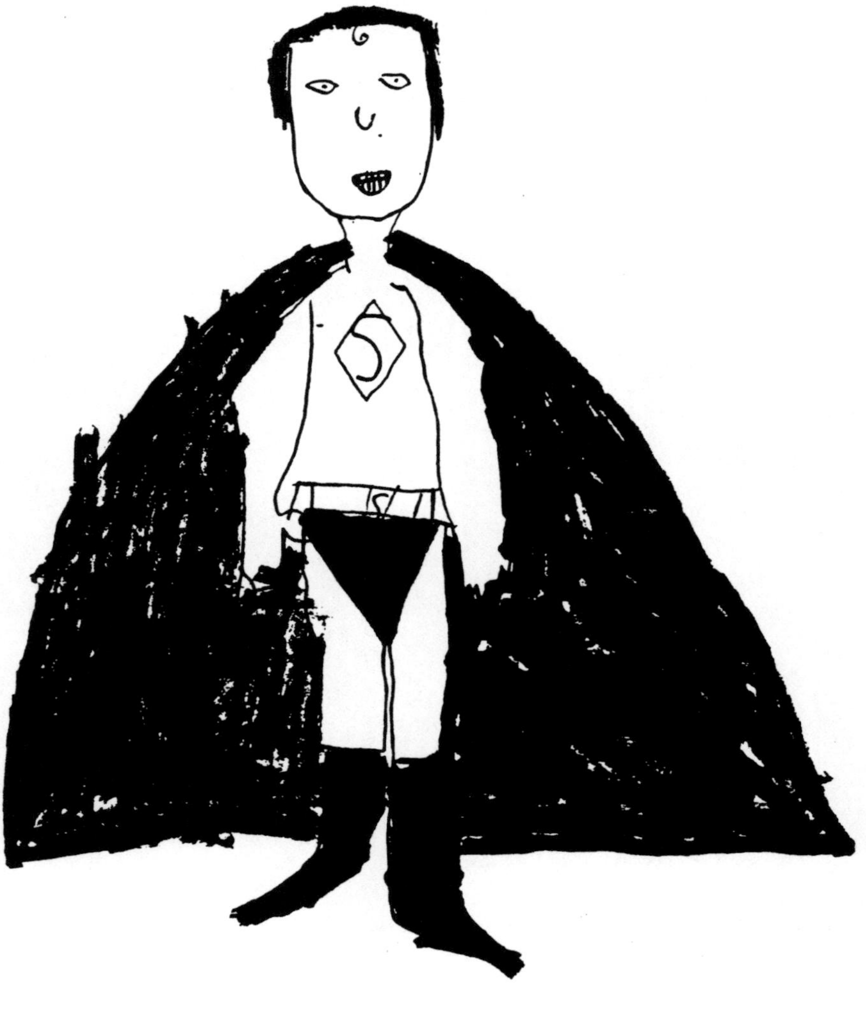

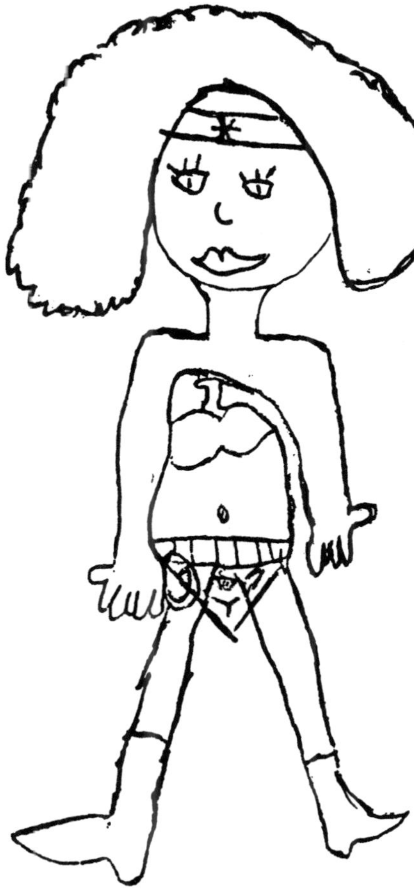

Abbildung 107 (links): Zeichnung eines neun Jahre, neun Monate alten Jungen. Macht.

Abbildung 108 (oben): Zeichnung eines neun Jahre, neun Monate alten Jungen. Verführung.

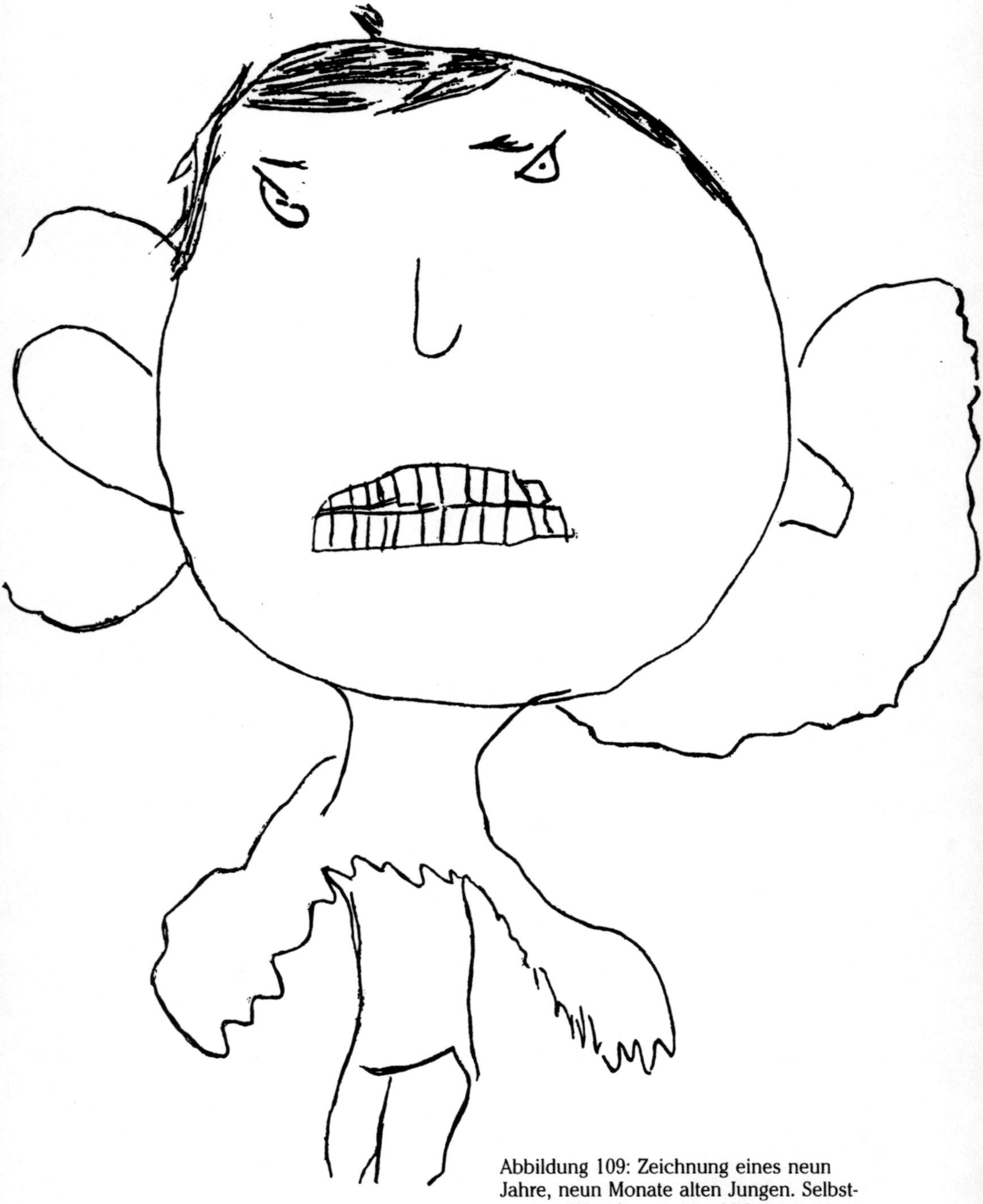

Abbildung 109: Zeichnung eines neun Jahre, neun Monate alten Jungen. Selbstporträt. Wut, Aggression, Mißtrauen.

### ***Kreativität – Wahnsinn – Kinderkunst***

Menschen mit ungewöhnlicher imaginativer Einsicht und intuitiver Wahrnehmung fühlen sich oft von der Gesellschaft ihrer Zeit ausgeschlossen. Das ist das Schicksal derer, die es über die Grenzen des kulturellen Gleichgewichts hinaustreibt. In der Geschichte gibt es eine Vielzahl von Persönlichkeiten, die zu ihrer Zeit als exzentrisch, fehlangepaßt oder gefährlich galten und erst von späteren Generationen gerühmt wurden. SOKRATES, LEONARDO DA VINCI, GALILEO und in unserer Zeit VAN GOGH erfuhren erst spät Anerkennung.

Genialität, die sich auf dem Gebiet der Wissenschaft oder der Kunst äußert, wird stets eine Herausforderung für unser Verständnis bleiben. Sie wurde mit Wahnsinn in Zusammenhang gebracht, weil diejenigen, die außerhalb der Kultur stehen, wahnsinnig sein müssen (sic!). VAN GOGHS Fall scheint eine solche Auffassung zu bestätigen, da einige seiner besten Werke in der Zeit seines sich verschlechternden Geisteszustandes entstanden sind. In seiner letzten Zeit in Auvers spiegeln seine Gemälde eine enorme Gefühlsintensität und eine erdrückende Melancholie wider. Sein letztes Werk stellt prophetisch den unheilvollen Flug eines Krähenschwarms durch einen dunklen, aufgewühlten Himmel über einem sturmgepeitschten Kornfeld dar. Nach Vollendung dieser heftigen, düsteren Szene erschoß er sich.

FREUD versuchte, LEONARDO DA VINCI und seine Kunst mit Hilfe der Psychoanalyse zu erklären. HERBERT READ hielt die wesentlichen Elemente der Kunst für irrational und intuitiv; seiner Auffassung nach bringt der Künstler in einer kreativen Phase zeitloses, aber sehr lebendiges Material aus den Tiefen des Unbewußten an die Oberfläche. In diesem Augenblick ist der Künstler frei von den Beschränkungen des Ich, Über-Ich und der Kultur – eine Deutung, die eher auf sehr schnell, in einem Spannungszustand arbeitende Künstler zutrifft. VAN GOGH ist ein ausgezeichnetes Beispiel für diesen Künstlertypus. Er malte unmittelbar, schnell und sehr viel: 800 Gemälde und 900 Zeichnungen in den letzten zehn Jahren seines Lebens. Selbst seine Landschaften verwandelten sich in Selbstporträts, in denen der Betrachter die fiebrige Hitze der Zeit, in der das Werk geschaffen wurde, nachempfinden kann.

Dagegen arbeitete LEONARDO DA VINCI langsam und griff erst nach zahlreichen Skizzen zum Pinsel. Zur Vollendung des »Letzten Abendmahls« brauchte er drei Jahre und ließ sich vom Protest der entsetzten Mönche, die das Werk bestellt hatten, nicht aus der Ruhe bringen. Welche Bedenken man auch gegenüber FREUDS Analyse des LEONARDO haben mag, seine Studie und alle Biographien der Vergangenheit wie der Gegenwart machen deutlich, daß dieser außergewöhnliche, begabte Künstler-Wissenschaftler eine nachdenkliche, nicht impulsive Persönlichkeit war – in seinem langen Leben schuf er nur etwa ein Dutzend Gemälde, die meisten davon blieben unvollendet. Niemals verlor er seine intellektuelle Kontrolle, niemals gestattete er seinen Gefühlen die volle Herrschaft über sich. Selbst der Sexualakt wird von ihm mit kühler Distanz als eine von schönen Gesichtern und sinnlichen Naturen gestellte Falle der Verführung aufgefaßt.

In seiner, der Persönlichkeit von kreativen Menschen aus den verschiedensten Gebieten gewidmeten Studie benutzte der Psychologe FRANK BARRON das *Minnesota Multiphasic Personality Inventory,* um zu zeigen, daß kreative Personen auf der Schizophrenie-Skala den gleichen Wert wie Schizophrene erzielten, sich aber von diesen bezüglich der auf der Ich-Stärke-Skala erreichten Werte stark und signifikant unterschieden. Aus diesen Ergebnissen schloß man, daß sich die beiden Gruppen –

die kreativ erfolgreichen und die psychotischen Personen – hinsichtlich eines wesentlichen Faktors unterschieden: in der erstgenannten Gruppe war der Wahnsinn kontrolliert.

Weil auch die Kunst kleiner Kinder frei von kulturellen Zwängen ist, hat man sie mit der des psychotischen Erwachsenen verglichen. Die Ähnlichkeiten führte man auf das Vorherrschen triebhafter und emotionaler Kräfte zurück. Der Vergleich ist jedoch irreführend. Es stimmt zwar, daß beide Gruppen über ein reges Phantasieleben verfügen; Ähnlichkeiten treten aber, wie noch gezeigt werden wird, nur auf, wenn sich der erwachsene Psychotiker in einer regressiven Phase befindet. Sowie sich die Psychose stabilisiert, unterscheidet sich das Kunstwerk eines Psychotikers auffallend und wesentlich von allen Bildern, die kleine Kinder anfertigen.

### *Regressive Zeichnungen im Vergleich zu unreifen Zeichnungen normaler Kinder*

In den frühen Phasen des schizophrenen Konflikts oder in Phasen der Regression können die Zeichnungen eine oberflächliche Ähnlichkeit mit denen von kleinen Kindern aufweisen. Eine sorgfältige Untersuchung wird jedoch zu dem Ergebnis führen, daß es sich hierbei nur um eine scheinbare Ähnlichkeit handelt. Auf den ersten Blick und ohne vorhergehende Information mag es sein, daß man die Zeichnung eines psychotischen Erwachsenen irrtümlich einem Kind zuschreibt. Das ist nicht überraschend, wenn man berücksichtigt, daß bei beiden das primärprozeßhafte Denken überwiegt. Die Sicht sowohl der psychotischen Person als auch des präoperationalen Kindes ist äußerst subjektiv, von Gefühlen dominiert, phantasieerfüllt und größtenteils frei von kulturellen und logischen Zwängen. Deshalb sind Zeichnungen der menschlichen Figur typischerweise schematisch und auf das reduziert, was der Zeichnende für wesentlich hält. Die Körperproportionen sind unrealistisch, das, was wichtig ist, wird überproportional groß dargestellt, die Linearperspektive völlig unberücksichtigt gelassen. Wurde die Figur von einem Erwachsenen gezeichnet, sagt man meist, sie sei »phantastisch«. Stammt sie von einem Kind, so ist sie nach den Maßstäben der Erwachsenen »falsch«. Viele konventionelle Erwachsene erkennen nicht, daß die Zeichnung eines Kindes in der Phase der Vorlatenz, ebenso wie die eines psychotischen Erwachsenen, mehr über den, der sie angefertigt hat, als über den dargestellten Gegenstand aussagt.

Beim Kleinkind sind diese Besonderheiten Ausdruck der Entwicklungsphase. Jeder Phase der kognitiven Entwicklung entspricht ein bestimmtes Darstellungssystem (Di Leo, 1970, 1977). Beim psychisch Kranken drücken ähnliche Merkmale das Bestreben aus, Sicht, Denken und Fühlen einer Persönlichkeit darzustellen, die das unerträgliche, erschreckende Einströmen äußerer Eindrücke zu reduzieren versucht.

Voraussetzung für eine gültige Deutung ist eine Entwicklungsperspektive. Was in einer Phase normal ist, kann in einer anderen Phase eine ernste Störung anzeigen. Das normale, sich in seiner Entwicklung der Latenz nähernde Kind schreitet vom primär- zum sekundärprozeßhaften Denken, von der Irrationalität zur Logik, vom Egozentrismus zur Objektivität, vom Lust- zum Realitätsprinzip voran. Kreative Geister mögen ungewöhnlichen Zugang zum Primärprozeß haben, doch behält das sekundärprozeßhafte Denken die Kontrolle (Arieti, 1976).

## *Art Brut*

Wenn der schizophrene Prozeß Fortschritte macht und psychotische Strukturen sich stabilisieren, schaltet sich der bewußte Sekundärprozeß ein, und es kommt zu einer für den Psychotiker eigentümlichen Kunstform. Sie hat keine genaue Entsprechung in der von der Kultur gebilligten und in Museen und Galerien zur Bewunderung seitens der Öffentlichkeit ausgestellten Kunst. Die Schöpfer dieser »Außenseiter-Kunst« sind äußerst individualistisch und nonkonformistisch. JEAN DUBUFFET nennt diese Kunst »Art Brut« und hält sie für von größerer Bedeutung als die Kunst, die wir zu schätzen gelernt haben.

Obwohl jeder Schöpfer dieser Kunst auf eine sehr persönliche Weise wahnsinnig ist, weist sie Merkmale auf, die das allgemeine Streben zum Ausdruck bringen, eine Welt zu erschaffen, in der ihr Schöpfer das Gleichgewicht, die Ordnung und Stabilität findet, die ihm in der objektiven Realität versagt sind. Geistige Gesundheit ist vielleicht der Wahnsinn, den der Schizophrene ablehnt. Wie dem auch sein mag, Kunstwerke, die in den späteren psychotischen Phasen entstehen, ähneln der Tendenz nach dem verschlungenen, symmetrischen, kunstvollen Muster der Perserteppiche, die so reich an formalen Elementen, immer wieder wiederholten und in der anderen Hälfte der Komposition akribisch reproduzierten geometrischen Figuren sind. Soll man das nun als fanatische Konzentration auf Symmetrie deuten? Oder als Rückzug aus dem unerträglichen Chaos einer verwirrenden Welt?

In der Kunst der Art Brut läßt sich häufig das offensichtliche Bedürfnis, jede nur verfügbare Fläche mit kleinen Figuren zu füllen, erkennen. Die Bilder wirken äußerst überladen und lassen auf eine Furcht vor leeren Flächen schließen.

Die Art Brut weist weder eine Ähnlichkeit zur Kinderkunst noch zu Werken von Künstlern, die in ihrem späteren Leben geisteskrank wurden, auf. Sie ist eine rohe Kunst eigener Art. Der Sekundärprozeß mischt sich zwar ein, kann aber die aus der tiefsten Schicht der Persönlichkeit aufsteigende Phantasie und Irrationalität nicht kontrollieren.

Die Kunst von Geisteskranken übt auf alle, die beruflich mit diesen Kranken zu tun haben, eine nicht nachlassende Faszination aus. Ihre Versuche, eine Beziehung zwischen stilistischen Merkmalen und bestimmten Formen der Geisteskrankheit herzustellen, werden nicht nur von Kollegen, sondern auch von Künstlern, die sich für die Werke als psychotisch diagnostizierter Personen interessieren, als wertlos abgelehnt. JEAN DUBUFFET macht keinen Hehl daraus, daß er die ganze Vorstellung einer Kunst der Wahnsinnigen ablehnt. THEVOZ (1976) spricht den Werken von Geisteskranken jeden diagnostischen Wert mit dem Argument ab, daß nach den von Psychiatern zu Beginn des 20. Jahrhunderts verwendeten Kriterien PICASSO, ERNST und KLEE eine Vielzahl pathologischer Züge aufwiesen.

Es läßt sich nicht bestreiten, daß die in Frage stehende Kunst eine ungewöhnlich lebhafte Vorstellungskraft und Phantasie offenbart. Obwohl DUBUFFET sagt, daß es keine Kunst der Wahnsinnigen gibt, so wenig wie es eine Kunst von Kniekranken gibt, ist er ein Sammler und glühender Verfechter dieser Kunst, die sich von der Kunst derer, die ihre Phantasien kontrollieren können, wesentlich unterscheidet. Die Unterschiede werden auch künftig ein fruchtbares Untersuchungsfeld bleiben. Eine umfassende Betrachtungsweise muß jedoch auch die Meinungen derer berücksichtigen, die mit ungewöhnlicher Einsicht in eine visionäre Welt begabt sind.

Ein auffallendes Merkmal der Zeichnungen kleiner Kinder ist die Reduktion der menschlichen Figur auf ihre wesentlichen Bestandteile: Kopf, Augen, Mund, Nase, Arme und Beine. Trotz der Einfachheit der Zeichnung erkennt der Betrachter sofort, daß das Schema eine Person darstellt.

Eine ähnliche Reduktion auf das Wesentliche findet man in den Zeichnungen von Psychotikern, die die menschliche Figur verkümmert und ohne Gefühl darstellen. Wie bereits erwähnt, kann man den entwicklungsbedingten Mangel an Können und Reife des kleinen Kindes nicht mit dem Rückzug des Psychotikers aus der Realität gleichsetzen. Obwohl sich die Zeichnungen auffallend ähneln mögen, trennen beide Ausdrucksformen, psychologisch gesehen, Welten.

Wenn der Schizophrene mit seinem Prozeß leben lernt, nimmt sein künstlerischer Ausdruck eine Form an, die für seine nosologische Gruppe eigen ist. Kunstvolle, streng formalisierte, symmetrische, mit ornamentalen Linien ausgefüllte Gestaltungsmuster deuten auf eine visionäre Welt hin, die ganz unter der Kontrolle des Künstlers ist. Untersucht man das Werk, so wird sich herausstellen, daß sich jedes noch so kleine, die Komposition füllende Element auf Ereignisse im Leben des Künstlers bezieht. Diese Kunstart hat keine Entsprechung in der Kinderkunst; auch nicht, was das betrifft, in der Kunst von Personen, die sinnhaft auf die reale Welt reagieren.

Um zu veranschaulichen, was man als den reinsten Ausdruck von Individualität bezeichnet hat, habe ich Zeichnungen eines psychotischen Künstlers ausgewählt, der, ohne vorherige Ausbildung, im Alter von 35 Jahren auf eine außerordentlich bemerkenswerte Weise zu zeichnen begann und in den 35 Jahren seines Aufenthalts in einer psychiatrischen Anstalt eine enorme Menge an Werken hervorbrachte.

Das Zusammenspiel von negativen familiären und biologischen Einflüssen, von Deprivation, Vernachlässigung, Schuldgefühlen und Wahnsinn und schließlich die Befreiung von der Qual im künstlerischen Ausdruck erweist sich nirgends so eindrucksvoll wie in der detaillierten Lebensgeschichte von ADOLF WÖLFLI, dem selbst ernannten St. Adolf II., Kapitän des Allmächtigen-Riesen-Dampfschiffs. (Im wirklichen Leben arbeitete er als Landarbeiter, Hilfsarbeiter, Wanderarbeiter; später, in den Jahren seiner Unterbringung in der psychiatrischen Anstalt, wurde er Schriftsteller, Konstruktionszeichner, Künstler, Komponist.)

Obwohl WÖLFLI nur eine geringe, durch häufige Unterbrechungen fragmentierte Grundschulbildung besaß, gezwungen war, bereits als Kind seinen Lebensunterhalt als Knecht zu verdienen, vernachlässigt und verlassen wurde, von einem Heim in das andere kam, eine starke Bindung an ein unrealistisches Bild einer gütigen, liebevollen Mutter entwickelte – trotz alledem hat er ein erstaunliches Werk an Zeichnungen geschaffen, das die Bewunderung der Kunstwelt auf sich gezogen hat.

Die Nöte der Kindheit wurden durch Schuldgefühle infolge des sich in der Pubertät geltend machenden Sexualtriebs verstärkt. Auf eine Liebesaffäre, der von den Eltern des Mädchens ein jähes Ende bereitet wurde, folgte eine schwere Depression. Die fortschreitende Verschlechterung seines psychischen Zustands äußerte sich in einer Folge unzüchtiger Handlungen an Mädchen – das eine vierzehn, das andere sieben Jahre alt –, weshalb er zwei Jahre in Haft verbrachte, und gipfelte schließlich im sexuellen Mißbrauch eines dreijährigen Kindes – der Grund für seine Einweisung in eine geschlossene psychiatrische Anstalt.

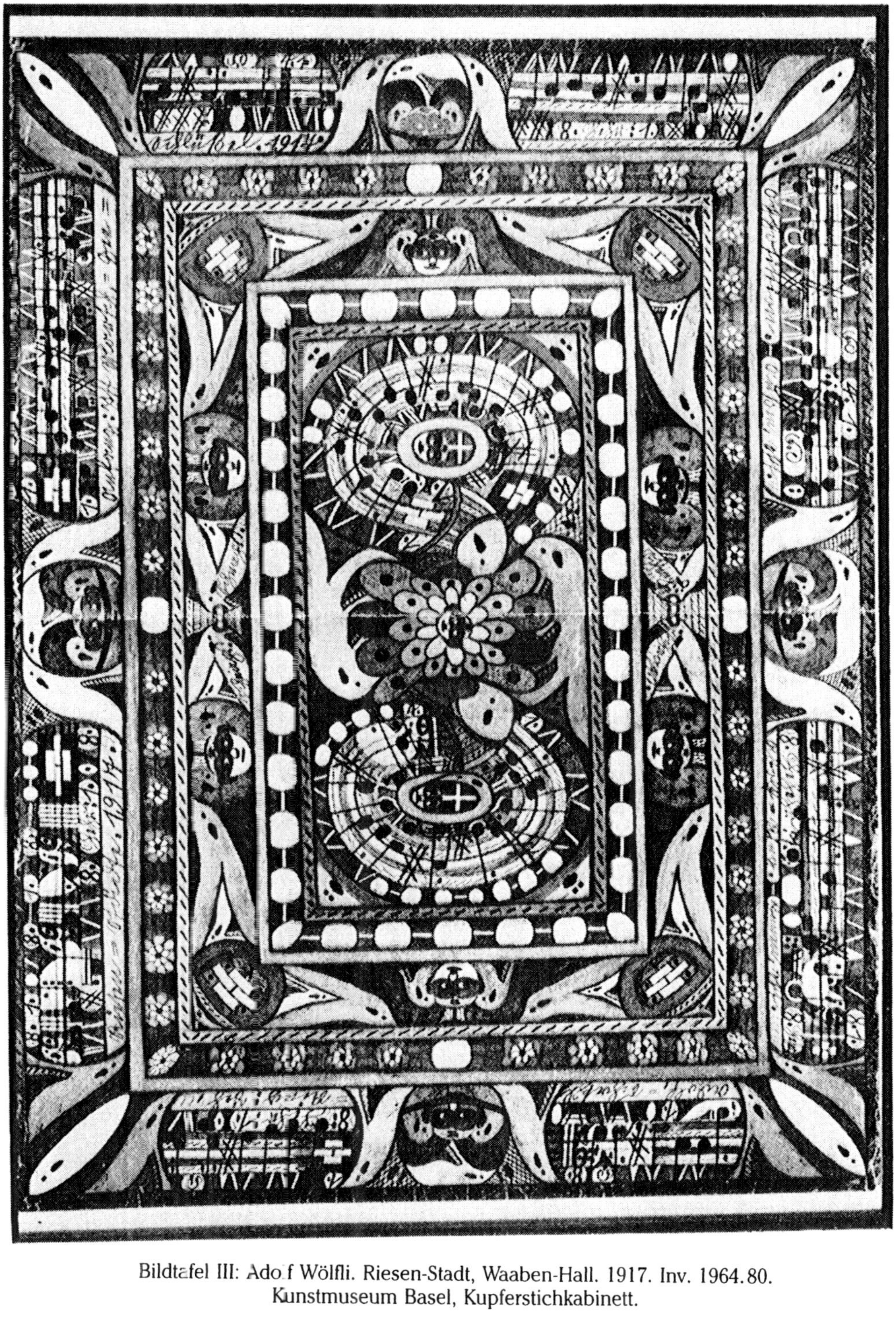

Bildtafel III: Adolf Wölfli. Riesen-Stadt, Waaben-Hall. 1917. Inv. 1964.80.
Kunstmuseum Basel, Kupferstichkabinett.

In den Jahren, die er in der Anstalt von Waldau verbringt, beginnt er, intensiv zu zeichnen, und verbraucht zur Herstellung seiner Zeichnungen, die aufgestapelt eine Höhe von zwei Metern erreichen, eine Unmenge an Bleistiften. Argwöhnisch verwahrt er sein Werk, dem er einen phantastischen Geldwert beimißt. Bei seinem Tode ist sein »Begräbnismarsch« unvollendet.

Nicht die enorme Menge, sondern das künstlerische Niveau und die psychologische Bedeutung seines umfangreichen Werks bieten der Erforschung der Beziehung von Kunst und Geisteskrankheit ein faszinierendes Material: das Zutagetreten von Bildern aus den tiefsten Winkeln der Psyche sowie die kathartische und therapeutische Wirkung, die aus der Befreiung verdrängter, unbewußt quälender Kräfte resultiert. Auf der Rückseite der Zeichnung befindet sich oft eine sorgfältig geschriebene Erklärung, in der WÖLFLI sein Werk auf göttliche Eingebung zurückführt.

Künstler, Psychiater und Schriftsteller haben das Phänomen ADOLF WÖLFLI untersucht. WÖLFLIS Werke wurden in Kunstgalerien in ganz Europa und in einigen amerikanischen Städten ausgestellt.

Bildtafel III gibt eine Vorstellung von der pulsierenden Vorstellungskraft, der Symbolik, der Konzentration auf Symmetrie und dem von MORGENTHALER, WÖLFLIS Psychiater, sogenannten »horror vacui«, der den Künstler jeden Raum mit kleinen »Vögeli« und anderen zwanghaft wiederholten stereotypen Motiven füllen läßt. (»Vögeli« sind die kleinen Vögel mit menschlichen Gesichtern und Flügeln.)

### *Lassen sich anhand von Zeichnungen Unterarten der Schizophrenie unterscheiden?*

Selbst ohne vorherige Information lassen sich Zeichnungen der menschlichen Figur, die von psychotischen und nichtpsychotischen Personen stammen, unterscheiden. Über diese beiden Kategorien hinausgehend, haben einige Kliniker Merkmale zur Unterscheidung von Unterarten der Schizophrenie bestimmt. KAY (1978) berichtet von signifikanten Unterschieden in Darstellungen der menschlichen Figur, die von zurückgebliebenen und nichtzurückgebliebenen schizophrenen Patienten angefertigt wurden. Die geistig Zurückgebliebenen offenbarten ihre intellektuelle Minderbegabung durch das Auslassen von Einzelheiten und Fehler bei Größe und Plazierung. Die Zeichnungen nichtzurückgebliebener Patienten drückten eher Anormalität als einen Defizit aus. Unter den nichtzurückgebliebenen Schizophrenen wiesen die Zeichnungen von paranoiden Patienten eine größere Bizarrheit auf. Das überrascht nicht, wenn man das häufigere Auftreten von Wahnvorstellungen in dieser Gruppe berücksichtigt. Überraschenderweise ließen Zeichnungen, die in den frühen Phasen der Schizophrenie entstanden sind, eine perzeptuelle Konfusion erkennen. Patienten stellten auf die Aufforderung hin, eine Person zu zeichnen, oft unbelebte Figuren dar. Zweifellos werden diese Ergebnisse weitere Forschungen in diese Richtung anregen. Die festgestellten Unterschiede beruhen alle auf einer Gesamtbetrachtung der Zeichnungen, nicht auf der Beurteilung bestimmter Einzelheiten.

# Kapitel 13

# Fallstricke

## *Unbeständigkeit beim Zeichnen*

Ein intelligentes, sechs Jahre und zwei Monate altes Mädchen hat seine Mutter gezeichnet (Abbildung 110). Die Mutter hat keine Zähne. Dann zeichnet sie ihren Vater (Abbildung 111). Der Vater hat Zähne. Man könnte nun schließen, daß das Kind seinen Vater als aggressiver wahrnimmt, da angenommen wird, daß Zähne Aggressivität symbolisieren.

Doch später, noch am selben Tag, zeichnet das Kind ein weiteres Bild (Abbildung 112), das es Mutter nennt. Abgesehen von anderen Unterschieden zur ursprünglichen Figur (lange, gerade Haare, Wimpern auf beiden Seiten, Hals) hat die Mutter in diesem Bild – im Gegensatz zum anderen – große Zähne wie der Vater. Gerade bei Kinderzeichnungen sollte man eine derartige Inkonsistenz berücksichtigen.

Merkmale, die immer wiederkehren, sind in das Konzept des Kindes integriert worden. Andere Merkmale, die nicht beständig auftauchen, befinden sich noch im Integrationsprozeß. Dieser Fallstrick der Deutungsarbeit läßt sich vermeiden, wenn man Schlußfolgerungen zurückstellt, bis man mehrere Beispiele untersucht hat – eine bei kleinen Kindern immer zu ergreifende Vorsichtsmaßnahme.

## *Die übermäßige Konzentration auf Einzelheiten*

Das Problem, daß man zu Fehleinschätzungen kommen kann, wenn man sich zu sehr auf Details konzentriert, wurde bereits in Kapitel 7 behandelt. Hier mag es genügen zu wiederholen, daß ein Detail mehr Bedeutung erhält, wenn andere Einzelheiten in dieselbe Richtung weisen und es mit dem Gesamteindruck, den man von der Zeichnung hat, übereinstimmt.

## *Die Nichtberücksichtigung von Umweltfaktoren*

Will, zehn Jahre, zwei Monate alt, wurde gebeten, einen Baum zu zeichnen. Er zeichnete einen Weihnachtsbaum (Abbildung 113). Auch Stuart, elf Jahre, fünf Monate alt, zeichnete auf die gleiche Bitte hin einen Weihnachtsbaum (Abbildung 114). Zwischen den beiden Zeichnungen besteht aber ein wesentlicher Unterschied. Will fertigte seine am 23. Dezember an, Stuart dagegen am 30. April.

Will war eindeutig von dem bevorstehenden Feiertag beeinflußt, während Stuart seinen Weihnachtsbaum zu einer unpassenden Zeit zeichnete. Der Schluß liegt

Abbildung 110: Zeichnung eines sechs Jahre, zwei Monate alten Mädchens.

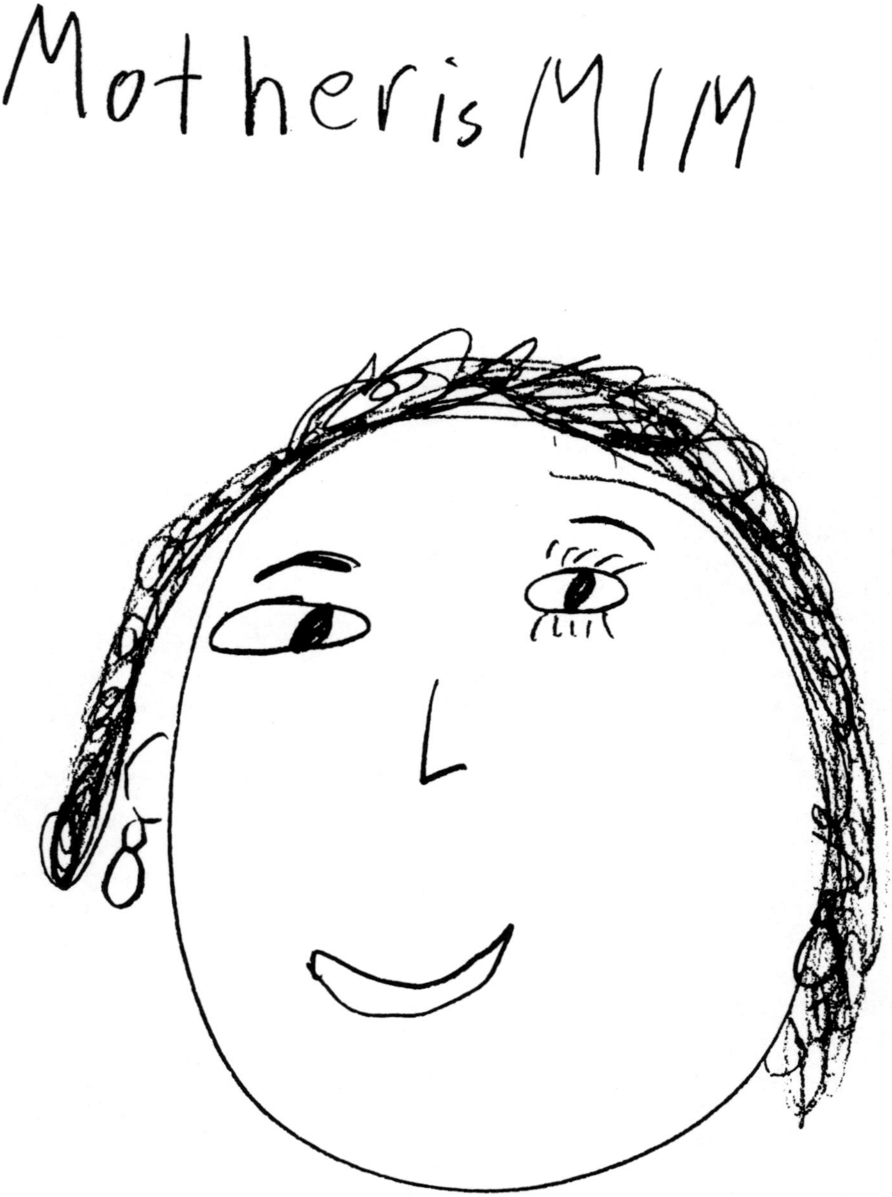

Abbildung 111: Zeichnung eines sechs Jahre, zwei Monate alten Mädchens.

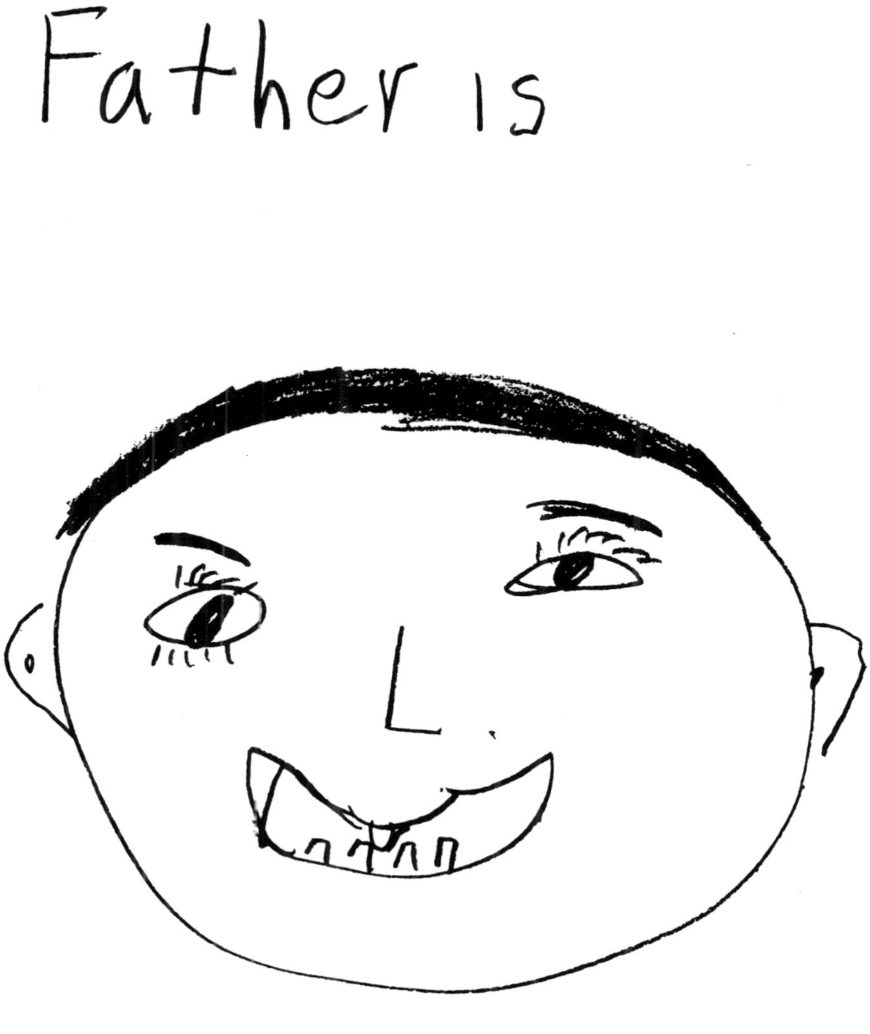

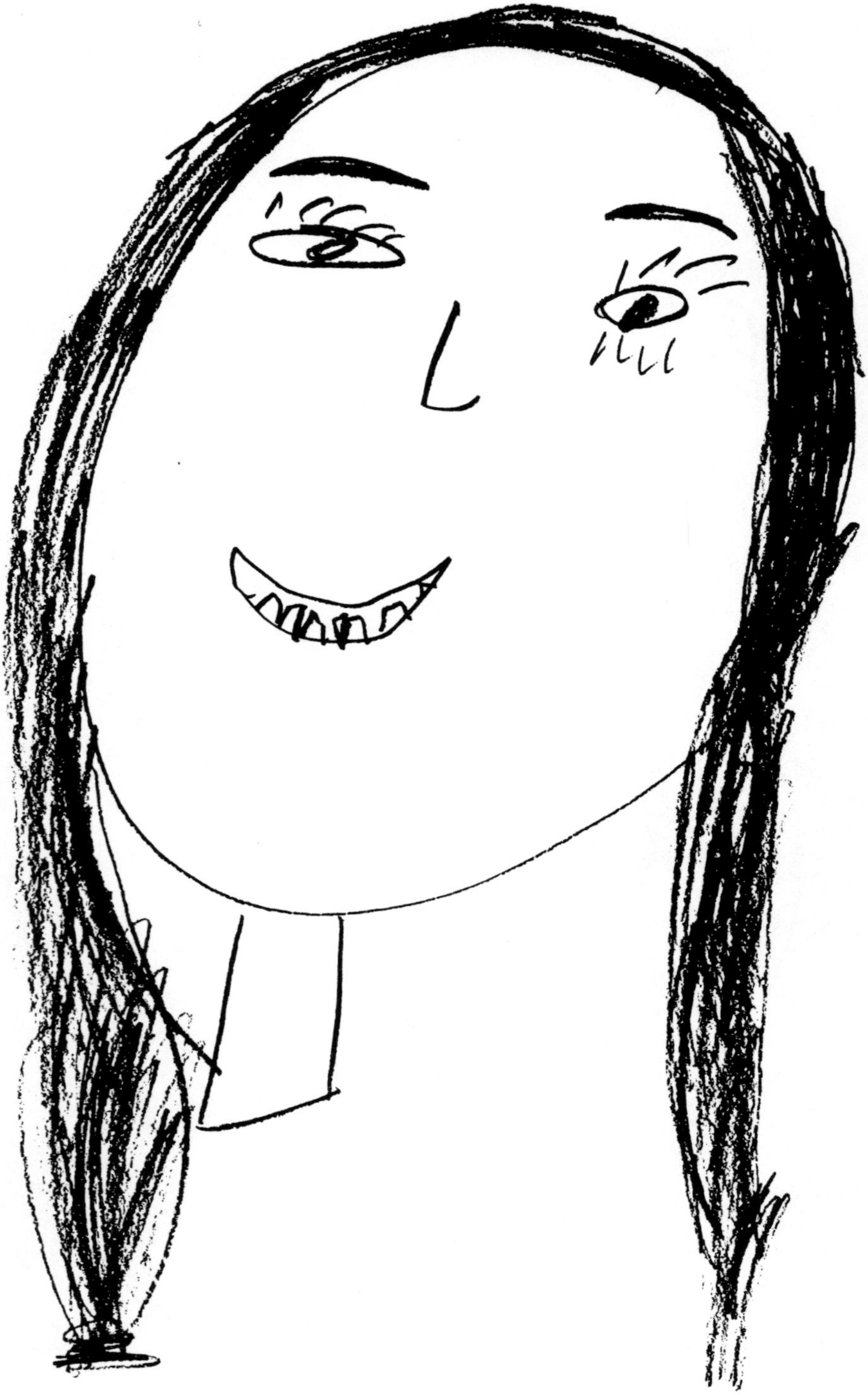

nahe, daß Will einfach auf die freudige Feiertagsstimmung reagierte, während Stuart seine Sehnsucht nach vergangenen Ereignissen oder zumindest seine Erinnerung an Vergangenes zum Ausdruck brachte.

Ein anderes Beispiel für die Wichtigkeit äußerer Faktoren findet sich in Kapitel 11. Ein im Winter gezeichneter kahler Baum bedeutet und symbolisiert etwas anderes als ein im Sommer gezeichneter kahler Baum.

Abbildung 112: »Mutter« von einem sechs Jahre, zwei Monate alten Mädchen gezeichnet.

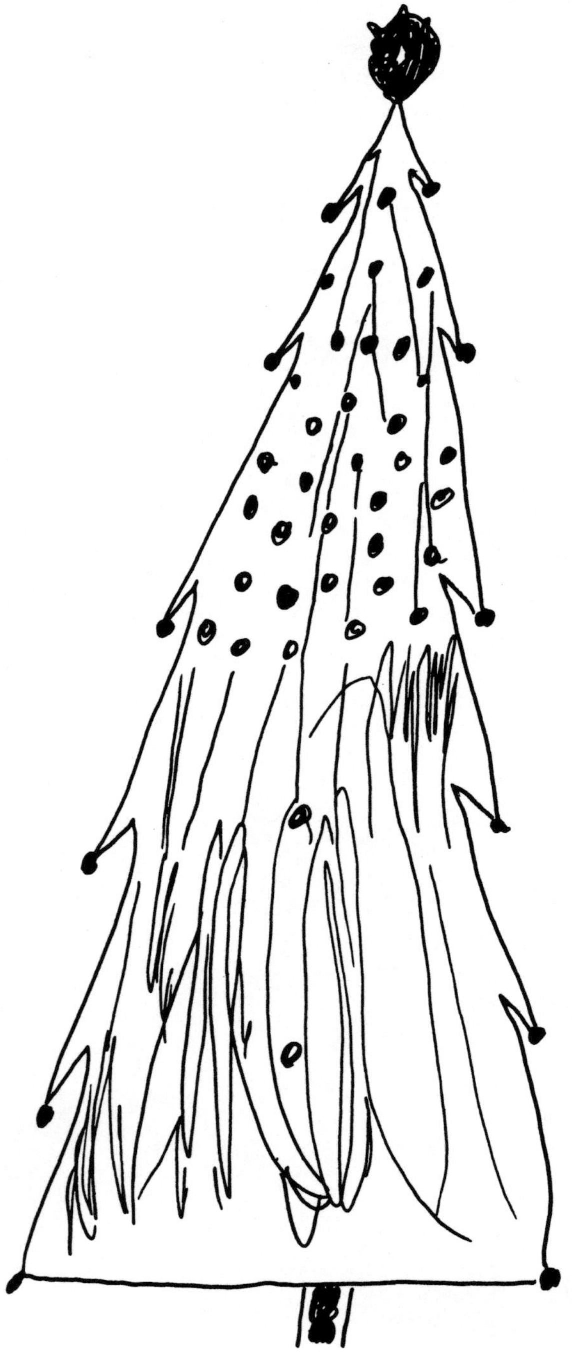

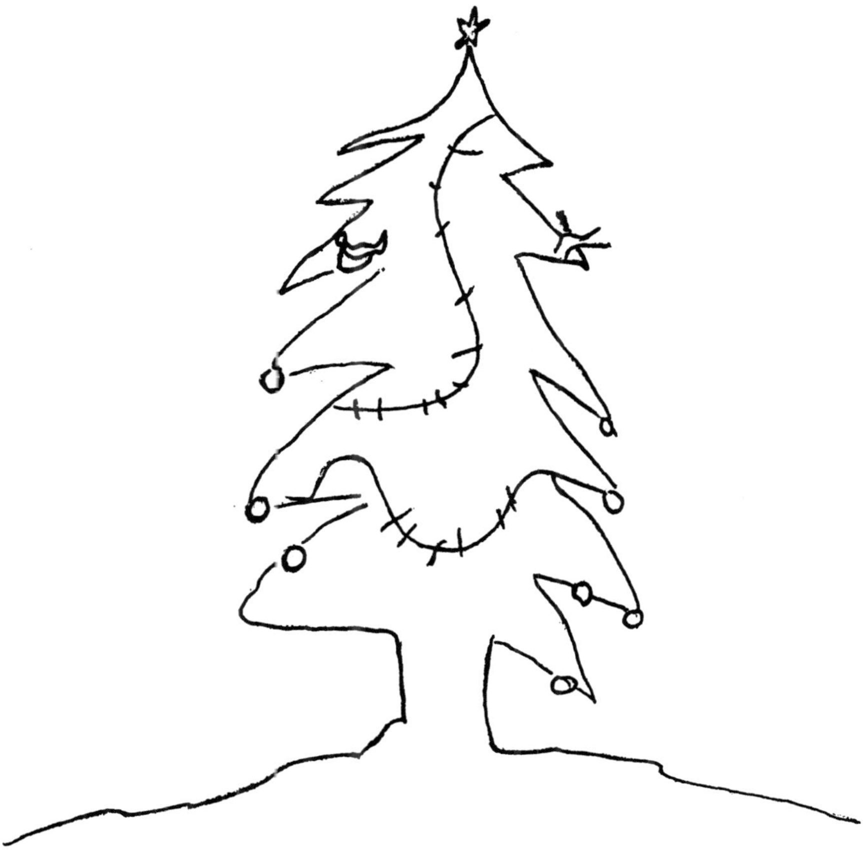

Abbildung 113 (links): Von Will, am 23. Dezember.

Abbildung 114 (oben): Von Stuart, am 30. April.

## *Übermäßiges Vertrauen auf Zeichnungen bei der Diagnose*

Vor allem dann, wenn die verbale Kommunikation beeinträchtigt oder gehemmt ist, spielen Zeichnungen bei der Einschätzung von Intelligenz und Persönlichkeit eine wichtige, oft unentbehrliche Rolle. Manchmal sprechen Zeichnungen so unmißverständlich, daß es überflüssig scheint, weitere, das Urteil stützende Belege zu suchen. In einigen Fällen mag das zwar richtig sein, doch ist Vorsicht gemahnt, Zeichnungen immer nur als einen Bestandteil innerhalb eines umfassenden Beurteilungsverfahrens zu betrachten. Der Beitrag, den Zeichnungen dazu leisten, ist von Person zu Person verschieden; eine Zeichnung kann überraschend enthüllend, vage oder widersprüchlich sein.

Allgemein herrscht die Auffassung vor, daß schwer gestörte Kinder Zeichnungen anfertigen, in denen die menschliche Figur (in Ermangelung eines besseren Begriffs) »bizarr«, kaum erkennbar, schlecht integriert, oft mit verstreuten Körperteilen dargestellt ist. Abbildung 115 ist eine solche Zeichnung. Sie unterscheidet sich stark von den Zeichnungen anderer Kinder des gleichen Alters. Die vier Jahre, acht Monate alte Elaine hat eine Person mit all den Körperteilen gezeichnet, die man von einem Kind in ihrem Alter erwarten kann. Die Beurteilung ihrer entwicklungsbedingten Reife bestätigt den durch die Einschätzung ihrer Zeichnung nach dem GOODENOUGH-HARRIS-Verfahren gewonnenen Eindruck einer völlig normalen geistigen Aktivität. Die unverbundenen Körperteile deuten jedoch auf eine mangelnde Integration der Persönlichkeit hin. Der aus der Zeichnung gewonnene Eindruck stimmt nicht mit ihrem Verhalten überein, das als das eines geselligen, sicheren, kommunikativen Kindes beschrieben wird. Die Zeichnung, nicht das Kind ist anormal.

Die Unfähigkeit, die Körperteile zu einem integrierten Ganzen zu verbinden, ist erst dann von pathologischer Bedeutung, wenn sie bei Kindern im Schulalter auftritt.

Abbildung 115: Unverbundene Körperteile.

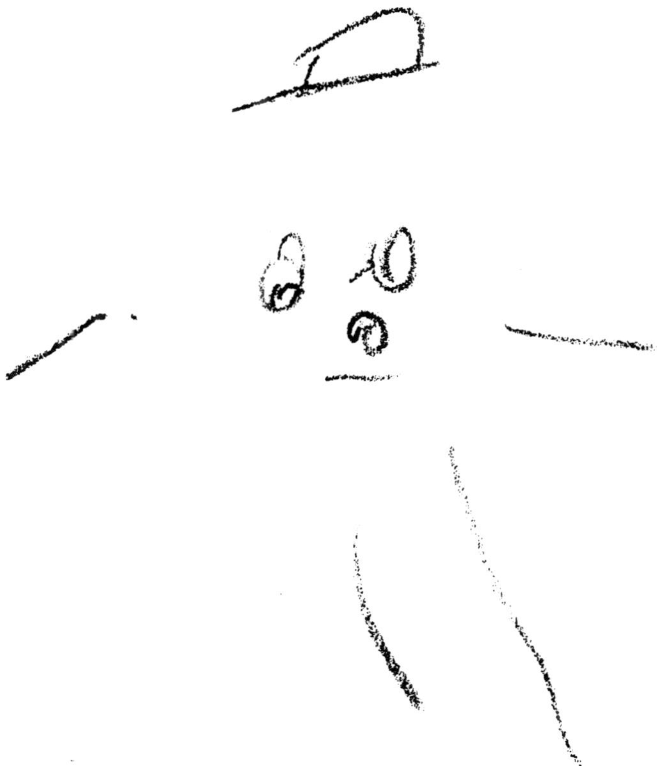

### *Die Allgegenwart sexueller Symbole*

Die unendliche Zahl und Vielfalt der aus Träumen stammenden und in der Kunst dargestellten sexuellen Symbole läßt anderes Material, das für die betreffende Person von großer Bedeutung sein kann, tendenziell in den Hintergrund treten.

Man kann kaum irgendein Thema zeichnen, ohne daß darin ein phallisches oder weibliches Symbol gesehen wird. Stöcke, Schirme, Messer, Gewehre, Flugzeuge, Fische, Schlangen, selbst Hand und Fuß haben ihr Pendant in Höhlen, Schachteln, Schiffen, Häusern, Räumen, Herden, selbst Papier und Büchern. Gerade die Allgegenwart dieser Gegenstände in der Umwelt und in Zeichnungen führt, wenn man sich auf Symbole konzentriert, zu einer überwältigenden Konfusion und läßt einen die Persönlichkeit, die den Traum erzählte oder die Zeichnung anfertigte, vergessen.

Daß viele Gegenstände und Handlungen Ausdruck des unbewußten geistigen Lebens sind, soll hier nicht geleugnet werden. Wenn es aber um Zeichnungen von Kindern geht, kann deren lebhafte Phantasie und die Tendenz einiger von ihnen zur sorgfältigen, detaillierten Ausarbeitung eine Erklärung für die Darstellung zahlreicher Gegenstände sein, deren Symbolik vielleicht nicht so eindeutig sexueller Art ist, wie wenn die Zeichnung von einem Jugendlichen oder Erwachsenen stammte.

Als Beispiel mag diese Zeichnung (Abbildung 116) von Patricia, einem intelligenten, zehnjährigen Mädchen dienen. Verleiht das Kind einer lebhaften Phantasie Ausdruck, oder kämpft sie darum, sich in einem Meer von phallischen Symbolen (Fischen, Periskop) über Wasser zu halten? Sie befindet sich in der vorpubertären Phase der Latenz, kommt in der vierten Schulklasse gut mit und zeigt keinerlei ungewöhnliche Probleme. Die Versuchung ist groß, die Zeichnung im Sinne der Psychoanalyse zu deuten – möglicherweise ist sie der unbewußte Ausdruck von Gefahren, die erst bevorstehen. Die Zeichnung sollte jedoch nicht isoliert betrachtet werden. Sie sollte auf Patricias gegenwärtiges und künftiges Verhalten sowie ihre persönliche Geschichte bezogen werden.

Abbildung 116: Von Patricia, zehn Jahre alt.

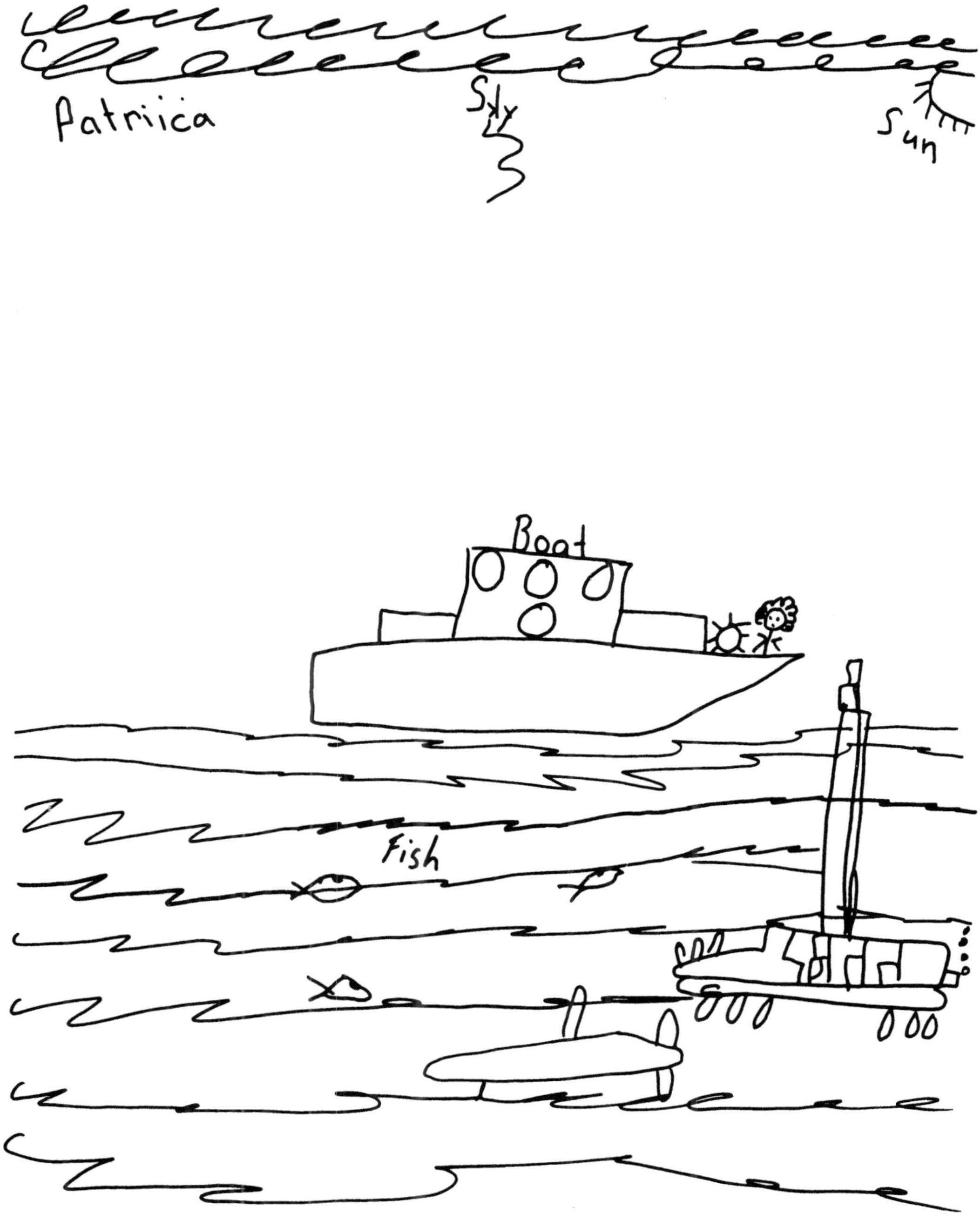
Patriica
Sky
Sun
Boat
Fish

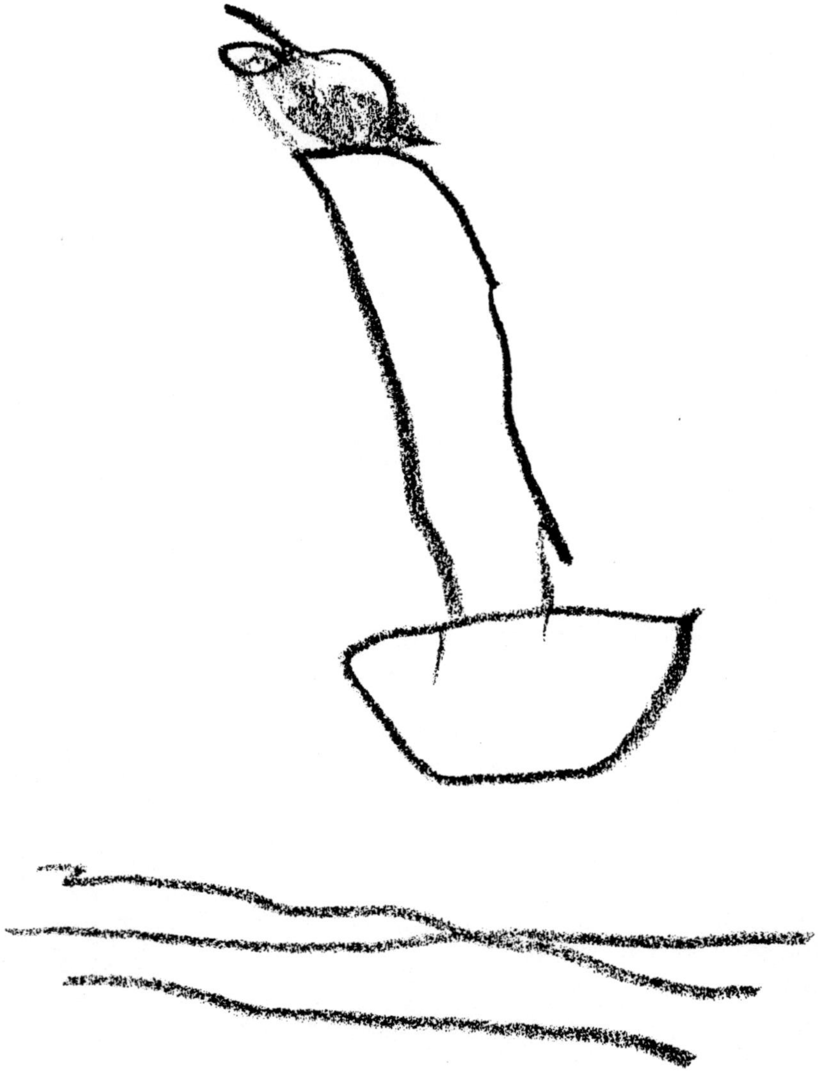

### *Mechanistische, Punkt-für-Punkt-Deutung*

Ein solchermaßen stark vereinfachendes Verfahren kann bis ins Extrem getrieben werden, wenn man völlig unpersönlich nach einer Checkliste vorgeht. Kopf, Augen, Nase, Mund, Arme und Genitalien gehören, vor allem dann, wenn sie hervorgehoben, reduziert oder ausgelassen werden, zu den wichtigsten symbolischen Elementen in einer Zeichnung. Das gilt auch für die formalen und strukturellen Aspekte der Figuren wie Größe, Haltung, Schattierung, Linienqualität, Plazierung in einer Gruppe. Ein mechanistischer Ansatz kann bloß in die Irre führen. Zu einer gültigen Deutung gelangt man nur dann, wenn man das projizierte Material zu der Person, die es hervorgebracht hat, in Beziehung setzt und Produkt wie Produzent von einem kompetenten Analytiker beurteilt werden.

Ein ganzheitlicher Ansatz, der alle Merkmale in Betracht zieht und ihre Beziehung sowohl untereinander als auch zum Gesamtthema berücksichtigt, ist – diagnostisch gesehen – produktiver. Welchen ersten Eindruck vermittelt die Szene insgesamt? Wie sieht sie aus, nachdem die verschiedenen Einzelheiten identifiziert worden sind? Stimmen die beiden Wahrnehmungen miteinander überein?

Die Deutung von Symbolen kann sich nicht an feststehenden Regeln orientieren. Ein Symbol mag zwar universell sein, seine Bedeutung ist aber individuell. Zeichnungen können neue Einsichten vermitteln; sie können bestätigen, was wir bereits wissen. Aus dem Zusammenhang gerissen, können sie irreführen.

Abbildung 117: Trotz ihrer Form glaube ich nicht, daß diese Figur ein phallisches Symbol ist. Die Künstlerin ist ein zwei Jahre, neun Monate altes Mädchen. Sie sagte mir, es sei ein Boot mit einem Segel, und ich glaube ihr.

# *Kapitel 14*

# *Die Rolle der Künste in der Friedenserziehung*

### *Die Künste sprechen eine universelle Sprache*

»Ohne Kunst, ob visuell, verbal oder musikalisch, wäre unsere Welt ein Urwald geblieben.« *Bernard Berenson*

Inmitten so vieler Kräfte, die einen negativen, Uneinigkeit stiftenden, verderblichen Einfluß auf den Menschen ausüben, erscheinen die Künste als Zuflucht und Hoffnung. Frei von den Beschränkungen von Raum und Zeit sprechen sie eine universelle Sprache, teilen Gedanken und Gefühle mit, die über unsere biologische Natur hinausgehen.

Die bildenden Künste, Musik, Tanz und die gesprochenen und geschriebenen Künste tragen aufgrund ihrer universellen Anziehungskraft zur Überwindung der künstlichen, die Menschen trennenden Barrieren bei.

### *Die Einzigartigkeit der bildenden Künste*

Zwar haben die Künste allgemein eine kultivierende und erhebende Wirkung, doch erzielen die jeweiligen Künste diese Wirkung nicht auf die gleiche Art und Weise.

Musik, Tanz, Theater und Literatur vermitteln ihre Botschaft in zeitlicher Abfolge, so daß sich ihr Sinn nur in der Erinnerung des Vorangegangenen erschließt, während die bildenden Künste ihren begrifflichen und emotionalen Inhalt auf einen Blick darbieten. Farbe, Form, räumliche Beziehungen und Inhalt werden gleichzeitig präsentiert, so daß nicht, wie es für die anderen Formen künstlerischen Ausdrucks wesentlich ist, frühere Sequenzen notwendig sind, um einer Handlung Sinn zu verleihen.

Unter allen Künsten hat allein die Musik die Macht zur unmittelbaren und intensiven Gefühlserregung. Die Literatur kann zwar, wie in DANTES Erzählung von Paolo und Francesca, Gefühle und Wünsche wecken und das Denken beeinflussen, ihre Wirkung ist aber notwendig diskursiv und nicht unmittelbar genug, um einem beim Lesen Schauer über den Rücken zu jagen. Auch der Tanz mag zwar angesichts des tragischen Schicksals der unglückseligen, jugendlichen Liebenden zu Tränen rühren, doch dieser Endeffekt entsteht nur, wenn man weiß, was vorausgegangen ist.

### *Musik und bildende Künste*

Es gibt aber noch einen weiteren auffallenden Unterschied zwischen der Musik und den bildenden Künsten.

Zahlreiche, gut dokumentierte Fälle sind bekannt, in denen Kinder die erstaunliche Fähigkeit zeigten, Musik nicht nur zu interpretieren, sondern auch zu komponieren. MOZART ist das berühmteste Beispiel eines begabten Kindes.

Ein solches Phänomen läßt sich jedoch in den bildenden Künsten nicht mit Sicherheit belegen. Zwar gibt es Legenden darüber, daß GIOTTO, CIMABUE und andere bereits in ihrer Kindheit eine bemerkenswerte Begabung offenbarten. Wo sind aber diese Äußerungen eines sich entfaltenden Genies? Alles spricht dafür, daß solche Geschichten von überschwenglichen Biographen erfunden worden sind. Es gibt kein einziges Werk von künstlerischem Rang, das von einem Kind gezeichnet, gemalt oder modelliert worden wäre und das man mit dem vergleichen könnte, was Kinder als Musiker, Komponisten oder Orchesterdirigenten geleistet haben. Angenommen, es gibt einen wesentlichen Unterschied zwischen Musik und bildender Kunst, worauf kann er zurückgeführt werden?

Ich glaube, daß wir es mit zwei weitgehend unterschiedlichen Weisen des künstlerischen Ausdrucks zu tun haben. Das Können in den bildenden Künsten ist von der Entwicklung des Intellekts abhängig. Sowohl in der Malerei als auch in der Bildhauerei ist das Konzept das Grundelement, das dann seinen Ausdruck in der Beherrschung der Mittel findet. MICHELANGELO hat diesen Tatbestand in einem seiner Sonnette am besten in Worte gefaßt:

Non ha l'ottimo artista alcun concetto c'un marmo solo in sè non circoscriva col suo soverchio; e solo a quello arriva la man che ubbidisce all'intelletto.

(Selbst der beste Künstler hat kein einziges Konzept, das nicht ein Marmorblock in sich birgt; und zu diesem gelangt nur die Hand, die dem Intellekt gehorcht.)

Musik dagegen ist stark mit Gefühl erfüllt. Ihre Anziehung und Wirkung sind im wesentlichen emotionaler Art. Bei Kindern beherrschen die Gefühle den noch unentwickelten Intellekt. Das Gefühl ist beim Kind bereits hoch entwickelt, lange bevor dieses in der Adoleszenz intellektuelle Reife erlangt.

### *Eine Bemerkung zur Förderung der Kreativität*

THEVOZ (1976), der eine Parallele zur afrikanischen und polynesischen Kunst zieht, befürchtet, daß die gegenwärtige Begeisterung über Kinderkunst den Fortschritt des Kindes in der graphischen Darstellung behindern könnte.

Die »primitive« Kunst hat, seitdem sie in den inneren Kreis der großen Kunst aufgenommen wurde, viel von ihrer Inspiration verloren. Sobald »primitive« Künstler den kommerziellen Kunstmarkt beliefern oder die Bedürfnisse von Touristen befriedigen, werden die gleichen, stark bewunderten Formen in großen Mengen immerfort reproduziert.

Erwachsene unterschätzen oft die Schlauheit kleiner Kinder. Unüberlegtes, überschwengliches Lob kann dazu führen, daß das Kind nur noch stereotype Reproduktionen der Dinge anfertigt, die so begeistert bewundert worden sind. Ständiges Loben kann sein Experimentieren verhindern und seine Entwicklung verzögern. In früheren Veröffentlichungen habe ich immer wieder vor der Einmischung von Erwachsenen gewarnt, die sich – in bester Absicht – vielleicht des Schadens nicht bewußt sind, den sie mit ihren Fragen, Vorschlägen und übertriebenem Lob anrichten (DI LEO 1970).

THEVOZ weist darauf hin, daß selbst die psychisch Kranken auf den ihrer Art Brut beigemessen Wert reagieren können, indem sie bewußt »verrückte Kunst« produzieren. Gleichzeitig beklagt er das durch die weitverbreitete Anwendung von Beruhigungsmitteln bei der Behandlung psychischer Erkrankungen bedingte Nachlassen kreativer Fähigkeiten.

Abbildung 118: »Singende Familie« von Bill, acht Jahre, sieben Monate.

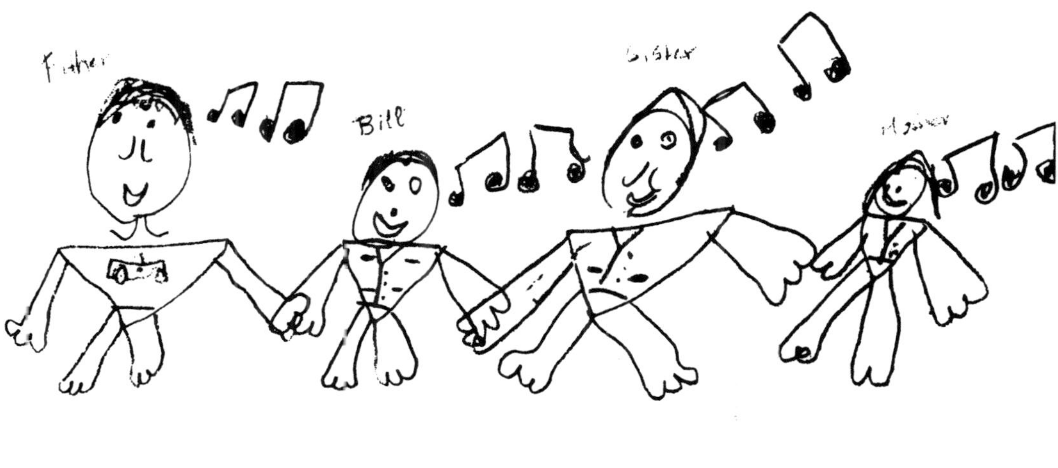

# Kapitel 15

# Überlegungen

Beim Schreiben dieses Schlußkapitels liegen 97 Zeichnungen der menschlichen Figur vor mir, die Kinder angefertigt haben, deren Familien infolge von Armut, Krankheit, Gewalt, Haft oder des Verschwindens eines Elternteils zerbrachen. Die Kinder leben vorübergehend, bis zur Rückkehr in ihre eigene wiederhergestellte Familie oder bis zur Unterbringung in eine Adoptiv- oder Pflegefamilie, in Gruppen.

Mir fällt zunächst auf, daß 57 der Zeichnungen sehr kleine, monotone, stereotype menschliche Figuren zeigen, so daß es schwerfällt, die eine von der anderen zu unterscheiden (Abbildung 119). In 22 Zeichnungen befinden sich die Familienmitglieder am unteren Ende des Zeichenblatts. In Zeichnungen, die von Jungen stammen, herrschen Strichmännchen vor, die von Mädchen gezeichneten Figuren sind zwar vollständiger, aber ebenso klein (Abbildung 120). Eine derartige Reduktion und Verarmung der Figuren wird überwiegend als Ausdruck der Unsicherheit und des dürftigen Körperbildes, die Plazierung am unteren Ende des Blattes als Bedürfnis nach Halt gedeutet.

In 27 von 42 Bewegte-Familie-Zeichnungen dieser Gruppe sind beide Eltern dargestellt, auch wenn tatsächlich nur ein Elternteil (in allen Fällen mit Ausnahme eines die Mutter) zur Familie gehörte. Die Bindung an Geschwister zeigt sich eindrucksvoll daran, daß Brüder und Schwestern in 36 von 42 Familienzeichnungen aufgenommen wurden. Wenn sich Kinder, die von ihren Eltern getrennt leben, auch gedanklich oft mit diesen beschäftigen, so stellen Geschwister in ihrer gestörten Welt eine noch stärkere Solidaritätsquelle dar.

Nur ein einziges Kind weigerte sich strikt und durchgängig, seine Eltern zu zeichnen.

Abbildung 121, die Zeichnung der vier Jahre, acht Monate alten Jane, steht hierzu in deutlichem Gegensatz. Jane lebt in ihrer eigenen intakten Familie, erhält liebevolle Zuwendung, Aufmerksamkeit und intellektuelle Anregung. Die heitere Familienszene, die großen, frei und mit starkem Strich gezeichneten Figuren, die farbige Kostümierung – all das drückt die lebhafte Phantasie und Lebensfreude eines ungehinderten Geistes aus.

In dem Maße, wie familiäre, kulturelle und soziale Faktoren verändert und befriedigender gestaltet werden können, wird auch die Prävention psychischer Störungen wie ihrer Verhaltensäußerungen gelingen. Ein gestörtes Familienleben bildet den Hintergrund für einen großen Teil kindlicher Verhaltensstörungen und kindlichen Leids.

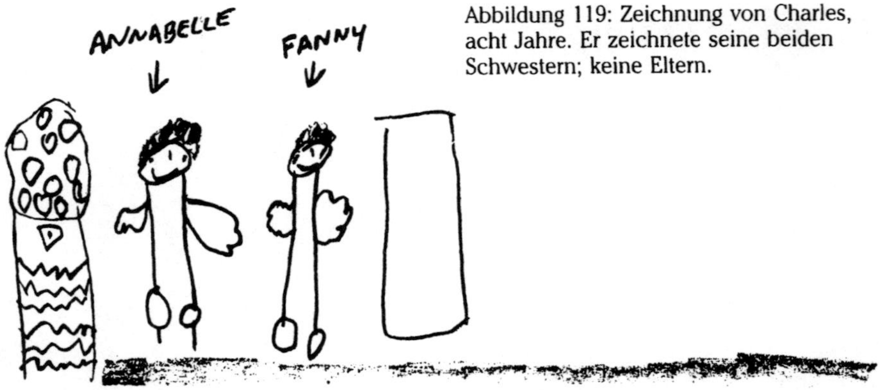


Abbildung 119: Zeichnung von Charles, acht Jahre. Er zeichnete seine beiden Schwestern; keine Eltern.

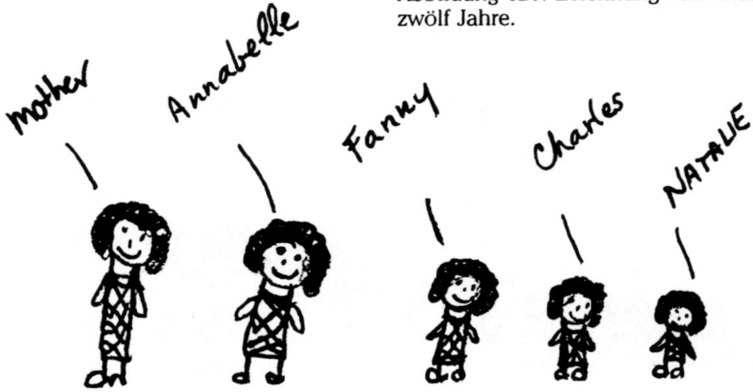


Abbildung 120: Zeichnung von Anabelle, zwölf Jahre.

Kinder sagen uns in Bildersprache, wie sie sich und die entscheidenden Einflüsse in ihrem Leben empfinden; wie nötig sie ihre Eltern haben; daß sie auch ihre Geschwister brauchen; daß Brüder und Schwestern zusammenbleiben müssen, wenn sie in Pflegefamilien untergebracht werden. Die Zeichnungen bestätigen, was einige von uns aufgrund der langen Vertrautheit mit den Auswirkungen gestörter Familienverhältnisse bereits wußten. Es ist nicht einfach, sechs Geschwister in ein und derselben Adoptivfamilie unterzubringen. Wenn die einzige mögliche Lösung ihre getrennte Unterbringung ist, sollten die Kinder auf jeden Fall miteinander in Kontakt bleiben können.

Abbildung 121 (rechts): Zeichnung der vier Jahre, drei Monate alten Jane.

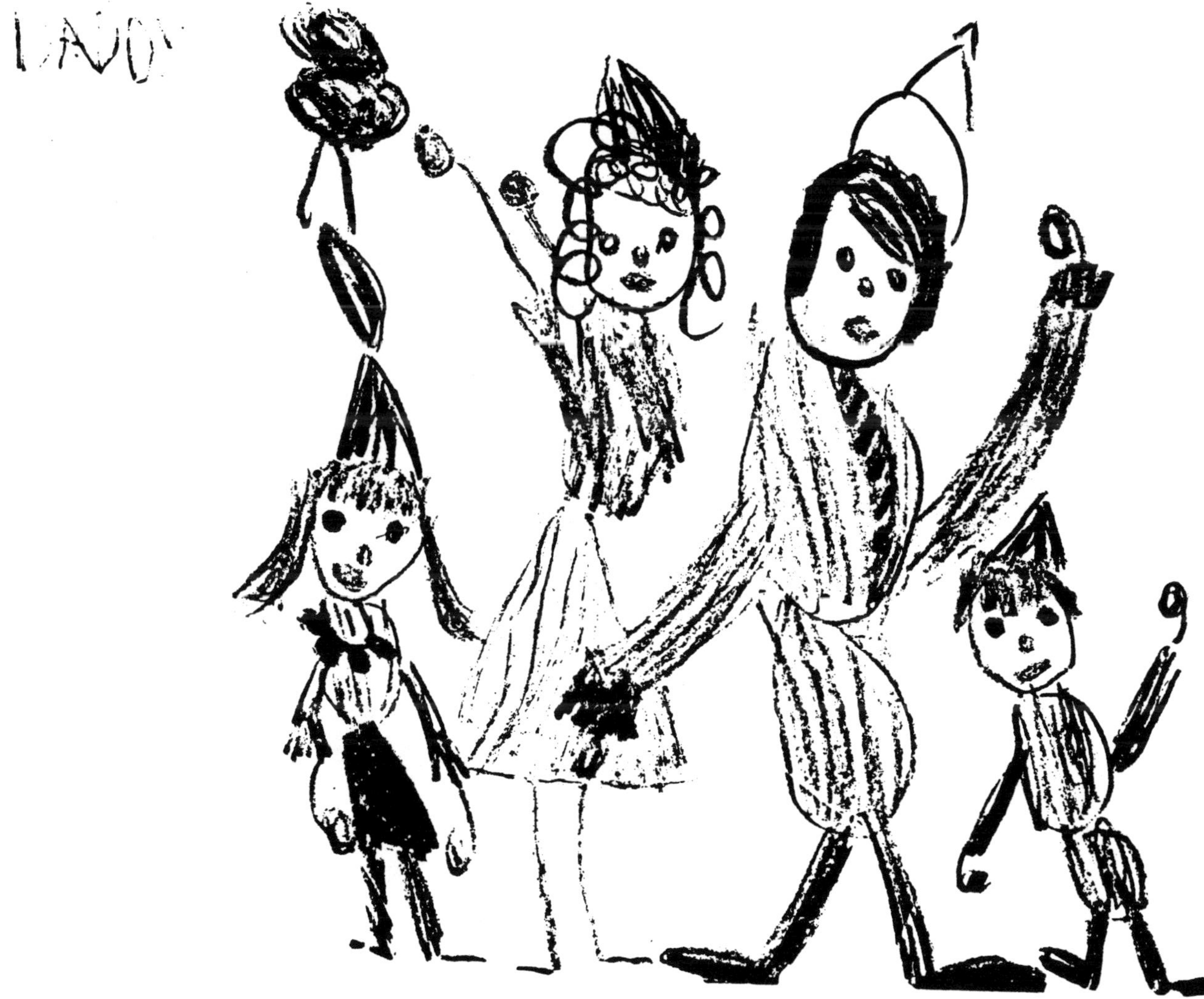

Unter gewöhnlichen Umständen gibt es viel Rivalität und Streit unter Geschwistern, im Unglück halten Geschwister aber zusammen.

Mein Herangehen an Zeichnungen war typischerweise das eines Klinikers. Ich habe versucht, dem Leser *Sichtweisen* zu vermitteln. Ich halte dieses Gebiet nicht für eine Wissenschaft in dem Sinne, wie das Wort heute verstanden wird. Ich kann den Begriff *Wissenschaft* – angewandt auf das, was wir über Zeichnungen wissen – nur in seiner ursprünglichen, vom lateinischen *scientia,* von *scire* (wissen) abgeleiteten Bedeutung akzeptieren.

Versuche, das Studium von Zeichnungen zu einer Wissenschaft (im Sinne eines systematisierten, auf Beobachtung, Experiment und Kontrolle gegründeten Wissens) zu »adeln«, sind löblich, überzeugen aber bisher noch nicht. Die Gültigkeit der so erlangten Ergebnisse und der entworfenen Bewertungssysteme bleibt fraglich.

Wozu braucht man hundert ähnliche Fälle und eine statistische Analyse, wenn ein Junge, der seit der Wiederverheiratung seiner Mutter aggressiv ausagiert, sich zusammen mit seinem natürlichen Vater statt mit seiner Mutter und dem neuen Ehemann, bei denen er lebt, zeichnet. Sagt er uns nicht klar und deutlich, wo er sein möchte?

Gültigkeit, Zuverlässigkeit und wissenschaftliche Objektivität sind äußerst erstrebenswerte Ziele, es gibt aber auch noch einen anderen Weg, in das Zentrum des Problems vorzustoßen. Meiner Auffassung nach kann der Versuch, die Deutung der Kinderkunst in einen einzigen theoretischen Rahmen zu stellen, nur zu einer zu groben, unbefriedigenden Vereinfachung führen.

Produktiver als ein eindimensionaler ist ein eklektischer Ansatz, der sich der Erkenntnisse aller Fachgebiete, die wesentlich zu unserem Verständnis der unendlichen Vielfalt menschlichen Verhaltens beigetragen haben, bedient. Statistische Untersuchungen haben ihren Wert, wenn sie in Zeichnungen, wie in anderen Verhaltensäußerungen, Ähnlichkeiten und Trends aufdecken. Die Methoden wissenschaftlicher Forschung aber, die in den Naturwissenschaften so eindrucksvolle Ergebnisse erzielt haben, konnten nicht bis in die Tiefen der Persönlichkeit vordringen, die ein Individuum vom anderen unterscheiden, so daß keines dem anderen gleicht.

Die Erforschung individueller Verhaltensunterschiede wird erfolgreicher sein, wenn die wichtigen Beiträge verschiedener, sich mit der Vielfalt menschlichen Verhaltens befassender Wissenschaften berücksichtigt werden. Ein solcherart eklektischer Ansatz wird sich auf die Neurophysiologie, Psychologie im allgemeinen, Psychoanalyse im besonderen, Pädagogik und Kunstwissenschaft stützen. Selbst dann ist das so erhaltene Wissen nur ein Teil der komplexen menschlichen Realität. Ein facettenreicher Ansatz ist der einzige Weg, der an der Hartnäckigkeit vorbeiführt, mit der das Kind in uns dem kulturellen Druck, der »das Wissen vom Traum trennt« (EISELEY, 1978), widersteht.

Viele Studien hatten zum Ziel, die Validität von Zeichen, Symbolen und speziellen – vor allem den von MACHOVER trotz ihrer Warnung, den ersten Gesamteindruck nicht aus den Augen zu verlieren, identifizierten – Indikatoren zu bestimmen. Ich bin davon überzeugt, daß die Forschung erfolgreicher ist, wenn sie auf die Bedeutung globaler Merkmale zielt. Zeichen und spezielle Indikatoren sind äußerst aufschlußreich, wenn mehrere von ihnen in dieselbe Richtung weisen. Wie viele? Es kommt nicht auf die Quantität, sondern auf die Qualität an. Manche, z.B. ein rauchendes Schießeisen, sind offenkundiger als andere. Das Urteil des Untersuchenden ist unerläßlich. Ich kann mir nicht vorstellen, daß diese Person wirksam durch eine Maschine ersetzt werden kann.

Deutung wird immer ein im wesentlichen subjektives Verfahren sein. Der Leser mag mit meinem nicht einverstanden sein. Meine Interpretationen sind nicht dogmatisch, sondern als Dialogangebot an den Leser gemeint.

Ich habe versucht, jedes Kapitel als eine Einheit und doch als integralen Bestandteil des Ganzen, »e pluribus unum«, Klarheit ohne Redundanz, zu präsentieren, und vertraue darauf, daß der Leser, wenn mein Bemühen nicht erfolgreich war, tolerant sein wird.

Schließlich habe ich – in Erinnerung an GOETHES Ausspruch, daß, wenn es an einer Idee mangelt, immer ein Wort gefunden werden kann, das sie ersetzt – versucht, den professionellen Jargon von Spezialisten zu vermeiden.

# Anhang

## Die Deutung von Zeichnungen: Empfohlenes Vorgehen

a) Gesamteindruck (ganzheitliche Betrachtungsweise)

spontane Themenwahl
festgelegtes Thema

angenehme Wirkung des Ganzen
unangenehme Wirkung

aus der Erinnerung gezeichnet
abgezeichnete oder imitierte Comic-Figur

frei gezeichnet, mit kräftigem Strich
klein, am unteren Rand oder weit von der Mitte entfernt

sorgfältig ausgearbeitet
reduziert

lebhafte Phantasie
inhaltsarm

eigenes Geschlecht beim Z-E-P-Test zuerst gezeichnet
anderes Geschlecht zuerst gezeichnet

Ausschließen der eigenen Person oder anderer aus der Familiengruppe
Einschließen aller Familienmitglieder

überstarkes Schattieren
»künstlerisches« Schattieren zur Figurenmodellierung

statische Figuren
angedeutete Bewegung

Frontalsicht
Profil

gut integrierte Figur
zerstückelt

Symmetrie
- Konzentration auf perfekte Symmetrie
- extreme Vernachlässigung

Linienqualität
- unterbrochen
- kontinuierlich

Liniendruck
- kaum sichtbare Figur
- klar umrissen
- starkes Aufdrücken

Geschwindigkeit
- schnell und achtlos
- erschöpfend langsam

Stimmung
- friedlich
- aufgewühlt

Organisation
- ordentlich
- chaotisch

Komposition
- einfach
- komplex

b) Inhalt (Detailanalyse)

Menschliche Figur
- Kopf
  - riesig
  - unverhältnismäßig klein

- Augen
  - groß
  - klein
  - leer
  - mit Pupillen

Mund
- nicht vorhanden oder betont
- kosmetisch hervorgehoben oder sehr klein dargestellt

Arme
- groß, muskulös
- nicht vorhanden oder als Strich dargestellt

Beine
- zwei oder mehr
- weit auseinander oder eng zusammen

Schritt
- stark betont, Ausradierungen
- Schattierung, von Händen bedeckt

Rumpf
- nicht vorhanden oder winzig, kleiner als Kopf
- betont, Organe oder Nabel sichtbar

Nase
- nicht vorhanden oder winzig
- groß, mit Nasenlöchern

Ohren
- auffallend
- nicht vorhanden

Haare
- in großer Fülle, frisiert
- gekritzelt
- kaum oder nicht vorhanden

Finger
- fünf, mehr oder keine
- strich- oder klauenähnlich

Brust
- betont, fest oder schlaff
- nicht vorhanden

Genitalien
- angedeutet
- deutlich dargestellt, überbetont
- ignoriert
- versteckt

Zähne
- groß, spitz
- nicht sichtbar

Kleidung
- angemessen
- unpassend
- berufsbezogen
- kaum oder nicht vorhanden
- Schmuck, Verzierungen.

# Literatur


Alberti, L. B. *I Libri della Famiglia.* Columbia, S. C. (University of South Carolina Press) 1969.

Ames, L. B. & Ilg, F. L. The Gesell Incomplete Man Test as a measure of developmental status. *Genet. Psychol. Monog.,* 1965, 68, 247–307.

Anastasi, A. & Foley, J. P., Jr. An analysis of spontaneous drawings by children in different cultures. *Jour. Appl. Psychol.,* 1936, 20, 689–726.

Arieti, S. *Creativity: The Magic Synthesis.* New York (Basic Books) 1976.

Arnheim, R. *Art and Visual Perception.* Berkeley, Los Angeles (University of California Press) 1964. Dt.: *Kunst und Sehen. Eine Psychologie des schöpferischen Auges.* Berlin, New York (Walter de Gruyter) 1978.

Arts, Education and Americans Panel. *Coming to our Senses.* New York (McGraw-Hill) 1977.

Barron, F. The creative personality: Akin to madness. *Psychol. Today,* Juli 1972.

Bender, L. The creative process in psycho-pathological art. *The Arts in Psychotherapy,* 8 (1),1981.

Bender, L. & Wolfson, W. Q. The nautical theme in the art and fantasy of children. *Amer. J. Orthopsychiat.,* 1943, 13, 436–467.

Berenson, B. *Italian Painters of the Renaissance* (Vorwort). London (Phaidon) 1952.

Bland, J. C. *Art of the Young Child.* New York (Museum of Modern Art) 1968.

Bolander, K. *Assessing Personality Through Tree Drawings.* New York (Basic Books) 1977.

Bonino, S., Fonzi, A. & Saglione, G. Sulla funzione dello spazio personale. *Età Evolutiva* (1), 1978.

Britsch, G. *Theorie der Bildenden Kunst.* München (Bruckmann) 1926.

Broca, P. Remarques sur la siége de la faculté de language articulé. *Bull. Soc. Anat.,* Paris, 1861, Sér. 2 (6), 330–357.

Brumback, R. A. Characteristics of the Inside-of-the-Body Test performed by normal school children. *Perceptual and Motor Skills,* 1977, 44, 703–708.

Buck, J. N. The H-T-P Test. *J. Clin. Psychol.,* 1948, 4, 151–159.

Buck, J. N. *The House-Tree-Person (H-T-P) Manual Supplement.* 4. Auflage. Beverly Hills, CA (Western Psychological Services) 1974.

Buddha *Enciclopedia dell'Arte Antica.* Treccani. Roma (Istituto Poligrafico dell Stato) 1959.

Burns, R. C. & Kaufman, S. H. *Kinetic Family Drawings (K-F-D): An Introduction To Understanding Children through Kinetic Drawings.* New York (Brunner/Mazel) 1970.

Burns, R. C. & Kaufman, S. H. *Actions, Styles and Symbols in Kinetic Family Drawings.* New York (Brunner/Mazel) 1972.

Cardinal, R. *Outsider Art.* New York (Praeger) 1972.

Charbonnier, G. *Conversations with Claude Lévi-Strauss.* London (Cape Editions) 1969. Dt.: *»Primitive« und »Zivilisierte«. Nach Gesprächen mit Claude Lévi-Strauss.* Zürich (Arche) 1972.

Claparède, E. *Psychologie de l'Enfant et Pédagogie Experimentale.* Paris (Delachaux et Nestlé) 1946.

Clark, K. *The Drawings of Leonardo da Vinci.* 2. Auflage. London (Phaidon) 1968.

Coomaraswamy, A. K. *Elements of Buddhist Iconography.* Cambridge, MA (Harvard University Press) 1935.

Cousins, N. Editorial. *Saturday Review,* Feb. 1981.

Crelin, E. S. *Functional Anatomy of the Newborn.* New Haven (Yale University Press) 1973.

D'Amico, V. Questions and answers about teaching art. In: Lewis, H. P. (Hg.) *Child Art: The Beginnings of Self-affirmation.* Berkeley (Diabolo Press) 1973.

Dawson, J. L. M. B. An anthropological perspective on the evolution and lateralization of the brain. In: *Annals of the New York Academy of Sciences.* New York, Vol. 299, 1977.

Décarie, T. Gouin *Intelligence and Affectivity in Early Childhood.* New York (International Universities Press) 1965.

Dennis, W. *Group Values through Children's Drawings.* New York (Wiley) 1966.

Despert, J. L. *The Inner Voices of Children.* New York (Simon & Schuster) 1973.

Di Leo, J. H. *Young Children and their Drawings.* New York (Brunner/Mazel) 1970.

Di Leo, J. H. *Children's Drawings as Diagnostic Aids.* New York (Brunner/Mazel) 1973.

Di Leo, J. H. *Child Development: Analysis and Synthesis.* New York (Brunner/Mazel) 1977.

Di Leo, J. H. Graphic activity of young children: Development and creativity. In: Lasky, L. & Mukerji, R. (Hg.) *Art: Basic for Young Children.* Washington (National Association for Education of Young Children) 1980.

Eng, H. *The Psychology of Children's Drawings.* (2. Aufl.) London (Routledge & Kegan Paul) 1954.

Eiseley, L. *The Star Thrower.* New York (Times Books) 1978.

Eisner, E. W. Building curricula for art education. In: Smith, R. A. (Hg.) *Aesthetics and Problems of Education.* Urbana, IL (University of Illinois Press) 1971.

Erikson, E. H. *Childhood and Society.* New York (Norton) 1950. Dt.: *Kindheit und Gesellschaft.* Stuttgart (Klett) 1971.

Fraiberg, S. H. *The Magic Years.* New York (Scribner's) 1959.

Freeman, N. How young children try to plan drawings. In: Butterworth, G. (Hg.) *The Child's Representation of the World.* New York (Plenum Press) 1977.

Freud, A. *Normality and Pathology in Childhood.* New York (International Universities Press) 1965. Dt.: *Wege und Irrwege in der Kinderentwicklung.* Schriften Bd. 8, München (Kindler) 1980.

Freud, S. *A General Introduction to Psychoanalysis.* New York (Doubleday, Garden City) 1943. Dt.: *Vorlesungen zur Einführung in die Psychoanalyse und Neue Folge.* Studienausgabe Bd. I, 9. Aufl., Frankfurt (Fischer) 1980.

Freud, S. *The Interpretation of Dreams.* New York (Basic Books) 1958. Dt.: *Die Traumdeutung,* Studienausgabe Bd. II, Frankfurt (Fischer) 1972.

Gardner, H. *The Arts and Human Development.* New York (Wiley) 1973.

Gardner, H. *Artful Scribbles.* New York (Basic Books) 1980.

Gesell, A. & Amatruda, C. S. *Developmental Diagnosis.* New York (Paul B. Hoeber) 1941.

Gesell, A., Ilg, F. L. & Ames, L. B. *Infant and Child in the Culture of Today.* New York (Harper & Row) 1974.

Giani Gallino, T. *Il Complesso di Laio: I Rapporti Famigliari nei Disegni dei Ragazzi.* Torino (Einaudi) 1977.

Gombrich, E. H. *Art and Illusion.* Princeton (Princeton University Press) 1972. Dt.: *Kunst und Illusion: Zur Psychologie der bildlichen Darstellung.* Stuttgart, Zürich (Belser) 1978.

Goodenough, F. L. *Measurement of Intelligence by Drawings.* New York (World Book) 1926.

Griffith, A. & Peyman, D. A. R. Eye-ear emphasis in the draw-a-person test as indicating ideas of reference. In: Murstein, B. L. (Hg.) *Handbook of Projective Techniques.* New York (Basic Books) 1965.

Griffiths, R. *A Study of Imagination in Early Childhood.* London (Routledge & Kegan Paul) 1946.

Guardo, C. J. Personal space in children. *Child Devel.,* 1969, 40, 143–151.

Haith, M. M., Moore, M. J. & Bergman, T. Eye contact and face scanning in early infancy. *Science,* 1977, 198, 853–855.

Halbreich, U. Drawings of cephalopodes by schizophrenic patients, and their meaning. In: *Art Psychotherapy,* 1979, 6, 13–23.

Hammer, E. F. *The Clinical Application of Projective Drawings.* Springfield, IL (Charles C. Thomas) 1967.

Hammer, E. F. Hierarchical organization of personality and the H-T-P achromatic and chromatic. In: Buck, J. N. & Hammer, E. F. (Hg.) *Advances in the House-Tree-Person Technique: Variations and Applications.* Los Angeles (Western Psychol. Services) 1969.

Harris, D. B. *Children's Drawings as Measures of Intellectual Maturity.* New York (Harcourt, Brace & World) 1963.

Harris, D. B., Roberts, J. & Pinder, G. D. *Intellectual Maturity of Children as Measured by the Goodenough-Harris Drawing Test.* National Center for Health Statistics. Series II, No. 105. Washington, D. C. (U. S. Dept. of Health, Education, and Welfare) December 1970.

Hauser, S. T. *Black and White Identity Formation.* New York (Wiley-Interscience) 1971.

Hess, E. H. *Imprinting.* New York (Van Nostrand Reinhold) 1973.

Horowitz, B. L., Lewis, H. & Luca, M. *Understanding Children's Art for Better Teaching.* (2. Aufl.) Columbus, OH (Merrill) 1973.

Hutt, C. Cerebral asymmetry and hemispheric specialization: Some implications of sex differences. In: *International J. Behavioral Devel.,* 2 (1), 73–87, Amsterdam, März 1979.

Huxley, A. *The Human Situation.* New York (Harper & Row) 1977.

Huxley, J. Einleitung zu Teilhard de Chardins *The Phenomenon of Man.* New York (Harper and Row) 1961.

Johnson, J. H. Note on the validity of Machover's indicators of anxiety. *Perceptual and Motor Skills,* August 1971, 33 (1), 126.

Jourdain, F. L'art et l'enfant. *Le Point. Revue Artistique et Litteraire,* 9–19. Mulhouse, Juli 1953.

Jung, C. G. *Man and His Symbols.* New York (Doubleday) 1964. Dt.: *Der Mensch und seine Symbole.* 8. Aufl., Olten, Freiburg (Walter) 1979.

Jung, C. G. *Analytical Psychology: Its Theory and Practice.* London (Routledge & Kegan Paul) 1968. Dt.: *Über Grundlagen der analytischen Psychologie.* Frankfurt (Fischer) 1975.

Karp, S. A. & Marlens, H. *Field dependence in relation to miniature toys play.* Unveröffentlichte Studie.

Katzaroff, M. D. Qu'est-ce que les enfants dessinent? *Arch. de Psychologie,* 1909–1910, 9, 125–233.

Kay, P. Psychoanalytic theory of development in childhood and preadolescence. In: Wolman, B. B. (Hg.) *Handbook of Child Psychoanalysis.* New York (Van Nostrand Reinhold) 1972.

Kay, S. R. Qualitative differences in human figure drawings according to schizophrenic subtype. *Perceptual and Motor Skills,* 1978, 47, 923–932.

Kellog, R. & O'Dell, S. *The Psychology of Children's Art.* New York (Random House) 1967.

Kerschensteiner, D. G. *Die Entwicklung der zeichnerischen Begabung.* München (Gerber) 1905.

Klee, F. *Paul Klee.* Zürich (Diogenes) 1963.

Klepsch, M. & Logie, L. *Children Draw and Tell.* New York (Brunner/Mazel) 1982.

Koch, K. *Der Baumtest.* Bern (Huber) 1949.

Lansing, K. M. *Art, Artists and Art Education.* New York (McGraw-Hill) 1969.

Levinstein, S. *Kinderzeichnungen bis zum 14. Lebensjahr.* Leipzig (Voigtlander) 1905.
Levy, J. Possible basis for the evolution of lateral spezialization of the human brain. *Nature,* 1969, 224, 614–615.
Levy, J. The mammalian brain and the adaptive advantage of cerebral asymmetry. *Annals of New York Academy of Sciences,* Vol. 229, 1977.
Lewis, H. P. (Hg.) *Child Art: The Beginning of Self-affirmation.* Berkeley (Diablo Press) 1973.
Lowenfeld, V. & Brittain, W. L. *Creative and Mental Growth.* New York (Macmillan) 1975.
Luquet, G. H. *Les Dessins d'un Enfant: Étude psychologique.* Paris (Librairie Felix Alcan) 1913.
Machover, K. *Personality Projection in the Drawing of the Human Figure.* Springfield, IL (Charles C. Thomas) 1949.
Maitland, L. What children draw to please themselves. *Inland Educator,* Vol 1, 1895.
McHugh, A. F. Children's figure drawings in neurotic and conduct disturbances. *J. Clin. Psychol.,* 1966, 22, 219–221.
Mishima, Y. *Spring Snow.* New York (Knopf) 1972. Dt.: *Schnee im Frühling.* München 1985.
Money, J., Hampson, J. G. & Hampson, J. L. Imprinting and the establishment of gender-role. *Arch. Neurol. and Psychiat.,* 1957, 77, 333.
Mühle, G. *Entwicklungspsychologie des zeichnerischen Gestaltens.* München (Barth) 1955.
Morino Abbele, F. *Interpretazioni Psicologiche del Disegno Infantile.* Firenze (Edizioni OS) 1970.
Muschoot, F. & Demeyer, W. *Le Teste du Dessin d'un Arbre.* Brüssel (Editest) 1974.
Naumburg, M. Studies of the »free« art expression of behavior problem children and adolescents as means of diagnosis and therapy. *Nerv. Mental Dis. Monograph,* Nr. 71. New York (Coolidge Foundation) 1947.
Oppenheimer, J. M. Studies of brain asymmetry: Historical perspective. In: Diamond, S. J. & Blizard, D. A. (Hg.) Evolution and lateralization of the Brain. *Annals of New York Academy of Sciences.* New York, 1977, 299, 4–18.
Ornstein, R. *The Psychology of Consciousness.* San Francisco (Freeman) 1975.
Partridge, L. Children's drawings of men and women. In: Barnes, E. (Hg.) *Studies in Education* 1902, 2, 163–179.
Petrarca, F. *Canzoniere.* CVI. Novara (I.G.D.A.) 1962.
Piaget, J. *The Construction of Reality in the Child.* New York (Basic Books) 1954. Dt. *Der Aufbau der Wirklichkeit beim Kinde.* Stuttgart (Klett) 1974.
Piaget, J. *The Language and Thought of the Child.* Cleveland (World Publ. Co.) 1955. Dt.: *Sprechen und Denken des Kindes.* Düsseldorf (Schwann) 1972.
Piaget, J. & Inhelder, B. *Mental Imagery in the Child.* New York (Basic Books) 1971. Dt.: *Die Psychologie des Kindes.* Freiburg (Walter) 1972.
Proust, M. *In Swanns Welt* und *Im Schatten junger Mädchenblüte,* Frankfurt (Suhrkamp) 1975.
Prudhommeau, N. *Le Dessin de l'Enfant.* Paris (Presse Universitaire de France) 1947.
Pulaski, A. S. *Understanding Piaget.* New York (Harper & Row) 1971.
Read, H. *Art and Society.* New York (Schocken) 1966.
Ricci, C. *L'Arte dei Bambini.* Bologna (Zanichelli) 1887.
Robbins, A. & Sibley, L. B. *Creative Art Therapy.* New York (Brunner/Mazel) 1976.
Rorschach, H. *Psychodiagnostik.* Bern (Huber) 1942.
Russell, E. R. Measurements of intelligence by means of children's drawings. *Amer. J. Art Therapy,* Vol. 18, Juli 1979.
Schilder, P. *The Image and Appearance of the Human Body.* New York (International Universities Press) 1950.

Scott, J. P. The Process of primary socialization in canine and human infants. *Soc. Research Ch. Devel.*, Monograph No. 85, 28, 1963.
Shakespeare, W. *The Tempest.* Act II, Scene 1. Dt.: *Der Sturm.* 2. Akt, 1. Szene. In: *Die großen Dramen*, Bd. 3. Frankfurt (Insel) 1981.
Sommer, R. *Personal Space*, Englewood Cliffs, NJ (Prentice-Hall) 1969.
Spoerri, B. & Glaesemer, J. (Hg.) *Katalog der Werke von Adolf Wölfli.* Bern (Adolf Wölfli Stiftung, Kunstmuseum) 1976.
Stent, G. Thinking about seeing. *The Sciences,* 20 (5), Mai/Juni 1980.
Stratton, L. C., Tekippe, D. J. & Flick, G. L. Personal space and self-concept. *Sociometry,* 1973, 36 (3), 424–429.
Swenson, C. H. Empirical evaluation of human figure drawings: 1957–1966. *Psychol. Bull.*, 1968, 70, 20–24.
Taylor, I. A. The nature of the creative process. In: Smith, P. (Hg.) *Creativity – An Examination of the Creative Process.* New York (Hastings House) 1959.
Thévoz, M. *Art Brut.* New York (Rizzoli) 1976.
Trevor-Roper, P. *The World through Stunted Sight.* New York (Bobbs-Merrill) 1970.
U. S. Department of Health, Education and Welfare. Central processing dysfunction in children: A review of research. *NINDS Monograph,* 9, 1969.
Winnicott, D. W. *Therapeutic Consultations in Child Psychiatry.* New York (Basic Books) 1971. Dt.: *Die therapeutische Arbeit mit Kindern.* München (Kindler) 1973.
Witkin, H. A., Lewis, H. B., Hertzman, M., Machover, K., Meissner, P. E. & Wapner, S. *Personality through Perception.* New York (Harper) 1954.
Witkin, H. A., Dyk, R. B., Faterson, H. F., Goodenough, D. R. & Karp, S. A. *Psychological Differentiation.* New York (Wiley) 1962.
Wolff, W. *The personality of the preschool child.* New York (Grune & Stratton) 1964.
Zazzo, R. Le geste graphique et la structuration de l'espace. *Enfance,* 1950, 3–4, 202–240.
Zazzo, R. La genèse de la conscience de soi. *Psychologie de la Connaissance de Soi.* Paris (P.U.F.) 1975.

# Helen B. Landgarten

# Kunsttherapie als Familientherapie

## Ein klinischer Leitfaden mit Falldarstellungen

Helen B. Landgarten befaßt sich nach ihrem umfassenden Grundlagenwerk »Klinische Kunsttherapie«, in dem sie durch Methodik und Praxis führt, in ihrem zweiten Werk ausschließlich mit der Kunsttherapie als Familientherapie oder Familien-Kunsttherapie. Anhand von entwicklungschronologisch aufgebauten Fallbeispielen unterschiedlichster Diagnose zeigt sie, »…warum Kunsttherapie und Familientherapie eine solch schlüssige Verbindung bilden…« (aus dem Vorwort). Helen B. Landgarten ist Professorin und Direktorin der Fakultät für Klinische Kunsttherapie an der Loyola Marymount University in Los Angeles, Kunstpsychotherapeutin in der psychiatrischen Abteilung des Cedars-Sinai Medical Center und Ehrenmitglied der American Art Therapy Association.

ISBN 3-927948-76-4

1991.
304 Seiten,
137 Abb.,
broschiert,
DM 52,-

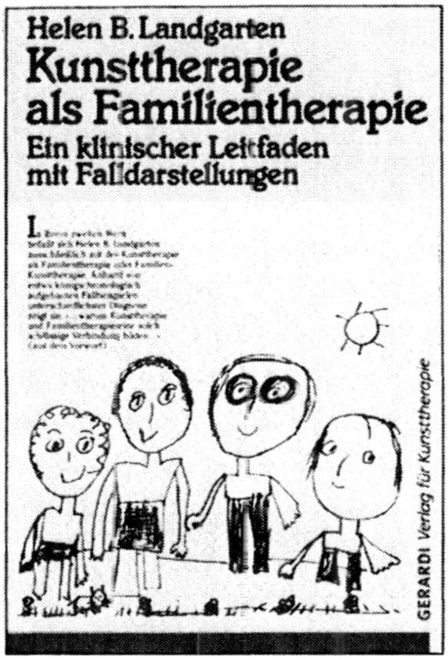


In Kapitel 1 führt H. B. Landgarten ein in die Familien-Kunstpsychotherapie als eine Behandlungsform, die auf den bestehenden Theorien der Familientherapie aufbaut und mit ihnen in Einklang steht. Sie zeigt die Rolle der künstlerischen Gestaltungsaufgabe innerhalb dieser Konzepte.
In Kapitel 2 beschreibt die Autorin ihre standardisierten Evaluationstechniken während der diagnostischen Behandlungsphase.
Kapitel 3 befaßt sich mit der Familien-Krisenintervention für einen achtjährigen Jungen, der von einem Fremden sexuell mißbraucht worden war, Kapitel 4 mit der Behandlung einer Familie mit zwei Kindern im Latenzalter, deren Eltern in Scheidung leben.
Eine Familientherapie zur Behandlung der Enkopresis eines neunjährigen Jungen wird in Kapitel 5 dargestellt. In Kapitel 6 beschreibt die Autorin die Arbeit mit einer alleinerziehenden Mutter und ihren drei Kindern, die auf den Weggang des Vaters mit den unterschiedlichsten Symptomen reagierten.
Kapitel 7 schildert die Familientherapie einer intakten Familie mit zwei Töchtern im Adoleszenzalter, wobei der Kampf der älteren Tochter um Individuation im Vordergrund steht. Kapitel 8 zeigt, wie eine Mehrgenerationenfamilie sich dem bevorstehenden Tod der krebskranken Großmutter stellen und Abschied nehmen muß.

Mit ihrem Buch wendet H. B. Landgarten sich an alle Kunst- und Gestaltungstherapeuten, Familientherapeuten, Pädagogen, Ärzte, Psychologen, Sozialarbeiter, Ergotherapeuten und andere Angehörige helfender Berufe.

Schreiben Sie uns! Wir schicken Ihnen ausführliche Informationen über diesen Titel und unser Verlagsprogramm! Postkarte genügt!

GERARDI *Verlag für Kunsttherapie*
Jägerstraße 7, 7500 Karlsruhe 41